DR. MED. VITOR GATINHO

WENN DER ROTZ LÄUFT UND DER PUPS DRÜCKT

Kindermedizin
jetzt **verständlich**

Für meine Mutter.
Du wusstest lange
vor mir, dass
Kinderarzt meine
Berufung sein
wird.

Inhalt

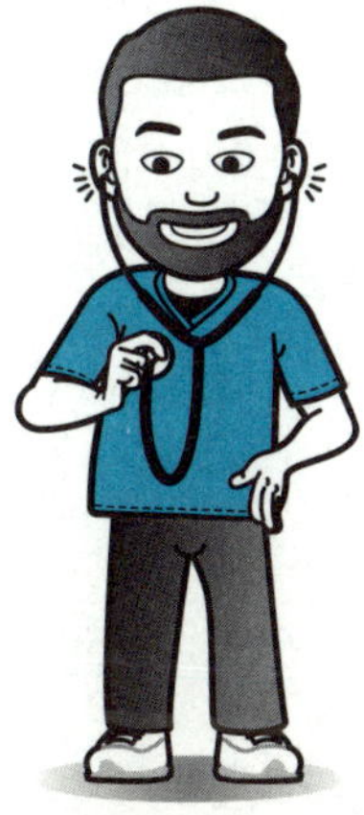

KIDS.DOC – ANWALT DER KINDER

Ich bin Vitor, Papa und Kinderarzt aus Leidenschaft. Ich bin wahnsinnig neugierig – und darum habe ich schon immer nach Antworten gesucht. Und mich schon früh geärgert, wenn ich keine bekam! Vor allem in Arztpraxen habe ich das erlebt. Schon als Jugendlicher war ich regelmäßig enttäuscht, dass ich immer mit mehr Fragen rauskam, als ich vorher hatte. Dieses Gefühl, alles in den einen Termin gesetzt zu haben, damit man am Ende wieder einfach nur »abgefrühstückt« wird, habe ich nie vergessen.

Heute arbeite ich seit vielen Jahren als niedergelassener Kinderarzt und ganz oft begegnen mir Eltern, die auch Antworten suchen, sich aber nicht trauen, ihre Fragen zu stellen. Weil sie zu oft erlebt haben, dass sie keine verständlichen Informationen bekommen. Warum erklären viele Mediziner und Ärztinnen das nicht einfacher? Es gibt genug Studien, die zeigen, dass Patienten Therapien häufiger abbrechen, wenn sie das Warum nicht verstehen oder Handlungsanweisungen von Ärzten zu kompliziert sind. Die Kunst ist es, das ganze wissenschaftliche Wissen und das medizinische Know-how in eine Sprache zu übersetzen, die Menschen auch ohne medizinische Vorkenntnisse verstehen.

Klar kann ich von der obstruktiven Bronchopneumonie mit drohender respiratorischer Insuffizienz reden. Oder: Ich sage der Mutter, dass ihr Kind eine Lungenentzündung hat und wir gemeinsam versuchen werden, dass die Enge in den Luftwegen besser wird und wir dadurch eine Erschöpfung der Atmung verhindern. Zweimal inhaltlich genau das Gleiche. Aber: zwei verschiedene Welten. Wie schrecklich muss es sein, Sorge um sein Kind zu haben und dann nach dem Besuch beim Arzt mit noch mehr Fragen daheim allein mit dem kranken Kind zu sitzen. Hier möchte ich mit meinem Buch Eltern durch verständliche Aufklärung entlasten.

EINE STIMME FÜR DIE KLEINEN

Als Kinderarzt bin ich nicht nur ein Arzt für Krankheiten bei Kindern. Als Kinderarzt bin ich vor allem eins: der Anwalt der Kinder. Ich setze mich für die Rechte der Kinder ein. Ich verleihe Kindern – egal welchen Alters, vom Neugeborenen bis zum Teenie – eine Stimme. Eine Stimme in dieser so lauten Welt, in der Kinder funktionieren müssen und die Gesellschaft immer leistungsorientierter wird, ohne Halt vor unseren Kindern zu machen.

Kinder müssen nicht funktionieren. Sie sind keine Maschinen! Sie sind keine Klone. Deshalb ist es klar, dass nicht jedes Kind sich gleich entwickelt. Die Spannbreite ist sehr groß und das ist auch gut so. Natürlich muss ich als Kinderarzt meine kleinen Patienten im Auge behalten und begleiten. Es ist meine Aufgabe, zu erkennen, wann ein Kind auf dem Pfad der Entwicklung zurückbleibt und keine Puste mehr hat, um mitzuhalten. Auf dem Weg ins Erwachsenenleben gibt es so manche Unebenheiten und Hindernisse, die überwunden werden müssen.

Gemeinsam mit der Familie gehe ich diesen Weg und versuche, sie so gut wie möglich zu unterstützen. Ich kann erklären, warum der eine oder der andere Weg für genau dieses Kind am besten ist. Ich kümmere mich um Krankheiten, damit der Lebensweg ohne weitere Hindernisse weitergehen kann. Ich impfe und halte dadurch Krankheiten fern. Ich verteidige die Bedürfnisse des Kindes.

Ich stelle mich vor das Kind. Wenn es sein muss, zwischen Kind und Eltern. Immer im Fokus, den Eltern den Standpunkt ihres Kindes klarzumachen. Wir vergessen in unserer Gesellschaft jeden Tag mehr, wie es war als Kind. Zwischen Steuererklärung, Arbeit, Haushalt und anderen Verpflichtungen wird der Graben zwischen Erwachsenenwelt und Kindheit immer größer. Dadurch verlieren wir aber etwas sehr Wichtiges: den Blick. Und zwar nicht den Blick auf unsere Kinder, sondern den Blick durch die Augen unserer Kinder. Nur wer nicht vergisst, die Welt durch die Augen der Kinder zu sehen, nur wer das täglich tut, kann richtig auf sein Kind reagieren und verstehen, warum es in einer Situation genauso reagiert hat. Die Gesellschaft schaut auf ihre Kinder aus der Erwachsenenperspektive, als Erwachsener, der viele Erfahrungen schon gesammelt hat. Kinder sind wie eine unbeschriebene Festplatte. Sie müssen ihre eigenen Erfahrungen sammeln, um kompetent in ihrem Leben zu werden.

ANTWORTEN FÜR ALLE

Meine Leidenschaft für klare Antworten führte dazu, dass ich 2020 die spontane Idee hatte, auf Instagram und TikTok lustige, informative medizinische Videos zu machen. Und daraus entstand etwas, das ich mir in den verrücktesten Träumen nicht hätte ausmalen können. Von 129 privaten Followern wuchs der Account zum größten deutschsprachigen medizinischen Account an! Dort sind die Fragerunden, voll mit lustigem und informativem Wissen, besonders beliebt. Zusätzlich kam im Sommer 2021 ein Podcast dazu, in dem ich jede Woche 45 Minuten ausführlich über ein Thema spreche. Zusammen mit Gerrit Rüsken, meinem Podcast-Buddy, schlauen wir auch hier immer mehr Menschen auf und haben verrückterweise den Deutschen Podcast Preis 2022 in der Kategorie »Publikumspreis Bereich Wissen« gewonnen – aus über 1000 Bewerbungen! Mein Erste-Hilfe-Kurs bei richtigwissen.de macht Eltern kompetent, um in der äußersten Notsituation richtig reagieren zu können und Leben zu retten. All diese Kanäle sollen genau das schaffen: Erwachsenen die Kinderwelt besser erklären und Eltern medizinisch schlau machen.

FRAGERUNDEN ZUM NACHLESEN

Und warum jetzt auch noch ein Buch? Weil die Fragerunden so beliebt sind, dass ich gern auch ausführlicher schreiben möchte. Für alle, die ein wenig mehr wissen wollen. Für alle, die keine Zeit für soziale Medien haben, aber Antworten suchen. Ich freue mich, noch mehr Eltern zu erreichen, und habe mir dafür auch ein wenig Unterstützung geholt. Die Autorin und Journalistin Silke R. Plagge hat mir geholfen, meine Gedanken in Buchform zu packen. Und nun haltet ihr meinen kleinen medizinischen Wegweiser für die abenteuerliche Reise Elternschaft in den Händen. Mütter und Väter sollen ein Gefühl dafür bekommen, wann ihr Kind vielleicht doch Unterstützung braucht – oder eben auch nicht. Unterhaltungen mit anderen Eltern auf dem Spielplatz oder in Eltern-Kind-Gruppen sind oft nicht hilfreich: Dort will sich keiner die Blöße von Schwäche geben. Deswegen wird gelogen oder verschwiegen: »Mein Kind schläft mit vier Monaten natürlich durch!« »Mein Kind ist trocken, seitdem es ein Jahr alt ist!« Viele Aussagen, die verunsichern. In diesem Buch könnt ihr einfach das nachlesen, was ihr gerade jetzt braucht. Wenn ihr euch nach diesem Buch sicherer fühlt und vor allem euer Kind besser versteht, habe ich alles erreicht, was ich wollte.

Viel Spaß beim Lesen und Stöbern
Euer Dr. Vitor P. Gatinho

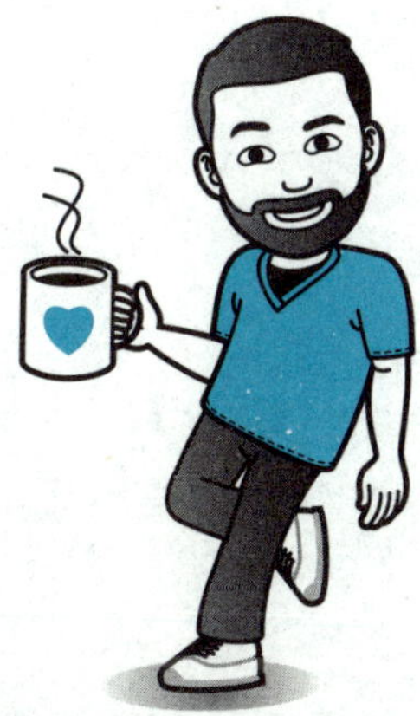

MUTTERMILCH, BREI UND ALLERLEI

» Vom ersten Schluck Milch bis zur fröhlichen gemeinsamen Mahlzeit am Familientisch – rund um die Ernährung gibt es viel zu wissen. Welche Milch ist die beste und was heißt »Trinken nach Bedarf«? Was brauchen kleine Essanfänger wirklich? Im ersten und zweiten Lebensjahr wird im Gehirn der Grundstein für Geschmack und Allergien gelegt – und genau deswegen ist aller Anfang schwer. Oder doch nicht? Mehr über Herausforderungen rund um Löffel, Leitlinien und Nudeln ohne Soße.

DEM KINDLICHEN GESPÜR VERTRAUEN

Die Sonne scheint, zwei kleine Menschen und zwei große Menschen sitzen an einem gedeckten Tisch auf ihrer Terrasse vor dem Haus und alle schmausen begeistert und zufrieden. Und wie. So harmonisch. Bestimmt isst diese Vorzeigefamilie nur zuckerfreies Bio-Essen und das Gemüse aus dem eigenen Garten finden die Kinder lecker und freuen sich drauf. Ok – hören wir auf mit dem Werbefilmchen und kommen mal zur Realität.

Jeden Tag müssen wir Menschen Nahrung zu uns nehmen und eigentlich sollte jeder Erwachsene die Grundlagen einer gesunden Ernährung kennen. Aber wie führen wir Kinder an das Thema heran? Was braucht dein Kind wirklich? Bekommt es zu viel, zu wenig? Es verweigert bestimmte Lebensmittel oder scheint allergisch zu reagieren. Das Thema Ernährung nimmt in meiner Praxis großen Raum ein. Eltern sind häufig verunsichert. Und oft übertragen sie ihre Sorge auf das Kind. Ich erinnere mich an mehr als eine Mutter, die mit einem durchaus wohlgenährten Baby vor mir stand. Der Nachwuchs wollte noch gar keinen Brei, aber auf der Packung steht doch ab dem vierten Monat. Mag ja sein – aber oft sind die Empfehlungen der Industrie nicht optimal für Kinder.

Wir haben in fast allen Teilen Europas aktuell das große Glück, dass Kinder normalerweise nicht hungern müssen. Im Gegenteil, oft gibt es sogar ein Überangebot. Sicher hat die Hungererfahrung im letzten Jahrhundert noch immer nachfolgende Generationen geprägt. Aber Sätze wie »Iss deinen Teller leer, sonst regnet es« sollten dringend verbannt werden. Denn Kinder haben tatsächlich ein natürliches Gespür für Hunger, Sättigung und Bekömmlichkeit. Wirklich! Wir Erwachsenen oft nicht, auch die Unterscheidung zwischen Appetit und Hunger fällt uns schwer. Kennen wir alle, oder? Warum das so gekommen ist? Weil viele Erwachsene eben nicht ihrem ei-

genen Gespür vertrauen und Lebensmittel nicht ablehnen durften, sondern weiter essen mussten, obwohl sie satt waren. War das bei euch auch so? Ich durfte als Kind nur aufstehen, wenn ich alles gegessen hatte. Die anderen waren schon im Wohnzimmer, nur ich musste in der Küche allein vor dem Teller sitzen bleiben. Förderlich für ein gesundes Essverhalten ist das definitiv nicht.
Aber bevor es ums Essen geht, das auf dem Tisch steht, geht es um die allererste Form der Ernährung – die Milch. Erst wenn das Kind wirklich so weit ist – und wann das ist, klären wir noch –, gibt es auch etwas auf den Löffel. Auf den Breilöffel. Für so eine Zunge, die bisher nur saugen kannte, eine riesige Herausforderung! Vom ersten Brei bis zur richtigen Mahlzeit mit den Großen dauert es gar nicht lange. Im Kindergartenalter kommen ganz andere Herausforderungen: Nudeln ohne Soße? Zuckerfrei oder Zuckerschock? Und was tun, wenn der Nachwuchs eventuell Allergien oder eine Unverträglichkeit hat?

MAN NENNT SIE SÄUGLINGE – MILCH FÜR DIE KLEINSTEN

Es ist faszinierend, was so ein winziges Neugeborenes schon alles kann! Kaum ist es auf der Welt, macht es sich auf die Suche nach Nahrung – wenn Mama und Baby direkt nach der Geburt kuscheln können und das gerade erst ein paar Minuten alte Menschlein Haut an Haut auf dem Bauch seiner Mutter sein darf, dann sucht es, scheinbar magisch angezogen, sofort nach der Brust. Und der Säugling macht das, was ihm seinen Namen gegeben hat – saugen. Für Mutter und Kind sind diese ersten innigen Momente nicht nur einfach unbeschreiblich, ein frühes Anlegen sorgt dafür, dass die Milchproduktion beginnt und die Hormone in den Körpern von Mutter und Kind wahre Wunder bewirken. Ein besonders tolles Hormon ist das Oxytocin, auch »Kuschelhormon« genannt. Es fördert die Milchbildung, sorgt dafür, dass die Nachwehen ausgelöst werden. Gleichzeitig ist dieser Botenstoff dafür zuständig, dass die junge Familie – ja, auch der Körper vom Papa produziert Oxytocin, wenn er innig mit dem Baby kuschelt – von Anfang an eine enge Eltern-Kind-Bindung aufbauen kann, Ruhe und Vertrauen herrscht und das Gruppenzugehörigkeitsgefühl gestärkt wird. Die Muttermilch selbst ist für das Baby aber wie ein Zauberelixier. Denn in ihr ist alles enthalten, was ein Menschenbaby in den ersten Monaten braucht. Verrückt, wie die Natur das über Jahrtausende so optimiert hat. Die Zusammensetzung von Muttermilch ist optimal auf die Bedürfnisse von Säuglingen abgestimmt und ein komplexes Gemisch aus den verschiedensten Nährstoffen, Vitaminen, Mineralien, Spurenelementen, Immunfaktoren und anderen biologisch aktiven Substanzen. Muttermilch hat praktischerweise die perfekte Trinktemperatur und ihre Zusammensetzung ändert sich gerade in den ersten Wochen – immer optimal auf die Bedürfnisse des Säuglings angepasst.

BEKOMMT MEIN BABY GENUG MILCH?

Gestillte Säuglinge brauchen weder Wasser noch Tee. In der Muttermilch ist alles enthalten, was sie benötigen. Das Kleine ist gut versorgt, wenn ...

... es zunimmt (darum auch am Anfang wiegen),

... es rosig aussieht,

... die Fontanelle nicht eingefallen ist.

Stillen ist die Golddisziplin – ich schreibe das als Arzt und Mann so leicht. Aber ich weiß auch, dass Stillen für Mutter und Kind Arbeit sein kann. Nicht immer funktioniert das Stillen, gerade beim ersten

Kind – beide haben das ja noch nie gemacht! Vor allem wenn die Geburt nicht einfach war, das Kind schwach ist, eventuell eine Säuglingsschwester doch ein Fläschchen gegeben hat oder wenn beide einfach überfordert sind, dann ist guter Rat wichtig. Nicht jede Hebamme ist eine Stillberaterin! Ich empfehle immer: Wenn du gern stillen möchtest, nicht aufgeben, sondern eine Expertin um Unterstützung bitten. Manche Mütter können nicht stillen – weil sie etwa Medikamente nehmen müssen oder sich schlichtweg keine Milch bildet. Andere wollen nicht – auch das ist in Ordnung. Die gute Nachricht ist zum Glück: Kein Säugling muss bei uns an einer Mangelernährung leiden, wenn er keine Muttermilch bekommt. Und Mütter müssen kein schlechtes Gewissen haben – ein Kind, das heute mit Formulanahrung, also mit Flaschenmilch, großgezogen wird, kann genauso viel Nähe und Zärtlichkeit bekommen wie ein Stillkind.

WAS KOMMT IN DAS BABYFLÄSCHCHEN REIN?

Es gibt verschiedene Zusammensetzungen von Milchpulver für Säuglinge. Die sogenannte Pre-Milch ist der Muttermilch am ähnlichsten und kann darum genauso nach Bedarf gefüttert werden. Ideal für das Baby. Produkte mit der 1, der 2 oder 3 enthalten zugefügte Stärke und belasten den Darm eines Babys viel zu sehr.
Wichtig: Manche Mütter pumpen ihre Milch auch ab und füttern das Kleine mit der Flasche. Ideal etwa, wenn der Papa in der Elternzeit ist. Aber nicht jedes Kind macht da mit – einige verweigern die Flasche, wenn sie auch die Brust haben könnten.
Haltet euch bei der Formulanahrung immer genau an die Dosierungsvorschriften und achtet darauf, dass die Milch weit genug abgekühlt ist. Wird

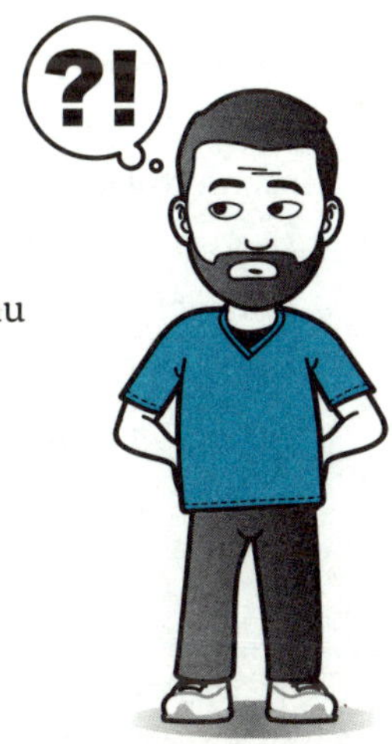

das Milchpulver in zu heißes Wasser eingerührt, gehen die wichtigen Proteine (Eiweiß) der Milch unwiderruflich kaputt. So wie das Eiweiß im Spiegelei seine Form verändert, passiert das auch mit den Eiweißen in der Milch: Sie verlieren ihre natürliche Form und somit auch ihre Funktion. Egal ob ihr stillt oder die Flasche gebt: Lasst das Baby nach Bedarf trinken. Es ist noch gar nicht so lange her, da haben Mütter in Deutschland nach einem festen Stundenplan ihren Säugling versorgt. Klingt heute ziemlich schräg – wer hat schon als Erwachsener genau alle vier Stunden Appetit? Und weil die Winzlinge am Anfang ja nicht nur Hunger, sondern auch Durst und den Wunsch nach Nähe gestillt bekommen möchten, sind solche starren Zeiten wirklich furchtbar.

Fragerunde

Alle zwanzig Minuten gestillt werden wollen, am liebsten stundenlang am Abend und in der Nacht – so stellt sich unser Kind (vier Wochen) das vor. Ich kann nicht mehr …

Manchmal haben Säuglinge ziemlich anstrengende Phasen. Vielleicht steht ein Wachstumsschub bevor oder das Kind war krank oder eine Veränderung steht gerade an … Dann haben Säuglinge einen erhöhten Bedarf und verlangen, besonders viel gestillt oder mit der Flasche gefüttert zu werden – auch Flaschenkinder möchten manchmal ständig Milch. Wird das Kind nun ständig versorgt – so wie es das einfordert –, nennt man das auch »Clusterfeeding« – englisch für häufig Füttern. Auf Deutsch auch liebevoll »Hamstern« genannt. Mit diesem Verhalten sorgt das Baby nicht nur für mehr Nähe. Durch das häufige Anlegen erhält es mehr von der dünnen Vormilch, die Durst stillt, und sorgt auch dafür, dass die mütterliche Milchproduktion angeregt wird.

Besonders häufig ist der Wunsch nach so vielen Mahlzeiten in den ersten Lebenswochen. Das liegt daran, dass der Magen noch sehr klein ist, aber auch daran, dass dein Baby das Verdauen und auch das Trinken noch lernen muss. Oft ist das so anstrengend, dass es einfach einschläft, aber noch gar nicht satt ist.

NICHT SATT, ABER EINGESCHLAFEN

Hier mein Geheimtipp: Wenn dein Mini einschläft, die Füße kitzeln oder die Nase anstupsen – so wird es wieder munter. Und nicht so zaghaft sein, so schnell geht es nicht kaputt.

Wer schon mal in der Situation war, weiß, dass so eine Phase echt anstrengend sein kann. Vor allem, wenn sich dann noch Stimmen in der Verwandtschaft oder auch gern der kinderlose Nachbar melden, dass das Kind wohl nicht genug Nahrung bekäme, die Milch zu dünn sei und überhaupt unbedingt zugefüttert werden müsse. Viel besser ist es, daran zu denken, dass diese Phase auch »Lagerfeuerstillen« genannt wird – die Nächte sind kurz und lang und was hilft, ist viel Ruhe und Gemütlichkeit. Am besten hat die Mutter kleine Snacks und Tee griffbereit, damit auch sie gut versorgt ist.
Fühlst du dich sehr erschöpft, dann bitte den Papa oder eine Freundin, das Baby in den wachen Phasen spazieren zu fahren oder zu bespielen, und schlaf, so viel du kannst. Wenn das Kind tagsüber sehr unruhig ist und vor allem am Abend viel Nähe sucht, schau eventuell auch, ob es am Tag in Ruhe trinken kann. Manche Babys brauchen – gerade am Anfang – eine ruhige Umgebung ohne viel Ablenkung. Sehr viele neue Eindrücke lenken ab und müssen verarbeitet werden. Solltest du Sorge haben, dass das Kleine wirklich nicht genug Nahrung erhält, sprich mit einer erfahrenen Stillberaterin. Vielleicht

kann sie zu einer praktischeren Stillhaltung raten und schauen, wie es euch wieder besser geht.

Lieber HA-Nahrung geben, damit das Kind keine Allergien bekommt?

Wäre dieses Buch letztes Jahr herausgekommen, hätte ich zum Thema hypoallergene (HA) Flaschennahrung noch etwas anderes geschrieben. Was sich nicht geändert hat: Wenn es in eurer Familie keine Allergierisiken gibt, sollte HA-Nahrung nicht und erst recht nicht dauerhaft gegeben werden, weil sie für die meisten Kinder gar nicht das Risiko einer möglichen Allergie gesenkt hat.

Vor Kurzem sind neue Studien und eine neue Leitlinie der Allergieprävention erschienen. Lange ist man davon ausgegangen, dass Kinder, in deren engster Familie (also Eltern oder Geschwister) ein erhöhtes Risiko für Allergien, Asthma oder Neurodermitis vorliegt, am besten gestillt werden oder HA-Nahrung bekommen sollten, damit sie ein geringeres Risiko haben, diese Erkrankungen zu bekommen. Die Studie, die vor einigen Jahren mit genau einer speziellen HA-Nahrung durchgeführt wurde, zeigte, dass sich dieses Risiko reduzierte. Der Haken an der Sache: Es gibt diese Art der Milch nicht mehr. Und es gibt auch keine Studien, die zeigen, dass andere Sorten HA-Milch dieses Risiko reduzieren. Resultat: Die HA-Nahrung ist aus der Leitlinie der Allergieprävention rausgeflogen und wird nicht mehr empfohlen.

Die beste Allergieprävention ist Stillen oder das ausschließliche Füttern mit Muttermilch bis zum sechsten Lebensmonat. Egal, was euch die Hebamme oder die Berater im Krankenhaus erzählen.

Die Leitlinie sagt aber auch, und das sollten alle Schwangeren unbedingt wissen: Wenn ein Stillwunsch der Mutter besteht, das Neugeborene aber in den ersten

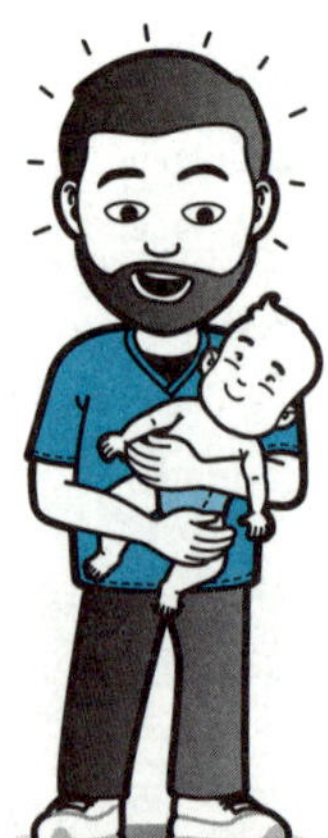

Tagen zugefüttert werden muss, soll übergangsweise (!) eine »extensiv hydrolisierte« Nahrung gegeben werden. Was das ist? Je komplexer ein Protein ist, desto eher kann unser Körper allergisch darauf reagieren. Zerschneidet man das Milchprotein etwas, erhält man hypoallergene Milchnahrung, auch bekannt als HA-Nahrung. Zerschneidet man diese Proteine jetzt weiter in ihre noch kleineren Bausteine, erhalten wir extensiv hydrolisierte Milchnahrung. Und weil sie in dieser Form klein und einfach von der Struktur sind, sind sie am wenigsten potenziell allergen.

Studien zeigen eindeutig, dass Kinder, die nur am Anfang mit dieser Spezialmilch zugefüttert werden, ein deutlich reduziertes Risiko haben, eine Kuhmilchproteinintoleranz zu entwickeln. Alle anderen Kinder sollen normale Pre-Nahrung bekommen.

Wenn andere bis zum dritten Lebensjahr stillen, darf ich dann auch so lange Pre-Milch geben?

Pre schadet nicht, ist aber nicht nötig.

Das Bundesministerium für Ernährung empfiehlt für Deutschland nach der aktuellen Studienlage, dass die Pre-Milch nur bis zum ersten Geburtstag gegeben werden soll, und auch die Deutsche Gesellschaft für Ernährung und die pädiatrische Ernährungsgesellschaft geben diesen Rat. Ihre Begründung: Kuhmilch wird aufgrund ihres hohen Proteingehalts nicht für Kinder unter einem Jahr als Trinknahrung empfohlen. Nach dem ersten Lebensjahr ist die Eiweißbelastung nicht mehr relevant. Kuhmilch maximal 300 Milliliter pro Tag ab dem ersten Geburtstag!

Pre mit der Muttermilch gleichzusetzen ist im ersten Lebensjahr aufgrund der Zusammensetzung ok. Die WHO empfiehlt, zwei Jahre zu stillen. Daher kommt auch die Empfehlung, dass man dann auch Pre-Milch zwei Jahre geben sollte. Kann man. Man kann aber auch ab dem ersten Geburtstag Kuhmilch zum Trinken geben. Oder bei Pre bleiben.

1er, 2er oder 3er – muss ich die Milch mit jedem Lebensjahr wechseln?

Der WHO-Kodex, an den sich viele Länder weltweit halten, verbietet Werbung für Anfangsmilch, also für Pre- und 1er-Nahrung. Dafür gibt es die Reklame bei 2er- und 3er-Milch. Die ist deutlich ungesünder vom Eiweißgehalt, aber weil es keine Anfangsmilch mehr ist, darf man dafür werben. Bleibt bei Pre. Es ist ein Mythos, dass Kinder mit der 1er satter werden. Es ist ebenso ein Mythos, dass diese Milch für besseren Schlaf sorgt. Wenn das Baby mehr Hunger hat, dann trinkt es einfach mehr, ich sage den Müttern immer: Wenn sie voll stillen würden, würden sie doch auch nicht ihre Brüste alle paar Wochen wechseln? Warum dann die Formulanahrung dauernd umstellen?

Bis wann sollte man das Wasser für die Babyflasche abkochen?

Babywasser muss für reife, gesunde Säugling nie abgekocht werden. Kaltes Wasser aus der Leitung erst mal laufen lassen, dann abfüllen und erwärmen. Das reicht. Kochen muss nicht mehr sein, da wird nichts abgetötet. Unser Leitungswasser ist im großen Ganzen gesund – aber lasst euch sicherheitshalber vom Wasserwerk die Info geben, wie der Nitratgehalt bei euch in der Region ist. Wasser aus einem Hausbrunnen oder Wasser, das durch Filter geht, solltet ihr nicht benutzen. Hat eure Wohnung noch alte Bleirohre oder ist der Nitratgehalt zu hoch – das ist er ab zehn Milligramm pro Liter Nitrat –, dann stilles und für Babynahrung geeignetes Wasser kaufen. Belastetes Wasser kann man nicht benutzen, da nutzt auch Abkochen nichts.

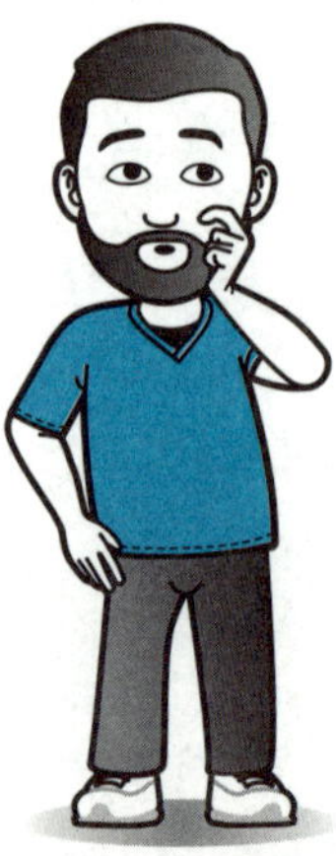

BABYFLÄSCHCHEN IN DEN GESCHIRRSPÜLER?
In den Geschirrspüler gehören Flaschen nicht – sie sollten grundsätzlich mit einer Bürste, heißem Wasser und Spülmittel geputzt werden, weil der Bakterienfilm im Fläschchen durch die Geschirrspülmaschine nicht weggeht.

Mein Kinderarzt sagt, dass nach dem sechsten Lebensmonat Stillen nichts mehr bringt und ich am besten abstillen soll.

Der gute Herr hat leider keine Ahnung, was er da sagt. Die WHO empfiehlt das Stillen bis zum dritten Lebensjahr, also zum zweiten Geburtstag. Natürlich ab einem bestimmten Alter nicht mehr ausschließlich, aber dazu kommen wir gleich beim Brei.
Stillen ist so viel mehr als nur Nahrungsaufnahme: Beruhigung, Geborgenheit, Einschlafritual. – Ja, ihr lest richtig! Einschlafstillen ist vollkommen ok, wenn es für euch ok ist. – So hat das Stillen natürlich länger als sechs Monate eine Funktion.

Wie lange darf ich denn stillen?

1. *Hör nicht auf den Kinderarzt aus der Frage davor.*
2. *Die einzig wahre Regel ist: Solange die zwei Hauptdarsteller – also Mutter und Kind – das wollen, ist Stillen ok.*

ESSEN FÜR ANFÄNGER – ERSTER BREI

Eben noch gemütlich Milch genuckelt und schon mampft der kleine Mensch genüsslich »richtiges Essen«. Na ja, ganz so einfach ist das nun doch nicht. Bei kaum einem Thema – vom Impfen mal abgesehen – wird so heftig gestritten wie über die Einführung der Beikost. In der Praxis und bei den Fragerunden auf Instagram merke ich, wie verunsichert Eltern sind. Also fangen wir am Anfang an: Es heißt Beikost, nicht Ersatzkost und auch nicht Breikost! Das Wort »Beikost« steht nicht für die Beschaffenheit der Nahrung, sondern für ihren Einsatz. Sie ist nicht die Haupternährung, sondern die Beigabe. Das Abenteuer Essen beginnt für die Kleinsten, wenn sie noch Muttermilch beziehungsweise Pre-Milch bekommen. Nur weil es jetzt etwas auf den Löffel gibt, muss noch lange nicht abgestillt werden!

Es gibt was auf den Löffel – ab wann denn?

Den einen Zeitpunkt, wann es mit dem Brei losgeht, gibt es nicht. Die Deutsche Gesellschaft für Kinder- und Jugendmedizin e. V. (DGKJ) hat Leitlinien erarbeitet. Die empfehlen, mit der Beikost frühstens ab Beginn des fünften Monats und spätestens ab Beginn des siebten Monats zu starten. Anders sieht das die Weltgesundheitsorganisation (WHO). Die rät, die ersten sechs Monate ausschließlich zu stillen und danach erst mit der Beikost zu beginnen.

Wer entscheidet jetzt, wann wirklich der richtige Zeitpunkt ist? Nicht der Kinderarzt, nicht die Hebamme und auch nicht die Schwiegermutter, sondern genau ein Mensch entscheidet das: dein Kind. So unterschiedlich kleine Menschen sind, so unterschiedlich sind auch ihre Vorlieben und ihr Interesse an abwechslungsreicherer Kost. Die Einführung der Beikost erfordert Geduld: Am Anfang sind die neuen Eindrücke manchmal zu viel – manche Kinder pennen beim Füttern glatt ein. Das komische harte Löffelding im Mund, die Zunge muss die ungewohnte Aufgabe meistern und das mit dem Schlucken und dem Geschmack! Finden einige Kinder mega und können den Mund nicht weit genug öffnen. Andere sind sehr skeptisch und lehnen diese Änderung in ihrem Leben strikt ab. Für den Essanfänger gilt: Das Baby bestimmt das Tempo. Mama und Papa brauchen da reichlich Geduld.

REIF FÜR DIE BEIKOST?

Dein Baby braucht ein paar Voraussetzungen, bevor du es sinnvoll mit dem Brei probieren kannst:

» Es kann den Kopf selbst unter Kontrolle halten.
» Es kann sich etwas gezielt in den Mund stecken.
» Der Zungenstoßreflex, alles wieder aus dem Mund zu schieben, ist nicht mehr vorhanden.

Fragerunde

Mit welchem Brei sollten wir denn am besten starten?

Aller Anfang ist Möhre. Na ja, jedenfalls bei uns in Deutschland. Und welches Gemüse kennen fast nur Eltern? Tadaaa! Herzlich willkommen Pastinake. Pasti-was?? Pastinake. Ich habe mal auf Insta nachgefragt: Von 200 000 Teilnehmern kannten 90 Prozent die weiße Verwandte der Rübe nicht. Dabei sind Möhre und Pastinake gleich beliebt bei Babys. Beide heimischen Gemüse können sehr weich gekocht werden, sind voller wertvoller Vitamine und durch ihre Süße kommen Babys schnell auf den Geschmack. In der Regel wird mit der Mittagsmahlzeit begonnen. Zunächst gibt es ein wenig Gemüsebrei, dann die gewohnte Milchmahlzeit. Nach und nach werden der Abend- und Morgenbrei – als Milch-Getreide-Brei und Obst-Getreide-Brei – eingeführt und zum ersten Geburtstag kann das Kleine dann am Familientisch richtig mitessen. Langsam, aber sicher wird die Milchmahlzeit dann nach Bedarf verringert.

Das ging jetzt etwas zu schnell? Das liegt daran, dass ich gar keine generelle Empfehlung aussprechen möchte. Ihr könnt klassisch mit der Möhre anfangen, dann Kartoffeln hinzufügen, dann die Zucchini. Früher hieß es, jede Woche ein neues Gemüse. Aber das sollte nicht so eng gesehen werden. Laut DGKJ sollte ab dem sechsten Monat dann Fleisch hinzukommen – der Klassiker: Gemüsebrei plus Fleisch, weil der Eisenbedarf steigt und durch das ausschließliche Stillen das Risiko einer Unterversorgung erhöht ist.

Ob das Essen von Fleisch, Leber und Fisch zu besonders gut entwickelten Kindern führt? Studien zeigen, dass vegetarisch oder vegan ernährte Kinder bei bestimmten kritischen Stoffen ein höheres Risiko haben, einen Mangel zu bekommen. Das liegt aber an den Eltern, oder besser daran, wie sie das Essen zusammenstellen. Vegetarier- oder Veganerkinder, die eine gut durchdachte und überwachte Ernährung und eben auch eine Ergänzung der kritischen Stoffe bekommen, sind gesünder als ihre Fleischesser-Freunde. Meist werden sie auch abwechslungsreicher ernährt.

Auch als Fleischesser – also ganz unabhängig von deiner Einstellung zu Tierprodukten – solltest du bewusst schauen, was dein Kind in einem bestimmten Alter an Nährstoffen braucht. Ob ihr als Getreidebrei Hirsebrei oder Grießbrei nehmt – das ist nicht wichtig. Aber fügt bitte keinen Zucker hinzu. Und beim Gemüsebrei kein Salz. Wichtig ist für mich etwas anderes: Im ersten und im zweiten Lebensjahr wird der Grundstein im Gehirn für Geschmack und Allergien gelegt. Euer Kind lernt Essen als sinnliches Erlebnis kennen und es geht ja um so viel mehr, als nur um das Sattwerden. Wie fühlt sich Essen an? Wie riecht es – lasst das Kind durchaus beherzt zupacken, damit es Nahrung begreifen kann.

Die Regel, dass pro Woche ein neues Lebensmittel hinzukommen soll, gilt als veraltet – aber lasst eurem Kind Zeit. Ruhig ein paar Tage ein Gemüse anbieten, dann das nächste. Es gibt keinen Wettbewerb – ist Pastinake für das Kleine der Kracher, dann eben öfter. Aber vielleicht mag es Kartoffeln oder Zucchini lieber?

Allerdings: Bei blähendem Gemüse – wie Kohl – solltet ihr noch warten, bis größere Mengen Essen gut vertragen werden.

Auch beim Brei gilt: Essen nach Bedarf. Das Baby entscheidet, ob es nur ein kleines Häppchen oder eine große Portion verputzen möchte.

Nehmt die Sättigungszeichen eures Kindes wahr. Das regelmäßige Überschreiten und Hinwegsetzen über die Sättigungsgrenze des Kindes führt zum Verlernen des Sättigungsgefühls und nicht selten später zu dicken Jugendlichen und Erwachsenen oder zu Essstörungen.

Wir sind Vegetarier – geht fleischlose Ernährung auch für Babys und Kleinkinder?

Da ihr euch selbst vegetarisch ernährt, kennt ihr euch sicher aus. Ja, es ist möglich, ein Baby und Kleinkind ohne Fleisch zu ernähren. Vegan wird von der DGKJ nicht empfohlen. Wenn sich Familien vegan ernähren, sollten sie sich unbedingt durch spezialisierte Ernährungsfachkräfte beraten lassen. Eine vegetarische kindgerechte Ernährung setzt voraus, dass pflanzliche Zink- und Eisenquellen gegeben werden. Auch auf Proteine – etwa in Soja oder Hülsenfrüchten – muss geachtet werden. Idealerweise sollte der Eisenstatus von vegetarisch oder vegan ernährten Kindern regelmäßig vom Kinderarzt kontrolliert werden.

ANDERE LÄNDER, ANDERE SITTEN

Wie sehr unsere Kultur unsere Vorstellung vom Essen prägt, seht ihr an diesen wenigen internationalen Beispielen für Beikost:

- Italien: Kekse werden in die Milch gerührt.
- Portugal: Die Beikost startet mit Suppen.
- Japan: Reis wird weich gekocht.
- Frankreich: Alle Gläschen werden klassischerweise kalt serviert.
- Indien: Joghurt und Reis werden mit Kichererbsen- oder Linsensoße vermischt.
- Kenia: Süßkartoffeln sind das Startergemüse.

ÜBRIGENS
Gemüse-Kartoffel-Fleischstart, wie bei uns, gilt in anderen Ländern als sehr merkwürdig.

Was brauche ich beim Breifüttern? Muss es ein Hochstuhl sein?

Wenn das Kind noch nicht allein sitzen kann, dann lass es auf deinem Schoß sitzen und stütz es mit dem Arm. Auf keinen Fall sollte es in einer Auto-Babyschale oder einer Wippe gefüttert werden – wenn es sich verschlucken sollte, kann es in der halb liegenden Position nicht richtig aushusten und könnte schnell ein Notfall werden. Kann das Kind sicher sitzen, dann darf es natürlich auf einem Hochstuhl am Familientisch Platz nehmen. Der ideale Stuhl wächst mit, kann auch vom Kleinkind noch als Treppenstuhl genutzt werden und hat eine Fußstütze. Essen mit herumbaumelnden Beinen ist nämlich schwierig und vor allem das Husten ist dann extrem erschwert. Ist aber wichtig, falls sich dein Mini verschluckt. Effektives Husten geht nur, wenn ich die Füße aufstützen kann. Das Kleine nie allein auf dem Hochstuhl sitzen lassen – denn wer schon gut sitzen kann, ist meist sehr mobil, und ein Gurt am Stuhl schützt überhaupt nicht vor Stürzen!

Darf ich auch Brei aus dem Glas geben?

Aber ja! Ich finde es wichtig, dass Eltern sich nicht stressen lassen. Natürlich ist es auch in Ordnung, wenn du Brei aus dem Gläschen fütterst. Es gibt keine Heldenorden für das leckerste selbst gemachte Essen! Entscheidend ist, was dem Kind schmeckt und was für euch praktisch ist. Am Anfang haben Kinder oft wenig Interesse am ersten Brei: Da rate ich auch zum Vorkochen. Gemüse weich kochen, pürieren und im Eiswürfelbehälter einfrieren. Dann die Portionen in Tiefkühlbeutel geben. Ein an-

gebrochenes Breiglas hält sich ein bis zwei Tage im Kühlschrank, aber nur wenn keine Spucke an das Essen gekommen ist. Daher am besten den Brei in eine kleine Schüssel geben und nicht direkt aus dem Glas füttern. Greift beim Fertigprodukt zu altersgerechten Breien – also bis zum ersten Lebensjahr zum Baby-Menü, geeignet für Säuglinge ab Beginn des fünften Monats. Wie bei selbst gekochtem Brei auf möglichst wenig Zutaten achten. Im Gemüse-Kartoffel-Fleisch-Brei sowie Getreide-Obst-Brei sollte keine Milch enthalten sein, weil ansonsten das Eisen schlechter verwertet wird. Im Milch-Getreide-Brei sollten außer Milch keine anderen Milchprodukte enthalten sein.

Worauf ihr verzichten solltet, *sind fertige Abendbreie: Diese »Abend-Träume« können viel versteckten Zucker und oft Stärke enthalten! Auch der Inhalt der beliebten Quetschies ist zwar weich, enthält aber für Essanfänger viel zu viel Süßungsmittel und darum sind sie – ich schreib es jetzt mal ganz direkt – der Apfel für Faule. Wenn man sich überlegt, wie lange der kindliche Magen-Darm-Trakt braucht, um einen Apfel zu essen, und wie schnell das durch ein Quetschie geschieht, wundert es mich nicht, dass viele Kinder Bauchschmerzen und/oder Durchfall davon bekommen.*

Was hat es mit dem Jod auf sich? Muss das zusätzlich gegeben werden?

Kaum ein Kinderarzt erwähnt es in der Praxis während der Aufklärung zur Beikost, aber in der Leitlinie steht es ganz konkret: Ja, Jod kann ein Problem werden.

Wann aber? Wenn du voll stillst und selbst kochst, dann kann es schwierig werden. In der Muttermilch ist kaum Jod enthalten und ansonsten ist es hauptsächlich in unserem Salz. Da wir aber bei Säuglingen sehr zurückhaltend mit dem Salz sein müssen, können wir die Breie

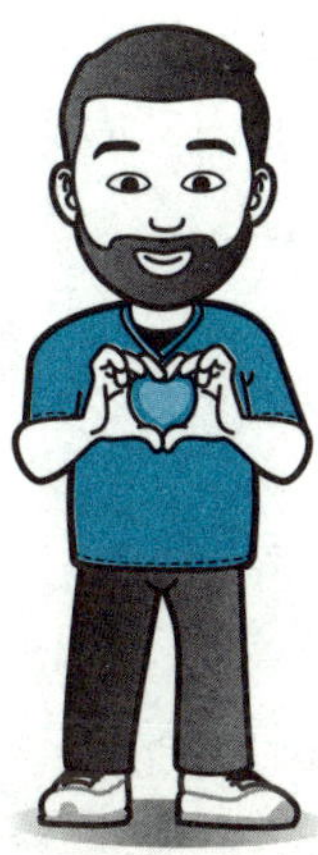

schlecht mit Jod anreichern. In so einem Fall sollten 50 Mikrogramm (µg) Jod pro Tag zusätzlich gegeben werden. Pre-Milch hat viel Jod zugesetzt, sodass dort der Bedarf normalerweise gedeckt wird. Als stillende Mutter kann man sich auch behelfen, wenn man mit der Beikost einen industriell hergestellten Brei, der bereits Jod zugesetzt hat, pro Tag gibt. Achtet auf den Wert von 50 Mikrogramm am Tag.

WICHTIGE WARNUNGEN ZUM BREI

Achtet bitte unbedingt auf die folgenden Punkte beim Füttern:

» Auf die Temperatur beim Brei achten – wird ein Gläschen oder vorgekochter Brei in der Mikrowelle erhitzt, wird das Essen ungleichmäßig warm und kann kochend heiß sein. In eine Schüssel umfüllen und umrühren!

» Isst ein Kind sehr langsam, bieten sich Wärmeteller an. So bleiben die Speisen länger lecker warm. Aber eben nicht heiß!

» Nie mit einem Metalllöffel aus dem Glas heraus füttern! Der Löffel könnte eventuell das Glas beschädigen, sodass Glasstücke im Brei landen. Nur Plastiklöffel in Gläsern verwenden.

» Im ersten Lebensjahr kein Salz und wenig würzen: Die Verdauung verträgt das noch nicht.

» Kein Honig für Babys! Honig kann Sporen des Bakteriums Clostridium botulinum enthalten, das Gifte entwickelt, die bei Babys den lebensgefährlichen Säuglingsbotulismus auslösen. Ab dem ersten Geburtstag ist die Darmflora ausgereift und bietet Schutz vor diesem Erreger.

Geht es auch ganz ohne Brei?

Nicht jedes Kind schätzt Brei. Und dann? In anderen Ländern wird ja tatsächlich Suppe gegeben – das wäre eine Alternative. Einige Eltern schwören auch auf »Babyled Weaning« – damit ist gemeint, dass das Kind selbst bei Fingerfood zugreifen soll und keinen Brei bekommt. Die DGKJ rät ab, das Kind ausschließlich so zu versorgen. Die Gefahr sei zu groß, dass das Kind sich verschlucken könne.

Neuste Studien zeigen aber, dass das Risiko einer Erstickung nicht erhöht ist, wenn man sich an einige Regeln hält: Der Essanfänger greift sich eine Portionsgröße selbst, alles ist immer weich gekocht, die Eltern sind dabei. Es kann sein, dass nur gekochtes Gemüse für manche Kinder zu wenig ist – es kann auch kein Öl angereichert werden: Logo, in einem Brei kann ich das einfach einrühren, aber bei einer kleinen gekochten Möhre geht das nicht. Trotzdem halte ich Fingerfood zum Brei für eine tolle Variante. So kann das Kind den Geschmack und vor allem auch die Beschaffenheit der Speisen schon testen. Sehr weich gekochte Nudeln, gekochtes Gemüse, Brot (fein geschrotet, ohne Rinde), faserarmes gekochtes Fleisch können für Essanfänger eine tolle Erfahrung sein. Genau wie eine Banane oder ein Stück gedünsteter Apfel. Aber Achtung! Am besten erst, wenn das Kind schon einige Monate Brei isst, also nicht mehr voll gestillt wird, und sicher greifen kann und auch schon ein paar Zähnchen hat. Lasst euren Nachwuchs nie unbeaufsichtigt bei den ersten Kauerfahrungen!

Und wie ist das mit dem Trinken?

Frühstens ab dem sechsten Monat und auch nur, wenn die drei Mahlzeiten gegeben werden, sollte ein gesundes Kind maximal 200 Milliliter Wasser oder ungesüßten (!) Tee bekommen. Auch nicht mehr, wenn es wärmer ist. Ansonsten stillt es seinen Durst noch mit Mutter- oder Pre-Milch. Damit dein Kind aber das Trinken übt, empfehle ich zur Beikost immer ein kleines Gläschen Wasser: 10 bis 20 Milliliter am Anfang. So lernt dein Mini, aus einem kleinen Glas zu trinken, und gewöhnt sich auch ans Wassertrinken. Sollte das Kind krank sein, kann es manchmal vonnöten sein, Wasser mit Elektrolytlösungen zu geben.

TIPP

Wenn ein Kind gar nicht trinken möchte, es aber sehr warm ist, könnt ihr auch Wasser und püriertes Obst vermengen und einfrieren – selbst gemachtes Lutscheis für die Kleinsten.

ESSEN FÜR FORTGESCHRITTENE – KLEINKINDKOST

Eine Kerze brennt auf dem Geburtstagskuchen. Hurra, das Baby ist ein Jahr alt und damit jetzt offiziell ein Kleinkind. Und darf es seinen Kuchen schon essen? Kann es das schon? Vermutlich ja, denn Einjährige haben ja schon Zähne und Kuchen ist lecker. Allerdings rate ich dazu, noch möglichst wenig Industriezucker zu geben. Im zweiten Lebensjahr nimmt das Kind nun komplett an den Mahlzeiten der Familie teil, es darf schon das essen, was die Großen auf dem Teller haben. Jetzt sind eigentlich fast alle Lebensmittel erlaubt (siehe Info). Also Feuer frei. Manche Kinder wollen lieber noch Breiiges, andere wollen gleich das Steak vom Papa. Möchte der Nachwuchs gleich »normal« essen? Probiert es aus – wichtig ist nur, dass die Speisen noch nicht stark gewürzt sind. Vor allem Salz sollte noch sehr reduziert werden.

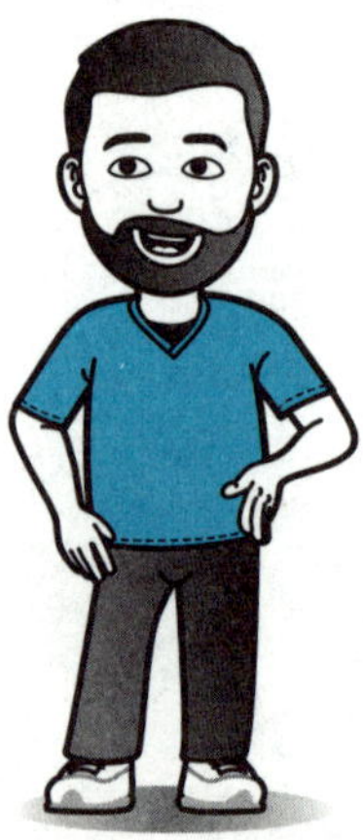

INFO: UNERLAUBTE LEBENSMITTEL

Im zweiten und dritten Lebensjahr sind Magen und Darm noch sehr empfindlich und das Kauen ist noch schwierig. Hartes und gegrilltes Fleisch, rohes Fleisch, rohe Eier und rohe Sprossen sind noch sehr unverdaulich. Gleiches gilt für starke Gewürze.

Für Essanfänger – aber eigentlich bis ins Jugendalter – gilt: Regelmäßige Mahlzeiten sind wichtig! Frühstück, Mittag und Abendessen und zwei Zwischenmahlzeiten gelten bei uns als gängige und bewährte Regel. Auch wenn das Kind ab und an noch Muttermilch trinkt – ab dem ersten Lebensjahr sollten die drei festen Hauptmahlzeiten gelten. Oft höre ich von Eltern, dass ihre Kinder nicht ausreichend essen – dabei haben kleine Menschen eigentlich ein wunderbares Sättigungsgefühl. Wenn man sie ausprobieren lässt und ihnen vertraut. Denn das Essen nach Bedarf sollte weiter gelten. Ein Problem, das ich dabei sehe, ist oft das Überangebot. Auf dem Spielplatz, im Kindertheater, bei Verabredungen: Dauernd ist die Dose mit kleinen Snacks vor der Kindernase. Dinkelstange, Knabberbanane oder ein Zwieback? Wer jedoch ständig herumkaut, lernt kein Hungergefühl kennen und damit auch nicht das befriedigende Gefühl, sich satt zu essen. Also lasst unbedingt ein paar Stunden Zeit. Was ihr immer anbieten solltet, sind Getränke. Gute Getränke für Kinder sind Leitungswasser, stilles Mineralwasser und für Kinder geeignete ungesüßte Kräutertees. Aufgrund des hohen Gehalts an sogenannten Pyrrolizidinalkaloiden in einigen (Kräuter-)Tees, wie Pfefferminz-, Melissen- oder Kamillentee, solltet ihr sie Säuglingen und älteren Kindern nicht als einziges Getränk anbieten. Süße Limos und Fruchtschorlen gelten übrigens als Süßigkeiten – im Kindergartenalter gelegentlich erlaubt – genauso wie ein leckeres Eis –, aber nicht als Durstlöscher.

GUTEN APPETIT – ALLE AN EINEM TISCH

Wer greifen kann, möchte oft selbst einen Löffel. Mein Tipp: Mit dem ersten Brei gibt es auch das erste Besteck. Klar landet etwas daneben und ihr solltet unbedingt einen abwischbaren Tisch und Fußboden haben. Das Kind wird zugreifen und euch auch nachahmen. Immer dran denken: Ihr seid die Vorbilder für gutes und ausgewogenes Essen.

Das Kind darf also fast alles essen. Ich sehe jetzt in Gedanken verwirrte Blicke. Also sollen wir unseren Spargel und die Spaghetti Bolo mit dem Kind teilen. Wie das denn? Tatsächlich geht das. Spargel darfst du zum Probieren geben – die meisten werden ihn erst als Jugendliche mögen. Aber satt essen kann der Nachwuchs sich doch auch an den Kartoffeln und dazu gibt es dann noch ein paar Möhren. Die Spaghetti für die Großen al dente, für die Kleinen extra weich und die Soße wird für die Eltern nicht püriert, dafür etwas mehr gewürzt. Gar nicht so kompliziert.
Was das Ganze erschwert – zwei Worte: »Mag nicht.« Denn guckt man sich den Wunschspeiseplan eines durchschnittlichen Kindes zwischen zwei und fünf Jahren an, gibt es meist ein bis zwei Gemüsesorten. Außerdem Kartoffeln und Nudeln – ohne Soße. Interessanterweise sind Einjährige oft recht probierfreudig. Und Eltern auch noch entspannt – die restlichen Nährstoffe holt es sich beim Stillen und überhaupt ist das Kind ja noch klein. Aber später? Da wächst die Sorge. Ist das Kind zu dünn? Zu dick? Müssen wir zu Vitaminen in Pulver- oder Pillenform greifen?

Fragerunde

Mein Dreijähriger ist Obstverweiger: Sollen wir Multivitaminsaft oder Nahrungsergänzungsmittel geben?

Lasst ihn probieren. Unsere Welt ist voller Obst und Gemüse – die haben gesunde und leckere Vitamine. Vielleicht mag er Obst als Püree oder in Eisform. Zusätzliche Vitamine in Pulver- oder Pillenform werden ausdrücklich nicht empfohlen ohne vorherige ärztliche Abklärung.

Essen nach Bedarf – also heißt das, es gibt keine Familienmahlzeiten mehr?

Ich finde, gemeinsame Mahlzeiten sind wie Salatdressing. Jeder einzelne ist ein fester Bestandteil, aber das Dressing sorgt für den Zusammenhalt und das große Ganze. Gemeinsam Mahlzeiten zubereiten und essen ist für jeden in der Familie wichtig – der Familientisch ist ja auch ein Ort, an dem man sich austauscht und Pläne schmiedet.
Ein paar feste Regeln sollten gelten: keine Telefonate und keine Smartphones am Tisch. Wer das jetzt einführt, muss sich selbst und später seinem Teenager nichts mehr abtrainieren.
Essen sollte bewusst aufgenommen werden, damit Kinder den Zusammenhang zwischen »Hunger, essen, satt, Hungergefühl weg, mir gehts besser« verstehen. Es gibt Eltern, die ihr Kind ständig ablenken – da darf es auf dem Tablet einen Film gucken – und schwupps landet Essen in seinem Mund. Klar, es ist satt. Aber es isst nicht bewusst und begreift so gar nicht das Zusammenspiel von Essen, dem Geruch, dem Aussehen der Nahrung. Sie landet nebenbei im Mund und wird kaum wahrgenommen. So lernen Kinder nicht, wie alles zusammenhängt, und sie können in Zukunft massive Probleme mit ihrem Sättigungsgefühl und der Essensaufnahme bekommen. Oder konkreter: Ihre Gefahr, eine Essstörung oder Übergewicht zu entwickeln, steigt dadurch enorm!

Gemeinsam am Tisch zu sitzen bedeutet nicht, dass alle alles essen müssen. Am besten bietet ihr immer ein paar Alternativen an. Es gibt Nudeln mit Tomatensoße? Wer mag, kann noch ein paar Schinkenwürfel oder Zucchini darüberstreuen. Wer nur eine Portion »Nudeln mit ohne Soße« zu sich nehmen möchte, darf das auch.

HEIKLE ESSER MOTIVIEREN:

» Selbst gemacht ist alles leckerer. Kleine Kinder helfen dabei gern. Mithilfe beim Kochen und beim Tischdecken motiviert oft auch zum Essen.

» Dauerknabbern ist tabu. Auf Zwischenmahlzeiten achten, denn sonst essen die Kinder sich schon vorher satt oder nach dem Essen, wenn sie wissen, dass es noch Kekse gibt.

» Gemüse gemeinsam aussuchen: Ein Gang über den Mark macht neugierig. Wie schmeckt das Grüne da?

» Fantasie ist gefragt. Manchmal schmeckt ein Rittermenü viel besser als Bratkartoffeln mit Fleisch.

» Esse ich nicht! Ein Kind verweigert immer rohen Apfel? Vielleicht verträgt es den Inhaltsstoff Pektin nicht. Auch bei anderen Unverträglichkeiten haben Kinder oft ein gutes instinktives Gespür.

» Früchte lassen sich prima in Püree verwandeln und dies verschwindet in Quark oder Milchreis. Im Tiefkühlfach wird es zu leckerem Eis.

» Kleine Portionen und Fingerfood steigern den Appetit. Ein Joghurt-Dip macht Gurke, Karotte oder Kohlrabi zu gesundem Knabberkram. Und Essen mit den Fingern ist immer aufregend.

Die Augen sind größer als der Magen. Wenn der Vierjährige sich immer zu viel auftut – soll er als Konsequenz den Teller leer essen?

Den Spruch kenne ich. Klein- und Kindergartenkinder – und auch noch viele Schulkinder – können oft gar nicht einschätzen, wie viel Reis oder Gemüse wirklich auf den Teller passt. Vor allem aber können sie noch gar nicht einordnen, wie groß ihr Hunger ist. Versucht, einzuführen, dass sich jeder – auch die Eltern – erst einmal eine kleine Portion nimmt. Aber zwingt euer Kind nie, etwas zu essen. Es hat sich nicht absichtlich zu viel aufgetan.

Zucker ist tabu für Kleinkinder – stimmt das?

Süßes mag unser Körper, aber tatsächlich sind viele Lebensmittel sehr gesüßt. Die Kombination von Fetten und Kohlenhydraten kennen wir von der Muttermilch und der Körper hat gespeichert: Das tut gut! Aber sehr oft werden Süßigkeiten als Belohnung eingesetzt – das ist keine gute Idee. Körperlich ist ein Kind davon nicht abhängig, aber das Gehirn speichert das angenehme Gefühl.

Idealerweise sollten Kinder so wenig Industriezucker wie möglich zu sich nehmen, um ein gutes Gespür für die eigentliche Süße von Lebensmitteln zu bekommen. Es gibt zuckerfreie und leckere Alternativen. Statt Weingummi getrocknete Früchte oder Cracker. Statt Sahneeis Tiefkühlfrüchte mit Joghurt vermischt. Spezielle Kinderprodukte sind viel zu süß.

Aber ein wenig Naschen sollte schon erlaubt sein – denn macht man Zucker zum Tabu, wird er erst recht reizvoll. Die Deutsche Gesellschaft für Ernährung (DGE) rät, dass Zucker maximal zehn Prozent der Tagesenergiezufuhr ausmachen soll. Für Kinder sind das sechs Teelöffel Zucker. Eine Studie der Unis

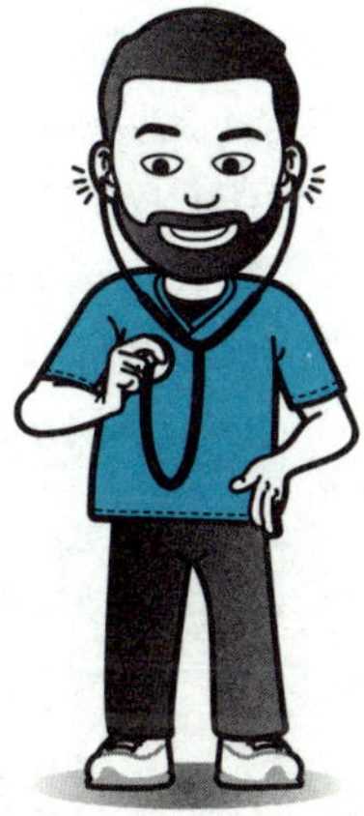

Paderborn und Bonn zeigt, dass Kinder im Durchschnitt aber fast das Doppelte – rund 16 Prozent Zucker zu sich nehmen! Damit es nicht jedes Mal zur Diskussion führt, bestimmt ihr, wie viel das Kind an Süßigkeiten tagsüber haben darf. Ein kleines Schnapsglas oder eine kleine Schüssel? Morgens darf sich dann der Nachwuchs aus der Naschischublade – in der ihr auch gesunde Leckereien anbieten solltet – sein Gefäß füllen und selbst entscheiden, was für Süßkram heute angesagt ist. Ist das Naschgefäß leer, muss bis zum nächsten Tag gewartet werden.

GESUNDE FAMILIENRITUALE

Als Familie gemeinsam darauf achten, dass Essen aus Langeweile oder »weil es dazugehört« vermieden wird. Also keine Chips vor dem Fernseher und auch kein Dauerknabbern auf dem Spielplatz.

Ich mache mir Sorgen, dass meine Tochter (3) zu viel isst. Woher weiß ich, dass sie wirklich Hunger hat und auch satt ist?

Wieso hast du diese Sorge? Ist sie übergewichtig? Oder ist es vielleicht auch ein Thema, das dich selbst beschäftigt? Ich habe es ja schon erwähnt: Viele Eltern haben selbst in der eigenen Kindheit verlernt, auf den eigenen Körper zu hören, und konnten kein Sättigungsgefühl entwickeln. Kleine Kinder haben tatsächlich oft ein sehr gutes Gespür für das, was ihnen guttut. Nicht nur das Stillen, auch das Essen sollte nach Bedarf sein. Es kann natürlich sein, dass es einfach zuuu lecker ist. Dann sollte nach einer guten Portion auch Schluss mit dem Lieblingsessen sein. Vielleicht kannst du anbieten, dass es diese Köstlichkeit an einem anderen Tag noch einmal gibt? Die zweite Frage ist die nach dem Hun-

ger. Richtigen Hunger – und nicht Appetit – zeigt der Körper durch Magenknurren oder Unkonzentriertheit. Manchmal ist das »Ich will jetzt was essen« nur ein Impuls und nicht wirklich ein Bedürfnis. Essen aus Langeweile oder weil die Tüte mit den Naschies einfach so spannend aussieht? Das sollte vermieden werden.

Hilfe, das Kindergartenkind will nicht frühstücken. Was können wir tun?

Ehrlich gesagt habe ich am frühen Morgen auch keinen Hunger. Vielleicht hast du ein Kind, das erst noch ein wenig Zeit braucht, um in den Tag zu kommen? Das ist kein Problem. Wenn der Rest der Familie frühstückt, kann das Morgenmuffelchen sich dazusetzen, und vielleicht mag es ja doch einen Joghurt oder ein bisschen Müsli essen. Gibt es im Kindergarten eine gemeinsame Frühstückspause? Am besten die Erzieherinnen fragen: Isst das Kind hier? Eventuell auch ein wenig mehr in der Brotdose mitgeben, denn wenn der Wirbelwind wach ist, kommt vielleicht auch der Hunger.

Brauchen Kinder wirklich täglich ein warmes Essen?

Fisch und Fleisch müssen erhitzt werden und auch viele Gemüsesorten kann der Magen roh nicht verdauen. Warmes Essen schmeckt besser, denn durch das Kochen können sich Aromen und Vitamine besser entfalten und auch für einen besseren Geschmack sorgen. Sicher, einige Menschen kommen mit kalten Gerichten gut aus, aber anderen genügt das nicht. Wichtig ist, dass ihr als Eltern nicht auf euer eigenes Empfinden achtet, sondern auf das eures Kindes. Oft bevorzugen Kinder warme Mahlzeiten. Manchen Kindern tut ein warmer Milchbrei am Morgen einfach gut. Warmes Essen sorgt auch für ein Gefühl der Geborgenheit. Der Körper wird beim warmen Essen liebevoll gewärmt. Aber es gibt heiße Sommertage, da könnt ihr mit gutem Gewissen darauf verzichten. Fri-

sches Obst und kleine kühle Leckereien schmecken da vielen besser. – Vielleicht macht ihr damit sogar ein Picknick im Grünen. – Oft haben wir bei Hitze auch weniger Appetit, weil der Körper zu viel Energie für einen Wärmeausgleich bräuchte.

NAHRUNGSMITTELALLERGIEN UND UNVERTRÄGLICHKEITEN

Brot, Milch oder Tomaten – nee, also meine Allergie ... das hören und lesen wir immer öfter. Ziemlich viele Menschen meinen, dass sie eine Nahrungsmittelallergie haben. Die meisten mögen aber schlicht irgendetwas nicht oder haben ein Verdauungsproblem. Laut wissenschaftlichen Studien leiden in Deutschland etwa vier Prozent der Kinder und Erwachsenen an einer Lebensmittelallergie. Viele Auslöser und Zusammenhänge kennen wir immer noch nicht, aber eine wichtige Rolle scheint eine gesunde Haut als natürliche Schutzbarriere zu sein. Babys, die früh eine schwere Neurodermitis entwickelt haben, leiden auch zu 30 bis 40 Prozent unter einer Lebensmittelallergie.

Für Eltern ist eine Lebensmittelallergie mit sehr viel Angst verbunden. In den ersten Lebensjahren werde ich vor allem gefragt, wie Allergien zu vermeiden sind – danach kommen oft Selbstvorwürfe. Und wenn das Kind selbstständiger wird und in die Krippe oder Kita kommt: Was, wenn ein Notfall eintritt – wird wirklich geholfen werden können? Liebe Allergiker-Eltern – bitte atmet erst einmal aus! In den meisten Fällen könnt ihr eurem Kind sehr gut helfen – weil ihr selbst betroffen seid und euch deswegen gut auskennt. Sehr viele Allergien sind vererbt. Die Forschung entdeckt immer mehr Möglichkeiten, um Ursachen und Symptome zu erkennen.

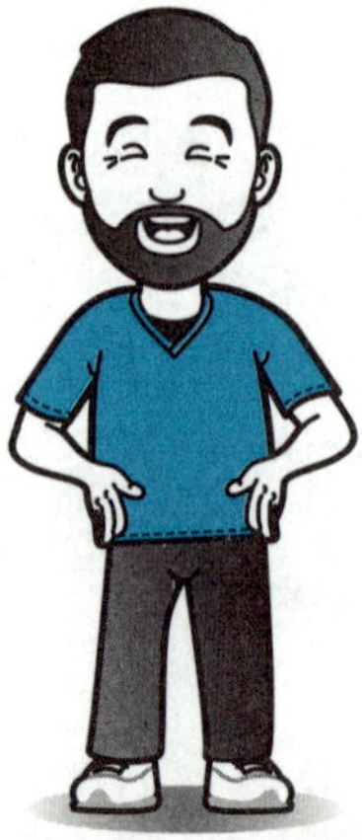

WAS GENAU IST EINE ALLERGIE – WAS EINE INTOLERANZ?

Den Begriff Nahrungsmittel-Unverträglichkeit benutzen Fachleute als Oberbegriff. Es gibt zwei Formen:

- Die erste ist die Nahrungsmittelallergie: Die Beschwerden werden hier durch eine heftige Reaktion des Immunsystems verursacht. Es können sehr schwere Symptome auftreten bis zum lebensbedrohlichen allergischen Schock.
- Die zweite ist die Nahrungsmittelintoleranz. Wenn ein bestimmtes Nahrungsmittel nicht vertragen wird, liegt das nicht am Immunsystem, sondern an einer Fehlfunktion bei der Aufnahme im Darm. Bei einer Intoleranz gegen Milch- oder Fruchtzucker (Lactose, Fructose) etwa können bestimmte Kohlenhydrate im Darm nicht richtig gespalten werden. So kommt es zu Bauchschmerzen, Übelkeit, Erbrechen und Durchfall. Nicht angenehm – aber auch nicht lebensbedrohlich.

Ihr merkt: Oft wird von einer Allergie gesprochen, auch wenn der oder die Betroffene in Wirklichkeit eine Lebensmittelintoleranz hat. Die Unterscheidung ist aber wichtig! Im Säuglings- und Kleinkindalter sind es meist Grundnahrungsmittel, die eine echte allergische Reaktion auslösen. Die Kinder reagieren dabei meist nur auf ein bis zwei unterschiedliche Lebensmittel, Reaktionen auf viele verschiedene Lebensmittel sind sehr selten.

HÄUFIGSTE AUSLÖSER EINER LEBENSMITTEL-ALLERGIE BEI KINDERN:

Kuhmilch, Hühnerei, Fisch, Soja, Nüsse oder Weizen – alle Produkte, die diese Nahrungsmittel enthalten, können Allergien auslösen.

Allergien sind keine »Modeerkrankungen«, sondern können für alle, die sie haben, sehr gefährlich sein. Selbst wenn Eltern alles richtig machen wollen – ihren Säugling bis nach Einführung der Beikost stillen, mit der Beikost zwischen dem fünften und siebten Lebensmonat anfangen – können sie das Auftreten von Allergien nicht vermeiden. Die sind nämlich multifaktoriell, haben also viele Faktoren, die eine Rolle beim Auslösen spielen: Genetik und die Umwelt gehören dazu. Ältere Kinder, Erwachsene und Jugendliche haben zum Beispiel oft immunologische Kreuzreaktionen auf Lebensmittel, die durch eine Pollenallergie ausgelöst werden. Der Körper reagiert dann auf Nahrungsmittel wie Obst, Gemüse und Nüsse, weil deren Eiweißstrukturen denen der Pollen sehr ähnlich sind.

WIE ZEIGEN SICH LEBENSMITTELALLERGIEN?

Bei Kindern gibt es verschiedene Symptome:

- Haut: Juckreiz, Ekzeme, Ausschlag, Rötungen
- Mund: Schwellungen und Brennen an Zunge, Lippen, Hals
- Nase: Niesen, Schnupfen, angeschwollen
- Atemwege: Husten, Asthma
- Magen-Darm: Erbrechen, Bauchweh, Durchfall, Verstopfung, blutiger Stuhl

MIT DER ALLERGIE LEBEN

Je früher Kinder mit einer Allergie darüber Bescheid wissen, desto besser können sie mit der Erkrankung leben. Kleine Allergiker müssen einen selbstbewussten Umgang mit ihrer Einschränkung lernen. Allergikerkinder müssen darüber hinaus unbedingt wissen, auf welche Signale ihres Körpers sie achten müssen und an wen sie sich im Notfall wenden.

Natürlich sollten sie immer ein Notfallset dabeihaben, wenn die Gefahr eines Schocks besteht. In diesen Notfallsets sind dann alle Medikamente, die in einer akuten Situation benötigt werden könnten. Neben antiallergischen Medikamenten wie Cortison und Inhalationsmedikamenten ist das auch der Adrenalin-Pen, der lebensrettend sein kann, wenn ein Schock droht.

WICHTIG:

Das Notfallset muss immer beim Kind sein!! Es nützt nichts, wenn dein Kind eine hochgradige Nussallergie hat und sein Notfallset zu Hause liegt, falls der Mini-Forscher im Supermarkt einen Erdnussflip findet und sich die vermeintliche Köstlichkeit in den Mund schiebt.

Der Allergiker und auch alle Erwachsenen im Umfeld – Oma, Opa, Erzieher, Eltern von Kitafreunden, größere Geschwister und die eigenen Eltern ja sowieso – sollten alle genau Bescheid wissen, was die Alarmzeichen der Allergie sein können und wie im Notfall zu reagieren ist. Je älter das Kind ist, desto mehr muss es das auch selbst lernen. Mit einem aufmerksamen und bewussten Umgang ist trotz einer Allergie ein völlig normales Leben möglich.

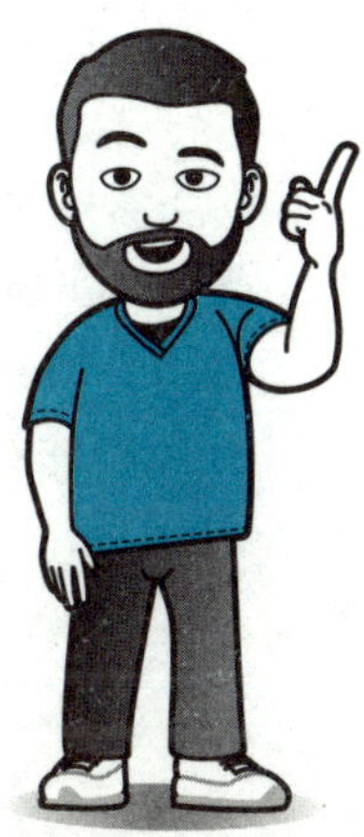

Fragerunde

Wie kann eine Lebensmittelallergie festgestellt werden?

Wenn ihr den Verdacht habt, dass euer Kind auf ein Lebensmittel reagiert, etwa weil es auffällig oft Durchfall hat, Hautausschlag oder andere Symptome zeigt, unbedingt Rücksprache mit dem Kinderarzt halten. Eventuell wird der oder die euch zu einem speziellen Allergologen überweisen. Eine Lebensmittelallergie kann mit Bluttests, mit einem Hauttest, aber auch durch eine spezielle Diät, bei der bestimmte Lebensmittel weggelassen werden, meist nachgewiesen werden. Bei einem Allergiker reagiert das Immunsystem auf Eiweiße. Wenn ein Kind – beispielsweise auf Hühnereier – reagiert, dann meistens nicht beim ersten Kontakt mit diesem Lebensmittel, sondern erst beim zweiten oder dritten Mal.

Das Immunsystem ist am Anfang naiv. Ich vergleiche es gerne mit einer Disko. Wenn da ein Fischeiweiß reinkommen will, denkt sich das Immunsystem beim ersten Mal: »Och, den lassen wir mal rein.« Und jetzt kommt der Clou: Bin ich – oder das Fischeiweiß – Stammgast und komme ab jetzt regelmäßig, dann macht das Immunsystem keinen Stress. Wenn ich aber lange Zeit nicht mehr vorbeischaue, dann kommt vom Immunsystem der klassische Satz an der Diskotür: »Hey, dich kenn ich hier nicht!« Und ich werde rausgeschmissen. Deswegen gilt die Devise, gerade bei Einführung der Beikost: Alles ist erlaubt! (Außer den auf Seite 31 erwähnten Ausnahmen: u. a. Salz, Honig, rohes Fleisch und Fisch.) Aber wenn ihr mit einem Lebensmittel anfangt, dann bitte regelmäßig mindestens einmal in der Woche. Insgesamt zeigt die Studienlage ganz klar: Diversity, also Abwechslung, ist nicht nur in der Gesellschaft erstrebenswert, sondern gerade bei der Beikost. Eine Vielzahl an Geschmäckern und Nahrungsmitteln sorgt lebenslänglich für weniger Allergien.

ACHTUNG

Die Tests verraten nicht alles! Blut oder Hauttest können zwar zeigen, ob mein Körper auf bestimmte Lebensmittel spezifische Sensibilisierungen zeigt. (Aha, mein Immunsystem hatte mal Kontakt damit.) Das ist aber noch lange keine Allergie. Wichtig ist hier: ohne Symptome keine Allergie.

Soll ich ab etwa sechs Monaten Weizen geben, um eine Glutenunverträglichkeit zu vermeiden?

Früher dachte man, je später desto besser. Heute weiß man: genau andersherum! In Deutschland wird empfohlen, ab dem fünften Monat, aber nicht später als im siebten Monat Weizen zu füttern. Es scheint, dass hier ein gutes immunologisches Zeitfenster ist, wo das Gluten eher als »Freund« abgespeichert wird.

Meine Tochter hat eine Hühnereiweißallergie. Kann es daher kommen, dass wir fast ein Jahr voll gestillt haben?

Das wäre zu einfach und ist falsch! Ja, man sollte hochallergene Stoffe früh, und dann aber auch regelmäßig geben. Und gleichzeitiges Stillen während der Einführung der Beikost scheint das Allergierisiko noch etwas weiter zu senken. Ein bisschen das »Freund-auf-Party-Phänomen«: Wenn ein Kumpel einen Freund auf eine Party mitbringt, ist der meistens auch ganz nett. Wenn die Muttermilch mit einer Karotte um die Ecke kommt, wird die Karotte für das Immunsystem wohl auch ganz nett sein. Das Stillen ist aber nur ein kleiner Faktor in dem großen Thema Allergie. Es gibt auch Kinder mit Allergien, obwohl sie das »reizende« Nahrungsmittel früh bekommen haben. Es sind viele Faktoren, die das beeinflussen, und es wäre falsch zu sagen, dass Stillen alles verhindert.

Kann eine Nahrungsmittelallergie irgendwann auch wieder verschwinden?

Ja. Oft stehen die Chancen gut, dass die Nahrungsmittelallergie im Laufe der ersten Lebensjahre verschwindet, vor allem bei Kuhmilch, Hühnerei, Weizen und Soja. Bei Erdnuss, Baumnüssen, Fisch und Krebstieren bleiben Allergien häufiger länger.

Kann eine Allergie behandelt werden?

Die einzige Möglichkeit, eine Allergie ursächlich zu behandeln, liegt darin, den Körper an den Allergieauslöser zu gewöhnen. Dafür gibt es unterschiedliche Methoden: entweder oral oder als Spritze unter die Haut. Diese Therapien gehen meistens drei bis fünf Jahre und können für manche Patienten eine große Hilfe sein.

VERZICHT BEUGT NICHT VOR

Lange hat man geglaubt, je später Nahrungsmittel, die Allergien auslösen, gefüttert werden, desto unwahrscheinlicher eine Allergie. Heute wissen wir: Das stimmt nicht.

Mein Kind hat eine Allergie – worauf muss ich beim Kitastart achten?

Hat dein Kind wirklich eine Allergie oder »nur« eine Unverträglichkeit? Halte vor dem Besuch einer Kindertagesstätte Rücksprache mit dem Kinderarzt und bitte ihn um seine Tipps für den Kindergartenalltag. Reagiert ein Kind beispielsweise stark auf Fischeiweiß, ist das oft ein kleineres Problem, weil Fisch häufig von Kindern sowieso nicht gern gegessen wird. Er ist auch nie irgendwo im Kuchen oder Ähnlichem eine ver-

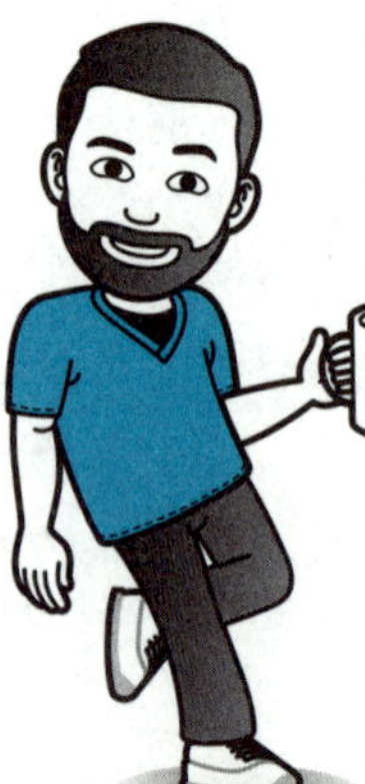

steckte Zutat und daher gut für das Kind erkennbar. Erdnussallergien dagegen sind oft wesentlich gefährlicher, weil schon kleinste Mengen lebensbedrohliche Reaktionen auslösen können – und Spuren zum Beispiel in Schokolade oder Fertigbackmischungen enthalten sein können. Vor der Anmeldung musst du mit den Erzieherinnen besprechen, worauf zu achten ist. In der Kita sollte es für alle Erwachsenen eine Liste geben mit Lebensmitteln, die das Kind nicht haben darf, und auch eine Liste, auf der steht, was es stattdessen essen kann.

KINDERKACKE UND BAUCH-AUA – DIE VERDAUUNG

» Das Kleine rülpst und pupst. Aber wie funktioniert überhaupt die Entwicklung der Verdauung? Das, was im Darm passiert, ist nicht nur spannend, es wirkt sich auf die gesamte Gesundheit aus! Wir müssen gucken, was hinten rauskommt, und über Kacka und Bauch-Aua sprechen. Was tun, wenn es Beschwerden gibt? Und wenn es um den Windelinhalt geht, stellt sich auch die Frage: Wann und wie sollte das Trockenwerden geübt werden?

VERDAUUNG – EIN TABUTHEMA

Das gilt auf jeden Fall für Große. In meiner Praxis allerdings wird ziemlich viel über Ausscheidungen gesprochen und in diesem Kapitel soll es um alles rund um die Vorgänge in Magen und Darm gehen. Wie funktioniert die kindliche Verdauung überhaupt? Manchmal verursacht sie bei den Kleinen Bauchschmerzen. Was sind die Gründe dafür? Wie können Eltern helfen? Zu all dem habe ich Antworten gesammelt. Zu guter Letzt dann noch ein Thema, das Eltern sehr beschäftigt und auch mit den Ausscheidungen zu tun hat: Wie wird das Kind die Windel los?

KACKAFURZ – KLARE WORTE

Kacka, Pipi, Pups, Stuhlgang, Urin, Flatulenz ... ganz ehrlich: Es ist mir egal, wie ihr es nennt. Ich mag es einfach und so, dass es jeder versteht. Was bringt es mir, wenn das Kind mich anguckt und sagt: »Mein Stuhl ist hart, rot und hat viele Tiersticker drauf.« Medizinisch wäre das ein Fall für den Chirurgen, wenn so viele Tiersticker verschluckt wurden. Aber für viele ist Stuhl schlichtweg der Stuhl, auf dem ich sitze, und nicht das, was aus meinem Popoloch kommt. Deswegen kann Marie weiterhin auf ihrem harten, roten Stuhl voll mit Tierstickern sitzen, ohne dass ich einen halben Herzinfarkt bekomme, und ich sage einfach beim nächsten Mal doch besser Kacka. Jede Familie sollte sich tatsächlich entscheiden, welche Worte sie wählt. Großes und kleines Geschäft? Kot und Urin? Wobei ich es sehr lustig finde, wenn jemand zu seinem Neugeborenen sagt: »Oh, da ist Kot in der Windel!« Wählt die Worte, die ihr passend findet. Allerdings habe ich eine Bitte: Sprache macht viel mit uns und Worte prägen. Darum keine abfälligen Begriffe wie Stinker oder Riesenhaufen wählen. Ekelige oder respektlose Begriffe können Kinder traumatisieren. Das kann später dann ein Problem werden.

WAS GEHT AB IM DARM?

Das, was im Darm passiert, ist nicht nur sehr spannend – es wirkt sich auf unsere gesamte Gesundheit aus. Darum müssen wir da nun ausführlicher werden. Im Darm leben viele Mikroorganismen und unterstützen unseren Körper beim Zersetzen der Nahrung – vielleicht kennt ihr dafür noch den Begriff Darmflora? Heutzutage sagt man dazu Mikrobiom. Ich vergleiche das Mikrobiom immer mit den Sternen am Himmel. Einiges ist erforscht, aber es ist so groß und so komplex, dass man bisher nur ansatzweise weiß, wie groß es wirklich ist und was alles in ihm steckt. Wir fangen jetzt erst langsam an zu verstehen, dass das Mikrobiom wie ein eigenständiges Immunsystem im Körper arbeitet, wenn nicht sogar die wichtigste Schlüsselfunktion in unserem Abwehrsystem hat. Der Darm bildet die Schranke, bei der sich Immunsystem und Außenwelt gegenüberstehen und miteinander kommunizieren. Es gibt heute Belege dafür, dass bei bestimmten chronischen Erkrankungen die Barriere des Darms gestört ist und deswegen das Immunsystem mit viel mehr Fremdproteinen in Kontakt treten muss. Es ist auch bewiesen, dass die Zusammensetzung des Mikrobioms das Auftreten von bestimmten Erkrankungen beeinflusst.

KINDSPECH UND BABYKACKE

Die Darmflora wird ab der ersten Sekunde nach der Geburt durch verschiedene Faktoren bestimmt – ach, was sag ich – längst davor bereits! Schon am Ende des dritten Schwangerschaftsmonats ist der Verdauungstrakt als eines der ersten Organsysteme des Babys ausgebildet. Die Speiseröhre, der Magen, Dünn- und Dickdarm sind einsatzfähig. Die Verdauungsenzyme sind schon angelegt, aber erst nach der Geburt nehmen sie ihre Arbeit auf. Klar, denn in Mamas Bauch gibt es nur ein wenig Fruchtwasser zum Verdauen. Erst nach

der Geburt beginnt die volle Darmtätigkeit. Der winzige Magen des Säuglings nimmt seine Arbeit zunächst mit Milch auf. Mit Beginn der Beikost fängt dann die Verdauung tatsächlich im Mund an: Mit ordentlich Spucke und gutem Kauen wird das Essen transportfähig, gelangt in die Speiseröhre und von da aus in den Magen. Die Verdauungsenzyme aus dem Mund, Magen und Dünndarm sorgen dafür, dass die Nahrung in winzige Stückchen zerteilt wird, die dann im Dünndarm direkt über Millionen von Zotten aufgenommen werden können. Das sind kleine Ausstülpungen, die die Nährstoffe in die Blutbahn aufnehmen. Weiter im Dickdarm wird den Speiseresten dann das Wasser entzogen und am Ende kommt im besten Fall die Wurst. Auf die gehen wir später noch mal ein.
An einem Punkt merkt jeder, dass das Kind mit Beikost angefangen hat – ab jetzt kann der Inhalt der Windel geruchstechnisch mit den Ausscheidungen von Erwachsenen definitiv mithalten.
Die Farbe – Kacka ist nicht immer braun –, die Konsistenz und auch der Geruch können Eltern ziemlich beunruhigen. Aber alle diese Details können deinem Kinderarzt wichtige Hinweise geben. Genau diese Fragen: Wie oft macht ein Kind in die Windel? Wie weich oder wie hart ist der Stuhl? Und was ist mit dem Bäuerchen und dem Pupsen? Gase, die im Körper sind, müssen raus. Das ist nicht unanständig, sondern ganz normal und meistens **nicht** schmerzhaft.

Fragerunde

Mein Neugeborenes hat erst am Tag nach der Geburt Mekonium abgesetzt? Schlimm?

Nein! Mekonium sollte in den ersten 48 Stunden ausgeschieden werden. Danach kann es noch mal zwei bis drei Tage dauern, bis der Darm komplett frei davon ist.

Aber was ist Mekonium? Mekonium oder auch Kindspech ist der erste Stuhlgang, den das Kind nach der Geburt absetzt. Pech ist hier aber nicht das Gegenteil von Glück, sondern wird so genannt, weil dieser Stuhlgang an Pech erinnert. Dieser Rückstand aus der Teerproduktion, der früher zum Beispiel für den Straßenbelag benutzt wurde, ist extrem zäh und klebrig. So auch das Mekonium, das unter anderem aus alten Darmzellen, verschluckten Haaren, Gallenfarbstoffen und Käseschmiere besteht. Wenn Mekonium nach 48 Stunden noch nicht abgesetzt wurde, muss genauer hingeschaut werden. Es gibt verschiedene Ursachen (Darmverschluss durch einen Mekoniumpfropf, Darmfehlbildungen, Stoffwechselerkrankungen), die erkannt werden müssen. Manchmal reicht ein spezieller Einlauf, um den Propf zu lösen. Nur in seltenen Fällen muss es der Chirurg operativ entfernen.

Wie oft sollte die Windel bei einem Neugeborenen voll sein?

Bei Neugeborenen sollte nach Abgang des Kindspechs die Urin- und Stuhlgangmenge stetig zunehmen, weil es stetig mehr trinkt. Bei vollgestillten Kindern etwa drei Kackawindeln am Tag (etwa so groß wie eine Zwei-Euro-Münze). Häufiger ist kein Problem ... außer für den Windelvorrat, der schneller aufgebraucht ist. Sollten es weniger Stuhlwindeln sein, muss man gerade in der Neugeborenenzeit schauen, ob das Kind genug Muttermilch oder Formulanahrung trinkt. Also fragt euch: Trinkt das Neugeborene genug? Gedeiht es? Falls nicht: Unbedingt beim Kinderarzt vorstellen oder eine Stillberaterin zu Rate ziehen.

Mein Baby ist zwei Tage alt und in der Windel habe ich eine rote, kupferfarbene Verfärbung gesehen!

Gerade in den ersten Tagen nach der Geburt kann es zu einem Urin-Phänomen kommen: Ziegelmehl-Urin. Es heißt Ziegelmehl, weil die rote

Verfärbung dem Sand ähnelt, der entsteht, wenn man zwei rote Ziegelsteine aneinanderreibt. Die kleinen roten Körner im Urin tun nicht weh und sind Kristalle aus rot gefärbter Harnsäure. Sollte es später auftauchen, muss immer geschaut werden, ob der Säugling genug getrunken hat. Im Studium habe ich immer »Ziegenmehl« verstanden und mich gewundert, was denn eine Ziege mit dem Urin eines Säuglings zu tun haben könnte. Zum Glück habe ich dann irgendwann die Erklärung mit den Ziegeln gelesen. Ein anderer Grund für »rote Verfärbungen« in der Windel kann bei weiblichen Säuglingen Blut aus der Vagina sein. Während der Fötus im Mutterleib herumschwimmt, bekommt er natürlich übers Blut auch die Hormone der Mutter. Diese Hormone führen zur Stimulation und zum Aufbau der Gebärmutterschleimhaut bei Mädchen. Auf der Welt angekommen, fehlen dem Kind aber die vielen Hormone der Mutter und dies führt zu einer »Abbruchblutung«. Diese vaginale Blutung kann einige Tage gehen und ist vollkommen normal.

ACHTUNG

Sollte der Verdacht bestehen, dass das Blut aus dem Darm oder von einer Verletzung kommt, muss dies weiter abgeklärt werden.

Mein Baby ist drei Monate alt und hat immer alle neun Tage Stuhlgang? Ist das nicht zu wenig?

Es kommt drauf an, wie es ernährt wird. Vollgestillte Säuglinge mit drei Monaten können bis zu 14 (!) Tage keinen Stuhlgang haben. Verrückt, oder? 14 Tage! Wir Erwachsenen hätten damit ein echtes Problem! Wenn Babys sich dann erleichtern – hoffe ich, dass die Windel hält. Formulaernährte Säuglinge können sechs bis acht Tage lang keinen Stuhlgang haben. Es kommt aber vor allem drauf an, wie es dem Kind geht.

Wenn es gut trinkt, gesund ist und gedeiht, spricht nichts dagegen abzuwarten. Wenn es etwas Ungewöhnliches ist, dass dein Kind so selten Stuhlgang hat, oder du das Gefühl hast, es schmerzt dein Baby, dann sollte die Kinderärztin einmal schauen.

Aber das muss doch weh tun, so lange keinen Stuhlgang zu haben?

Wichtig ist bei Säuglingen in dem Alter: Was kommt hinten raus? Normalerweise ist der Stuhlgang bei Säuglingen weich bis wässrig, bei manchen eher matschig. Das tut nicht weh! Solltet ihr stark eingedickten Stuhl, eine richtige Wurst oder gar kleine Knödelchen sehen, dann ist es eindeutig eine Verstopfung und sollte ärztlich abgeklärt werden.

Aber mein vier Monate alter Säugling wird beim Stuhlganghaben immer so rot! Und quält sich!

Wichtig: Schau, was bei deinem Säugling in der Windel landet. Wenn es weich oder flüssig ist, dann kann es nicht weh tun! Was aber echt schwierig ist: Kackamachen muss man lernen! Stuhlganghaben ist so viel mehr: Man muss leicht die Bauchmuskulatur anspannen, das Poloch und den Beckenboden aber entspannen. Da fängts schon an!
Viele kleine Säuglinge haben den Dreh noch nicht raus und spannen einfach alles an: Bauch und Poloch. Gegen eine »verschlossene Tür« zu drücken, um den Stuhlgang herauszukriegen, ist frustrierend!
Wenn ich frustriert bin, werde ich auch rot und schreie manchmal. Aber Schmerzen habe ich nicht. Manche Säuglinge winden sich richtig, bis in einem entspannten Moment, das Poloch locker gelassen wird und endlich der Stuhlgang durch den Ausgang kann. Diesen Vorgang muss der Säugling häufiger erleben, damit er versteht, wie es funktioniert, und beim nächsten Mal

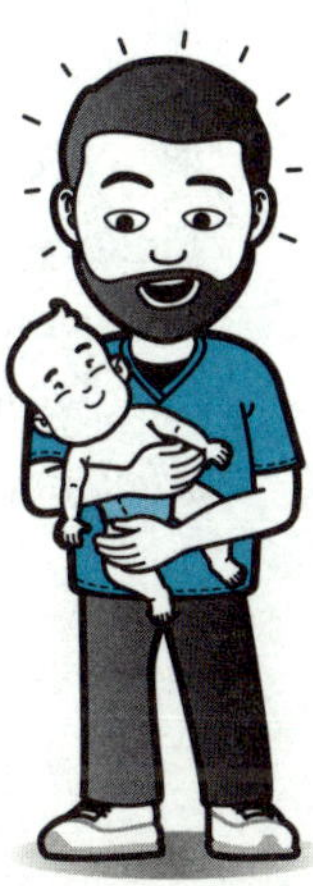

gleich locker lassen kann. Manche lernen schneller und manche etwas langsamer.

Wir können unsere Kinder aber unterstützen: Wenn ihr merkt, dass wieder eine »Kacka-Mach-Lernzeit« da ist, winkelt ihr die Beinchen eures Säuglings an und massiert im Uhrzeigersinn den Bauch. Wenn Baby den Bauch anspannt, dann drückt mit der Hand dagegen: Das unterstützt die Bauchmuskulatur des Säuglings.

Viele Kinder profitieren auch davon, wenn man sie in der Luft anhockt – also die Kinder hält und die Knie in Hockposition bringt, als ob sie auf einer unsichtbaren Toilette säßen. In dieser Position hat das Baby die Möglichkeit, den Beckenboden besser zu entspannen, und das Poloch ist der tiefste Punkt. Andere wiederum finden den Fliegergriff entspannend. Bei dieser Trageweise liegt das Kind mit dem Bauch nach unten auf den Armen. Durch diese Haltung entsteht ein leichter Druck auf dem Babybauch und das sorgt für Entlastung. Viele Babys finden das sehr entspannend – aber nicht direkt nach einer Mahlzeit, da möchte man als Erwachsener auch nicht so gern auf dem Bauch liegen.

NICHT SO ZAGHAFT

Probiert aus und schaut, was eurem kleinen Wunder am besten hilft.

Meine Bekannte hat gesagt, ich soll mit einem Thermometer das Poloch stimulieren, dann macht es automatisch Stuhlgang. Ist das ok?

Eindeutig: ***Nein!*** *Eine Manipulation am After führt zur reflexartigen Entleerung des Stuhlgangs. Deswegen ist es keine Seltenheit, dass gerade, wenn du beim Abwischen des Polochs bist, dein Säugling noch mal schön nachlegt … Manchmal spritzt das auch richtig weit – in unserem*

Fall bis zur gegenüberliegenden Wand. Das Einführen des Thermometers macht nichts anderes, als diesen Automatismus auszulösen.
Ich vergleiche das Thema »Stuhlgang lernen« gern mit dem Schulfach Mathe: Mathe muss man lernen. Manche lernen es schnell, andere brauchen länger. Ich kann mein Kind bei den Hausaufgaben unterstützen. Wenn ***ich*** *aber immer die Hausaufgaben für mein Kind mache, kann es bei der nächsten Mathearbeit wieder nicht die Aufgaben lösen. Wie denn auch? Ich habe ihm die Möglichkeit genommen zu üben.*
Das Gleiche passiert mit dem Thermometer oder jeder anderen Manipulation am After: Ja, der Säugling entleert dann Stuhlgang, aber er hat es nicht bewusst selbst gemacht, sondern es war ein Reflex. Für den Moment hat man vielleicht Ruhe, aber man zieht diese Lernphase künstlich in die Länge, weil das Kind beim nächsten Mal wieder nicht weiß, wie es geht. In Extremfällen kann es dazu kommen, dass nur noch mit Stimulation Stuhl entleert wird.
Also Fazit: Unterstützen ja (Bauchmassage/Beine anwinkeln), Hausaufgaben für das Kind machen nein (also ohne Afterstimulation).

Der Stuhlgang meines Neugeborenen ist grün! Manchmal auch senffarben. Darf das sein?

Ja. Die Frage nach der Farbe des Stuhls eines Neugeborenen wirkt vielleicht etwas seltsam. Sie ist für uns Kinderärzte aber unfassbar wichtig. Warum? Wir haben in den Fragen vorher gesehen, dass in den ersten 48 Stunden das Kindspech ausgeschieden wird. In den Tagen danach kann es zu grünlichem Stuhlgang kommen, weil sich das Gelb des Muttermilchstuhls und die Reste des Mekoniums vermischen. Es ist dann auch normal, dass der Stuhl von Neugeborenen sehr wässrig und dünn ist. Nach dieser Übergangszeit ist die Farbe des Stuhls häufig gelb bis senffarben und bei manchen Kindern auch grün. Bei vollgestillten Kindern ist der Kot häufig gelber als bei flaschenernährten.

Wann ist die Farbe ein Alarmzeichen?

Aufmerksam musst du werden, wenn bei deinem Neugeborenen und kleinen Säugling der Stuhlgang plötzlich grün wird ***und*** *auch die Stuhlmenge deutlich zu gering ist. Dies kann nämlich ein Hinweis auf zu wenig Milch sein. Auch grüner Stuhlgang und zusätzliche andere Krankheitszeichen wie Fieber, übel riechender Kot und Unwohlsein sollten abgeklärt werden.*

Warum fragt der Kinderarzt spätestens bei der U3 nach der Farbe des Stuhlgangs?

Der Stuhl darf bei Neugeborenen nie sehr hell oder entfärbt sein! In unserer Leber wird die Gallenflüssigkeit gebildet. Sie enthält die wichtigen Gallensäuren, die für die Fettverdauung in unserem Darm notwendig sind. Zusätzlich enthält diese unterschätzte Flüssigkeit unter anderem Abfallstoffe unseres Körpers. Sie werden über die Gallenblase in den Darm abgegeben, färben dort den Stuhlgang und landen dann mit dem Stuhl in der Toilette. Perfekt. Es gibt aber folgende Erkrankung: die Gallengangsatresie.

Atresie kommt aus dem Griechischen und bedeutet übersetzt: ohne Öffnung. Im medizinischen Sinn geht es um einen angeborenen oder erworbenen Verschluss eines Hohlorgans. In manchen Fällen fehlt das Organ oder eine natürliche Körperöffnung komplett. Im Falle der Gallengangsatresie können die Gallengänge zu oder nicht angelegt sein. Die Gallenflüssigkeit kann dann nicht in den Darm ablaufen. Sie staut sich zurück in die Leber und in das Blut.

Doch wie du dir denken kannst, gehören die Abfallstoffe nicht ins Blut. Es kommt zu schweren Leberzerstörungen mit all ihren Komplikationen. Wenn keine oder kaum Gallenflüssigkeit im Darm ankommt, ist der Stuhlgang entfärbt – ein so einfacher, aber wichtiger

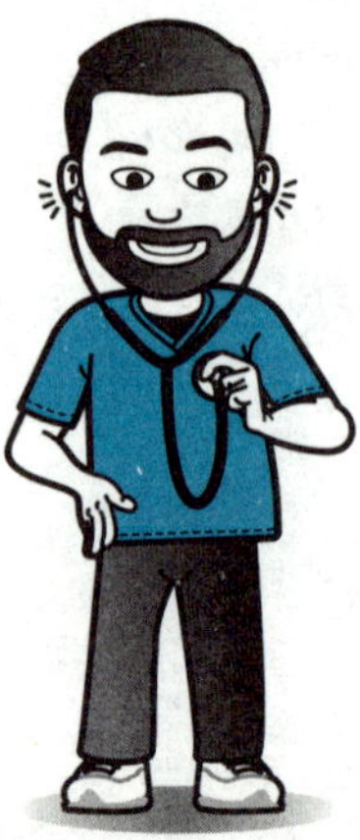

Hinweis! Dann können wir dem Baby durch eine OP frühzeitig helfen. Deswegen ist es so wichtig, beim Neugeborenen nach der Stuhlfarbe zu schauen. Sehr heller Stuhl kann also ein Hinweis auf eine Gallengangsatresie sein und muss sofort abgeklärt werden.

AUA, DER BAUCH TUT WEH ...

Wenn das Baby so weit ist, dass es Brei isst, ändert sich die Verdauung. Die Angelegenheit in der Windel wird stinkiger – und da war noch was: Das Kind rülpst und pupst! Normal. Das sind Gase, die im Körper sind, die müssen raus.

So ein Pups entsteht auch im Darm. Stinkig werden die Furze erst, wenn die Bakterien im Dickdarm mit Einführung der Beikost selbst vermehrt pupen müssen. Ja, ihr hört richtig ... was **wir** da rausfurzen, ist gesammelter Bakterienpups. Der Essensbrei wird im ersten Teil des Magen-Darm-Trakts ordentlich zerkleinert. Die Nährstoffe werden bereits im Dünndarm über die Blutbahn abtransportiert und dort hingebracht, wo sie gebraucht werden. Weiter geht es dann für den Essensbrei im Dickdarm – dort entstehen Gase, eine Mischung aus Stickstoff, Wasserstoff, Kohlendioxid und Schwefel. Den verdanken wir vor allem tierischen Produkten wie Eiern, Fleisch, aber auch Zwiebeln. Wie gut der enthaltene Schwefel verarbeitet wird, hängt von der Darmflora ab. Wenn die bei einem kleinen Menschen zum ersten Mal ihre Arbeit so richtig aufnimmt, dann ist mitunter der Schwefelgehalt hoch – und damit der wenig schöne Geruch. Sehr viele, sehr stinkige Blähungen können also ein Zeichen der gesunden Darmentwicklung – aber auch eines von nicht sonderlich gut verdaulicher Nahrung sein.

Probleme mit der Verdauung sind allerdings – im Gegensatz zum Pups – mitunter schmerzhaft. Wenn ihr merkt, dass eurer Kind Schmerzen hat oder euch etwas komisch vorkommt – unbedingt einen Termin bei eurer Kinderärztin machen. Praktischerweise habt ihr meist eine Kamera – also euer Smartphone – dabei. Im Zweifel ein Bild vom Windelinhalt machen, für uns Ärzte ist das tatsächlich hilfreich und völlig okay.

Bauchweh immer ernst nehmen! Es kann eine Menge von Gründen haben. Manche sind nicht unbedingt körperlich, denn Kummer oder Angst schlagen auch Kindern auf den Magen. Andere Ursachen könnten eine Magen-Darm-Infektion, Nahrungsunverträglichkeiten, Verstopfung, Blinddarmentzündung, Darm- oder Blasenentzündung, aber manchmal auch Entzündungen an einer anderen Stelle des Körpers sein. In Kinderarztpraxen sind Bauchschmerzen die häufigsten Symptome, die untersucht werden.

Irgendwie tut es im Bauch weh? Fällt uns Großen oft auch nicht leicht, zu erkennen, welches Organ da Aua verursacht. Babys und Kleinkinder zeigen meist durch Weinen, aber auch durch Wimmern oder Rückzug, dass es ihnen nicht gut geht. Auch Krümmen, Verkrampfen und starke Empfindlichkeit der Bauchregion sind Anzeichen. Manchmal kann das nur eine milde Verstimmung sein. Dann helfen Ruhe und Wärme. Dauern die Schmerzen an oder halten auch dann an, wenn gar nichts mehr im Magen oder Darm ist, dann unbedingt zur Kinderärztin oder in die Notambulanz.

RED FLAG! UNBEDINGT ZUM KINDERARZT BEI FOLGENDEN WARNSYMPTOMEN:

» Immer wieder Bauchschmerzen an derselben Stelle
» Nächtliches Aufwachen wegen Bauchschmerzen
» Heftige, krampfartige Bauchschmerzen, wellenförmig, mit Schweißausbruch
» Beschwerden beim Pipimachen

- Anhaltende oder häufige Durchfälle
- Blut im Stuhl
- Wiederholtes Erbrechen, Blutfäden oder grüner Gallensaft im Erbrochenen, Bluterbrechen
- Deutliche Gewichtsabnahme, fehlende Gewichtszunahme oder Wachstumsstillstand
- Wiederkehrendes Fieber

Fragerunde

Mein Kind pupst am meisten beim Stillen, warum?

Beim Stillen und Essen fängt der Darm an, sich vermehrt zu bewegen: Er bereitet sich schon mal auf das Essen vor. Das gehört schlichtweg dazu, denn der Babydarm funktioniert wie der von uns Großen. Und Gase gehen bei jeder Verdauung ab – das ist nicht peinlich und ganz normal.

Der Stuhl meines vollgestillten Babys ist schaumig. Ich habe gelesen, dass wässerig ein schlechtes Zeichen ist?

Eine weiche oder schaumige Konsistenz ist kein Grund zur Besorgnis. Gerade der Stuhlgang vollgestillter Neugeborener und Säuglinge kann sehr dünn und schaumig sein. Für den Laien kann es wie Durchfall aussehen. Erst wenn zusätzliche Symptome wie Fieber, fauliger Geruch, schlechter Allgemeinzustand oder Trinkschwäche vorkommen, sollte dies ärztlich abgeklärt werden.

Ich bekomme immer den Rat, meinem Neugeborenen etwas Fencheltee zu geben, weil er gegen Bauchschmerzen helfen soll? Stimmt das?

Ich sage den Eltern immer: Evolutionstechnisch sind wir nichts anderes als Affen mit einem Daumen, die Netflix gucken. Ich animiere Eltern, in den Zoo zu gehen und sich unsere nächsten Verwandten anzuschauen. Dort wird keiner eine Affenmutter sehen, die ihrem Neugeborenen etwas anderes anbietet als Muttermilch. Wir sind zum Glück in der Lage, statt Muttermilch Formulanahrung (Pulvernahrung) zu geben. Die Natur ist genial. Muttermilch ist Trinken und Essen in einem! Wenn das Kind mehr Durst hat, dann trinkt es Milch! Da sind wenigstens noch Kalorien drin, die dem Kind beim Gedeihen helfen. Es ist überhaupt nicht sinnvoll, gesunden Neugeborenen und Säuglingen bis zum Beginn der Beikost zusätzlich Wasser oder Tee zu geben. Und bitte auch nicht das Milchpulver in Fencheltee anrühren! Das Bundesamt für Risikobewertung hat schon im Jahr 2013, aufgrund der möglichen Belastung von Tees mit Pyrrolizidinalkaloiden, davon abgeraten, dass Kinder und Schwangere regelmäßig Kräutertee und Tee trinken. Dies könnte gesundheitsgefährdend sein – daher rate ich auch zur Vorsicht. Die Studienlage zur Wirkung von Fencheltee ist sehr dünn, sodass man unbedingt abwägen sollte, ob es sich lohnt, das Risiko in Kauf zu nehmen. Zuviel Tee oder Wasser, ohne dass ein Grund besteht, wie Durchfälle oder Erbrechen, kann in seltenen Fällen auch zu schweren Komplikationen führen. Mehr zum Thema Trinken auf Seite 29.

Mein Baby hat immer wieder Verstopfung – meine Mutter rät zu Milchzucker. Ein guter Tipp?

Nein, gar kein guter Rat. Dieses angebliche Hausmittel ist – auch wenn das Internet dazu rät – überhaupt nicht sanft. Milchzucker ist fies! Warum? Milchzucker reizt den Darm, denn er sorgt dafür, dass im Darm vermehrt Wasser produziert wird, es entsteht so also künstlicher Durchfall. Das Kind kann dann mehr Bauchkrämpfe haben und der Darm arbeitet sehr intensiv – das kann sehr schmerzhaft sein. Also bitte nicht!

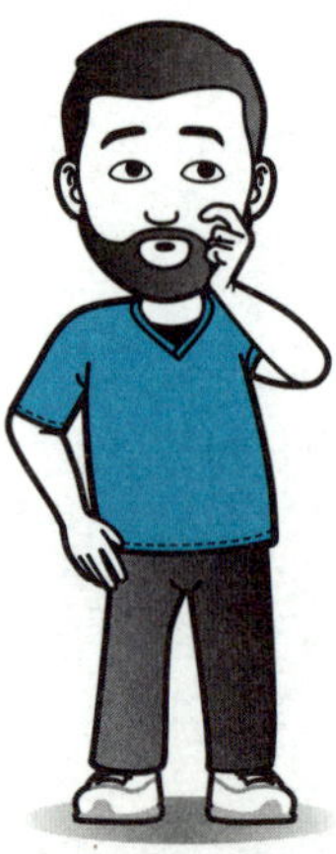

Seit der Beikosteinführung sieht der Windelinhalt komisch aus!

Bei der Beikosteinführung hat der Darm zum ersten Mal Kontakt mit neuen Substanzen. Da ist es vollkommen normal, dass die Farbe und Konsistenz des Stuhlgangs variiert. Manchmal sind gerade am Anfang noch unverdaute Stückchen drin. Dies kann normal sein. Wenn es aber regelmäßig in Kombination mit starken Bauchschmerzen vorkommt, sollte es bei der Ärztin abgeklärt werden.

Hilfe! Ich glaube, mein Baby hat braune Würmer in der Windel! Was tun?

Tiiiiieeef durchatmen! Ich habe noch nie einen Säugling mit braunen Würmern gesehen! Bei solchen Schilderungen frage ich gern, ob in den letzten Tagen Banane gegessen wurde. Kleine Breianfänger (mehr zur Beikost auf Seite 21) bekommen oft Bananen – und deren Fasern sind nicht so leicht zu verdauen. Sie sehen dann in der Windel wie kleine braune Fäden aus. Also kein Grund zur Sorge.

Mein Sohn ist sechs Monate alt und bekommt seit Kurzem Brei. Seitdem hat er scheinbar ständig Verstopfung – warum?

Mit der Beikost bekommt der kleine Körper etwas Neues angeboten. Neues ist unbekannt und muss erst mal verarbeitet werden. Die Verdauung ist viel komplexer und dauert auch länger. Deswegen kommt es nach der Einführung von Beikost nicht selten zur Veränderung der Häufigkeit von Kackawindeln. Die Kinder haben manchmal seltener die Windel so richtig voll. Gelegentlich ist der Stuhl auch etwas dicker. Solange das Kind keine Beschwerden hat, ist das meistens eine vorübergehende Problematik, die sich nach einiger Zeit wieder legt. Gerade in dieser Phase kann es zu vermehrtem Bauchgrummeln kommen und auch das Kacka-

machen fällt schwerer. Manchmal kannst du durch Änderung der Beikostzutaten die Verdauung etwas erleichtern. Gerade die beliebten Karotten oder Bananen können zur Verstopfung führen. Andere Gemüse wie Kürbis, Pastinake, Brokkoli und Obstsorten wie Birne werden oft besser vertragen und fördern einen weicheren Windelinhalt. Wichtig ist auch die ausreichende Flüssigkeitsaufnahme. Ein weiterer Tipp: Etwas Rapsöl zu den Gläschen geben, auch das ist ein natürlicher, bekömmlicher Weichmacher. Bestehen die Symptome aber länger und sollte das Kind leiden, unbedingt die Kinderärztin aufsuchen.

Mein Zweijähriger hat Schmerzen, wenn er groß muss. Soll ich ihm Abführmittel geben?

Auf keinen Fall selbst Medikamente geben! Aber natürlich ist es nicht gut, wenn das Kind Schmerzen hat. Das führt zu einem Kreislauf: Das Kackern tut weh und der Kleine vermeidet es, so lang wie möglich. Dadurch sammelt sich einiges im Darm an und der Stuhl wird härter – so wird das Ganze schmerzhafter. Oft gestaltet sich das Kackamachen massiv schmerzhaft und nicht selten ist die Schleimhaut am After leicht eingerissen. Kein Wunder, wenn man sich anschaut, was da manchmal aus so einem kleinen Körper herauskommt.

Mehr trinken bringt nur wenig – aber es gibt eine Lösung: Stuhlweichmacher. Das sind keine Abführmittel! Durch Abführmittel wird der Darm träge und im schlimmsten Fall abhängig. Stuhlweichmacher sind zwar ebenfalls Medikamente, aber wirken anders. Die am besten verträglichen sind Macrogol oder Lactulose. Weichmacher unterstützen einen weichen Stuhlgang, weil sie viel mehr Wasser binden können. Dadurch wird der Kot aufgelockert und geschmeidiger. Der Darm und das Kind lernen, gut geformten Stuhlgang zu produzieren – und das ist die Lösung. Das Kind muss die Assoziation »Kacka machen = Schmerzen« verlieren. Mit dem Stuhlweichmacher wird es merken, dass es gar nicht weh tun muss.

Mein dreijähriger Sohn kratzt sich immer wieder am Po – die Erzieherin ist sicher: Das sind Würmer! Kann das sein?

Kratzen kann viele Ursachen haben: einen leichten Hautausschlag, eine unbequeme Unterhose ... Juckt sich ein Kind vor allem am Po, kann das allerdings wirklich ein Zeichen sein, das auf Madenwürmer hinweist. Dabei ist typisch der nächtliche Juckreiz am Po. Die Kinder wachen oft weinend auf, weil sie so starken Juckreiz am Poloch haben. Warum gerade nachts? Nachts kommen die weiblichen Oxyuren (so heißen die Madenwürmer in der Fachsprache) an das Poloch und legen dort ihre Eier. Das Kind kratzt am Po und hat die Eier dann unter den Fingernägeln. Am nächsten Tag beim Spielen werden die Finger in den Mund genommen und die Eier können wieder in den Darm wandern und dort wieder schlüpfen. Tadaaaa: Der Madenwurm-Kreislauf ist vollbracht. Klingt echt eklig, ist aber nicht schlimm! Schädlich oder gefährlich sind Madenwürmer nicht – sie sind auch bei Kindern nicht selten. Sehr vereinzelt können große Mengen an Oxyuren im Darm allerdings Bauchschmerzen, Übelkeit, Erbrechen oder Entzündungen verursachen.

Die Würmer sind sehr klein, weiß und können mit dem bloßen Auge erkannt werden. Ich sag immer, es sieht aus, als hätte man Reiskörner über dem Stuhlgang verstreut. Die Diagnose sollte ein Kinderarzt treffen – dann kann auch ein Rezept ausgestellt werden. Und spart euch, eine Stuhlprobe mitzubringen. Madenwurmeier können nur durch einen Abklatsch am Po erkannt werden. Dabei wird morgens direkt nach dem Aufwachen ein durchsichtiger Klebestreifen ans Poloch geklebt und dann abgezogen. Der Streifen wird dann auf einen Objektträger geklebt und ins Labor geschickt. Dort kann man unter dem Mikroskop die Eier sehen. Klar kann man sich das alles sparen, wenn man die Würmer direkt im Stuhlgang gesehen hat. Mit Medikamenten und sorgfältiger Hygiene lassen sich Madenwürmer gut behandeln. Hände oft und gründlich, vor allem vor dem Essen – und für Eltern nach dem Wickeln – waschen. Um eine Übertragung in der Familie zu vermeiden, bitte nicht zusammen baden oder Handtücher teilen. Nachts können dünne Baumwollhandschuhe dafür sorgen, dass das Kind sich nicht kratzt und sich dadurch Wurmeier unter den Fingernägeln sammeln. Die Nägel kurz halten, Unterwäsche täglich und Bettwäsche häufig wechseln.

Meine Tochter, 20 Monate, hat einen Zwetschgenkern verschluckt. Was tun?

Meine Oma hat immer gesagt, wenn ich Olivenkerne verschluckt habe, dass jetzt ein Baum in meinem Bauch wächst – ich hatte panische Angst. Aber kleine Kerne wie Apfel-, Zwetschgen- oder eben Olivenkerne werden einfach wieder unverdaut ausgeschieden. Ihr würdet euch wundern, was alles wieder rauskommt, wenn man es verschluckt hat. Bei manchen Gegenständen kann es aber lebensgefährlich werden.

Meine Maus freut sich so auf Geburtstagfeiern oder den Weihnachtsmann und ist dann so aufgeregt, dass sie Bauchweh und Durchfall bekommt. Kann das sein?

Angst, Stress, aber auch Vorfreude und riesige Aufregung schlagen manchen Menschen auf den Magen. Das kann den Darm besonders anregen, zu Verspannungen und auch zu Schmerzen führen. Davon kann ich ein Lied singen! Vor Prüfungen habe ich immer versucht, so einfach und gut verdaulich wie möglich zu essen, um bloß den Darm nicht noch mehr zu ärgern. Es kann helfen, für Ruhe zu sorgen. Auch eine sanfte Bauchmassage und Wärme helfen beim Entspannen. Passiert so etwas oft, sollte abgeklärt werden, ob nicht doch auch organische Ursachen der Grund für die Bauchschmerzen sind.

Nach dem Kindergeburtstag sind Magenschmerzen allerdings eher Regel als Ausnahme. Das Geburtstagskind und die Gäste essen meist viel

Süßes und reichlich durcheinander. Es gibt noch zwei Zeiten im Jahr, wo Bauchschmerzen sich in der Praxis häufen: um Ostern herum und in der Adventszeit. Auch hier sind Schokoladenhase und Schokoadventskalender mit Plätzchen eher an der Tagesordnung und führen regelmäßig zu Bauchschmerzen.

Unser Sohn hat immer wieder Bauchschmerzen – der Kinderarzt sagt, er sei eben empfindlich. Was heißt das?

Wiederkehrende Bauchschmerzen haben manchmal keine organische Ursache – und auch keine psychischen Gründe. Das heißt nicht, dass die Kinder sich die Beschwerden einbilden oder unbedingt Aufmerksamkeit wollen. Es kann auch sein, dass sie einen extrem empfindlichen Darm haben. In der Medizin sprechen wir dann von funktionellen Bauchschmerzen. Die Schmerzfasern des Darms sind extrem sensibel oder die Darmwand ist gereizt. Etwas Blähendes gegessen, zu wenig getrunken – zack, hat das Kind Bauchschmerzen. In diesen Fällen helfen Wärme und alles, was den Darm etwas entspannen kann. Die Diagnose heißt dann »funktionelle Bauchschmerzen« und ist eine Ausschlussdiagnose, das heißt: Erst muss alles andere ausgeschlossen werden, damit man dann zu der Diagnose kommen kann. Nahrungsmittelunverträglichkeiten (siehe Seite 38), chronische Darmentzündungen, psychische Belastungen und viele andere Krankheiten müssen erst ausgeschlossen werden.

WAS HILFT BEI BAUCHWEH?

» Bauchmassagen im Uhrzeigersinn
» Ein warmes Bad
» Viel körperliche Nähe und Kuscheln

Mein Kind trinkt so gern Fruchtsaft, der ist ja auch sehr gesund, aber danach klagt es immer über Bauchweh. Warum?

In Fruchtsäften – vor allem in Apfel- und Birnensaft, aber auch in gemischten Säften – ist Fruchtzucker enthalten. Auf diese Fruktose, aber auch auf Sorbit, das zum Beispiel in Softdrinks oder Süßigkeiten enthalten ist, reagieren vor allem Kleinkinder oft mit Blähungen und Bauchschmerzen. Überleg doch mal, wie viel Apfel-Fruchtzucker dein Kind durch so ein Getränk zu sich nimmt. Wenn man das auf echte Äpfel hochrechnet, wird schnell klar, dass Kinder beim Verzehr von 15 Äpfeln natürlich auch Bauchweh bekommen. Auch wenn dein Kind gern Saft trinkt, sollte es nicht zu viel davon trinken. Es kann auch sein, dass es bestimmte Früchte nicht verträgt. Unverträglichkeiten können relativ einfach durch das Auslassen bestimmter Lebensmittel getestet werden. Entscheidend ist der Unterschied zur Allergie (siehe Seite 38).

MISSION: WINDELFREI

»Töpfchentraining« finde ich als Begriff furchtbar. Das ist doch kein Wettbewerb, für den ich trainiere! Ich halte den Begriff »Sauberkeitsentwicklung« für passend. Das klingt zielgerichtet und viel stressfreier. Der Begriff ist gleichzeitig Progamm: die Entwicklung zur Sauberkeit. Es zeigt, dass der Weg ein Prozess ist, abhängig von der Entwicklungsgeschwindigkeit unseres Kindes. Wir können bereits bei der Wortwahl für etwas Entspannung sorgen. Wenn Eltern ihr Kind unter Druck setzen, dann ist die Frustration auf beiden Seiten meist hoch. Sagen wir also lieber »Töpfchen üben«.

Endlich zu spüren, wann man muss, und Pipi und Kacka regelmäßig dahin zu machen, wo es hingehört, also auf die Toilette, ist ein Thema, das unfassbar viel Spannung erzeugt. Bei manchen kommt der Druck aus der eigenen Familie, bei anderen von schlechten

Kitas, Freunden oder sogar von der kinderlosen Nachbarin, die sowieso immer alles besser weiß. Das Trockenwerden ist ein Thema, bei dem man so »wundervoll« seine Kinder vergleichen kann. Das ist aber falsch! So individuell wie unsere Kinder sind, genauso individuell ist ihre Entwicklung!

Ihr müsst euer Kind beobachten und schauen, was für Signale es sendet. Darauf reagiert ihr und unterstützt. Im Tempo, das euer Kind vorgibt! Manchmal sind der Druck und die Angst, dass ein Vierjähriger tagsüber noch eine Windel hat, für Eltern so groß, dass sie diesen Druck auf ihr Kind übertragen. Das ist Gift für die natürliche Entwicklung und wirkt sich immer negativ aus. Dabei ist eine Windel mit vier Jahren medizinisch vollkommen ok. Ich kenne Mütter, die sich so schämen, dass sie extra drei Stadtteile weiter in den Supermarkt gehen, damit keiner sieht, dass sie für ihren Siebenjährigen Windeln kaufen.

Ich möchte euch jetzt den wichtigsten Ratschlag mitgeben: Entspannt euch!

Auffällig wird es erst viel später! Wenn es um die Blasenkontrolle am Tag geht, erst um den fünften Geburtstag – Probleme mit dem nächtlichen Einnässen kann es bis zur Pubertät geben. Und selbst wenn es solche Auffälligkeiten gibt, dann gibt es gute Möglichkeiten, sie zu behandeln. Wenn man aber gerade in der Anfangszeit viel Druck einsetzt und falsch reagiert, führt das unweigerlich zu einer Störung in der Entwicklung und nachweislich zum deutlich späteren Trockenwerden. Die Windel ist eine »Nabelschnur« von eurem Kind zu euch. Sie bindet euch ans Kind. Ihr müsst es wickeln und einen intimen Moment teilen. Das soll jetzt plötzlich wegfallen? Einfach so? In einem Drei-Tage-Programm? Mit Druck, Meckern, Bestrafung? Das

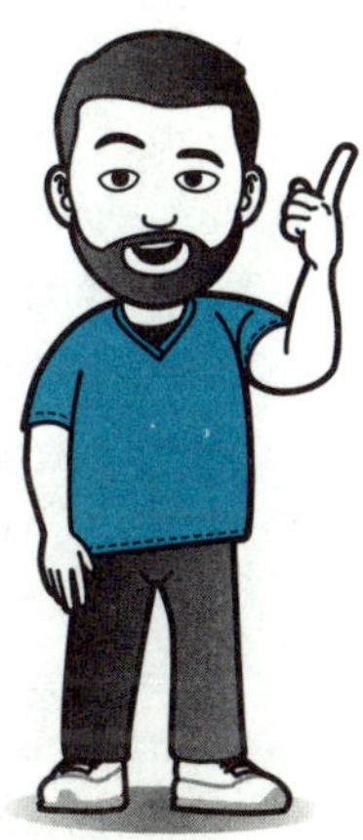

heißt, Mama und Papa wollen mich um jeden Preis abnabeln, obwohl ich noch gar nicht bereit bin und noch klein sein möchte, weil ich es einfach bin. Gras wächst nicht schneller, wenn man daran zieht. Keiner, aber wirklich keiner kann die individuelle Reife und Entwicklung unserer Kinder beschleunigen. Es geht nicht! Wir können nur den Entwicklungsstand unseres Kindes erkennen und unterstützen.

LANGSAMER START EMPFOHLEN

Studien zeigen eindeutig: Wenn Eltern zu früh mit der Sauberkeitserziehung beginnen, wirkt es sich negativ auf die weitere Entwicklung der Sauberkeit aus.

Kinder müssen ja erst mal körperlich in der Lage sein: Trockenwerden ist erst möglich, wenn das Kind seine Ausscheidung überhaupt bewusst wahrnimmt und den Schließmuskel bewusst steuern kann (das ist abhängig von der Hirn-Reife). Was heißt es, eine volle Blase zu haben? Oder den Enddarm voll zu haben? Sie müssen es spüren und verstehen: Hey, das ist voll und das muss raus und **ich** kann das steuern.

Je nach Kultur gibt es verschiedene Altersgrenzen, zu denen man ein Trockensein erwartet. Während es in Polen oft noch die Regel ist, dass ein Kind, wenn es mit zwei Jahren in die Kita kommt, »trocken« sein muss, gibt es andere Länder, da ist es vollkommen akzeptiert, dass Jugendliche noch regelmäßig nachts ins Bett machen, weil es beim Papa und Onkel auch so war.

Die meisten Kinder fangen an, sich zwischen dem zweiten und vierten Geburtstag zu melden, wenn etwas in der Windel gelandet ist. Manche aber auch früher oder später. Jedes Kind entwickelt sich eben in seinem eigenen Tempo. Damit man aber wiederkehrende

Handlungen in einer bestimmten Art und Reihenfolge machen kann, muss der Teil im Gehirn ausgereift sein, der Arbeitsabläufe plant (oh, ich muss, ich muss auf Toilette gehen, muss die Hose runterziehen, muss Pipi machen, dann ist das Gefühl der vollen Blase weg).

Fragerunde

Auch Säuglinge sind schon windelfrei – sind sie dann tatsächlich trocken?

Es gibt das reine Abhalten. Das bedeutet, dass man von Geburt an die Kinder fast ohne Windel oder mit ganz wenig Windeln, meist Stoffwindeln, aufzieht und die Kinder über ein kleines Töpfchen abgehalten werden. Das hat aber nichts mit dem zu tun, was wir Sauberkeitserziehung nennen. Da wird vielmehr auf die Signale geachtet, die das Kind sendet, wenn es Pipi oder Kacka machen muss. So kann die Mutter oder der Vater bei den ersten Zeichen das Kind in die Hockstellung bringen und es entleert sich. Der Grundgedanke ist, dass man dem Kind diese Zeichen durch eine supersaugstarke Windel nicht abtrainiert, sondern, wie bei Hungerzeichen, diese erkennt und dann das Bedürfnis befriedigt.

Reifezeichen fürs Trockenwerden?

Achte darauf, ob dein Kind merkt, dass es Pipi oder Kacka gemacht hat. Meldet es sich? Will es gewickelt werden? Hat es Interesse an dem, was in der Windel ist, oder überhaupt an allem, was damit zu tun hat? Zeigt es Interesse am Toilettengang der Eltern oder Geschwister? Die meisten Eltern können nun fast gar nicht allein auf die Toilette, weil die Kinder immer neugierig mitmöchten und alles genau wissen wollen. Warum ist da so ein lautes Geräusch, wenn man den Knopf betätigt? Was soll das mit dem Wasser? Lass dein Kind ruhig die Klospülung betätigen. Bei so viel Interesse nimm es mit auf die Toilette, wenn es dich nicht stört, und

MEDIZINISCHE FAKTEN STATT FAKE NEWS

Mit diesen Tatsachen kannst du beim nächsten Angriff von Besserwissern gut kontern:

» Als trocken gilt man im medizinischen Sinn, wenn man länger als sechs Monate Tag und Nacht nie aus Versehen Pipi oder Kacka in die Hose gemacht hat. Also lasst euch nicht verunsichern, wenn gefühlt alle Eltern nur Kinder haben, die direkt nach der Geburt schon trocken waren.

» Häufig entwickelt sich eine stabile Blasenkontrolle zunächst tagsüber und erst später auch nachts.

» Mit sieben Jahren nässen nachts noch zehn Prozent der Kinder ein! In der ersten Klasse mit 30 Kindern sind also mindestens drei Kinder, die nachts noch regelmäßig einnässen.

» Die Blasenkontrolle sollte bis zum fünften Geburtstag tagsüber regelmäßig klappen.

» Wenn ein Elternteil tagsüber oder nachts länger eingenässt hat, ist die Wahrscheinlichkeit 44 Prozent, dass das Kind auch länger einnässt. Wenn beide Elternteile betroffen waren, sogar 77 Prozent!

» Wenn nach dem fünften Geburtstag tagsüber öfter als einmal im Monat eingenässt wird, sollte die Ärztin besucht werden. Wichtig ist es dann, auch im Gespräch zu berichten, wann das Einnässen tagsüber passiert. Wenn die Kinder länger spielen und vertieft sind, zögern sie es so lange hinaus, dass es manchmal zu spät ist. Das könnt ihr durch Verhaltensänderungen gut in Griff bekommen und ist erst mal nichts Organisches.

stell dort ein Töpfchen hin. Kinder lernen am Modell. Das Kind kann sich, während du auf der Toilette bist, neben dich setzen und ihr schaut zum Beispiel gemeinsam ein Buch an. In dieser Lernphase ist wichtig: Der Toilettengang soll Spaß machen!

Wie kann ich mein Kind bei der Sauberkeitsentwicklung unterstützen?

Beginne bereits bei Säuglingen, wenn sie Pipi und Kacka machen, es immer gleich zu bezeichnen, damit das Kind später die Möglichkeit hat, sich damit zu melden. Wichtig ist auch, dass du das Kacka nicht abwertend bezeichnest (»Iiiihhh, was ein Stinker! Bääh, riecht das ekelhaft«). Am Anfang kann es sinnvoll sein, das Töpfchen im Kinderzimmer zu lassen, damit es ins Spielen integriert wird. Die wichtigste Regel ist aber: alles ohne Druck! Wenn dein Kind plötzlich Angst hat oder etwas nicht möchte, dann ist es noch nicht so weit und es bekommt die Windel wieder! Das Kind gibt das Tempo an, nicht wir. Ich weiß, das hören Eltern ungern, aber: Man bringt das dem Kind nicht bei! Man kann es nicht trainieren! Doch du kannst und solltest die natürlichen Signale des Kindes wahrnehmen und unterstützen.

Ich glaube, mein Sohn ist bereit, die Windel wegzulassen, aber er scheint einfach zu gemütlich zu sein, um auf Toilette zu gehen!

»Alles ohne Druck« bedeutet trotzdem, dass ich immer mal wieder probiere, ob mein Kind das möchte oder nicht. Das ist die Kunst: immer wieder schauen, wie der Entwicklungsstand meines Kindes ist und welchen Schritt wir gemeinsam probieren können. Zu beobachten, ob das Kind vielleicht doch einen kleinen Schubser braucht, um sich ein bisschen zu trauen, den nächsten Schritt zu machen. Es gibt viele, grad ältere Kinder, die es anfangs nicht wollen. Durch stetiges Unterstützen und Begleiten

der Kinder beim Versuchen, auf dem Töpfchen was zu machen, kommen manchmal die Erfolge schneller, als man gedacht hat.

Mein Kind macht Pipi super ins Töpfchen, aber Kacka immer noch in die Windel? Was kann ich machen?

Dann ist das Kind noch nicht so weit! Wenn ich diesem Kind die Windel verweigere, kann es zu starker Verstopfung führen. In solchen Fällen dann einfach wieder die Windel dauerhaft anziehen. Das Kind soll aber, wenn es Pipi muss, Bescheid sagen. Keine Angst, das ist kein Rückschritt! Dein Kind braucht einfach noch etwas Zeit. Schwieriger wird es, wenn manche Kinder nicht mehr ständig eine Windel tragen wollen. Ganz konkrete Tipps sind: Achte darauf, dass daheim die Windel zum Kackamachen nur in der Toilette angezogen wird. Somit hat das Kind gleich die Verknüpfung, dass Kacka im Bad gemacht wird und nicht im Wohnzimmer hinter der Gardine. Bleib natürlich noch bei der Windel, wenn das Kind das möchte. Das Wickeln eures Kindes sollte auch nur im Bad stattfinden. Nach dem Wickeln ist es sinnvoll, dass ihr nicht einfach die Windel wegwerft, ohne dass das Kind das mitbekommen hat. Sollte der Stuhlgang schön geformt sein, werft ihn gemeinsam in die Toilette – und ganz wichtig: Das Kind darf es wegspülen. Durch die Verknüpfung des Bads mit dem Stuhlgangmachen und dem Runterspülen in der Toilette hat das Kind die Möglichkeit, einen Bezug zu seinem Ausscheidungsvorgang zu bekommen und die Abläufe besser zu verstehen. Oft erlebe ich in der Praxis, dass Eltern mir erzählen, dass gerade bei den größeren Kindern, egal wo sie unterwegs sind, die Windel angezogen wird, sodass das Kind Kacka machen kann. Wir sollten nicht die mobile Toilette sein, die überall abrufbar ist. Auch dabei denkt daran: alles ohne Druck! Wenn das Kind aber immer hinterm Vorhang im Wohnzimmer Kacka machen will und sich nicht motivieren lässt, im Bad zu machen, dann ist das halt so. Du kannst es später noch mal anbieten.

Das ist auch ein typischer Zeitpunkt, wo manche Kinder eine Verstopfung entwickeln. Durch das Einhalten des Stuhlgangs wird dieser so hart, dass jeder weitere Stuhlgang starke Schmerzen bereiten kann. Wenn ihr merkt, dass die Verstopfung kein einmaliges Ereignis war, sondern dass die Angst vor dem nächsten Kackamachen immer größer wird, solltet ihr diesen Kreislauf frühzeitig nach Rücksprache mit eurem Kinderarzt über eine längere Zeit durch Stuhlweichmacher durchbrechen. Die Windel abzugeben ist nicht nur das Zeichen dafür, die Kontrolle über Blase und Darm erlangt zu haben, sondern ist emotional ein Riesenschritt: Ich bin groß, ich bin unabhängiger, ich löse mich etwas von Mama und Papa. Das braucht viel Mut und Zeit!

Kann ich gleich Tag und Nacht die Windel einfach weglassen?

Tagsüber merkt das Kind irgendwann bewusst, dass die Blase voll ist, und kann sich melden. In der Nacht spielen jedoch viele andere Faktoren eine Rolle. Unter anderem das »Weckzentrum« im Gehirn muss reif genug sein, dass es mich auch weckt, wenn die Blase voll ist. Das »Reif« hat nichts mit der Intelligenz des Kindes zu tun. Vielmehr gibt es Kinder, wo die Feuerwehr ein Haus weiter einen Großeinsatz haben kann, und das Kind schläft friedlich weiter, als sei nichts gewesen. Es schläft so fest, dass es auch die Signale des Körpers noch nicht wahrnimmt. Manchmal kann auch die Kapazität der Blase so gering sein, dass der Urin einer ganzen Nacht schlichtweg nicht komplett in die Blase passt. Auch der Spiegel des ADH-Hormons, das dafür sorgt, dass nachts weniger Harn produziert wird, ist eventuell noch zu gering. Deswegen gilt: Keine neuen Baustellen aufmachen. Die Windel gleich ganz wegzulassen, kann für das Kind zu viel Druck sein! Erst mal tagsüber ausprobieren und dabei stabile

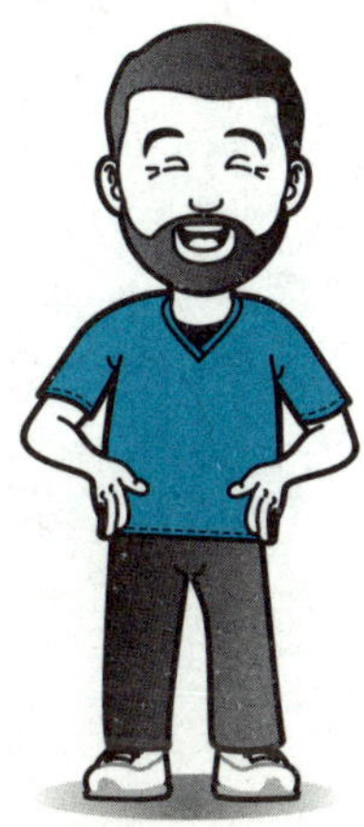

Ergebnisse erzielen. Nachts ist das Ganze eine komplett andere Situation und braucht manchmal auch eine andere oder spätere Vorgehensweise.

Mein Kind war eigentlich schon sauber. Jetzt, mit drei Jahren, ist die Hose wieder einmal täglich nass. Wie kann das sein?

Gerade dieser wellenartige Verlauf macht Eltern oft stutzig. Es klappte doch so gut und jetzt plötzlich doch nicht mehr. Wenn dein Kind länger als sechs Monate Urin und Stuhl ohne Ausnahme Tag und Nacht kontrollieren konnte und es dann wieder anfängt, vermehrt einzunässen, dann sollte das ärztlich abgeklärt werden. Hat es das aber bisher nicht so lange und so konsequent geschafft, gilt es als noch nicht trocken und dann sind solche Schwankungen vollkommen normal.

Mein Sohn, sechs Jahre, nässt nachts noch ein. Er will jedoch keine Windel anziehen, weil er kein Baby mehr sei, wie er sagt. Aber täglich die Bettwäsche wechseln nervt. Was tun?

Besprich mit deinem Sohn, ohne vorwurfsvoll zu sein, dass du auf Dauer mit der Wäsche nicht mehr hinterherkommst und ihr gemeinsam eine Lösung suchen müsst. Sprache macht sehr viel mit uns: Sage zum Beispiel statt »Windel« lieber »Notfallhose«. Einem Sechsjährigen kann es peinlich sein, eine Windel zu tragen ... eine Notfallhose für eventuelle Missgeschicke ist so viel cooler und weniger Baby.
Wenn er die SOS-Hose dennoch nicht möchte, sollte er beim Saubermachen und Neubeziehen des Bettes mithelfen. Doch bloß nicht falsch verstehen: nicht als Strafe! Sondern damit er merkt, dass das Einnässen eine Konsequenz für die Mama hat, die mit viel Arbeit verbunden sein kann. Ein Rat wäre auch, beim Kinderarzt oder Urologen abzuklären, ob organisch alles ok ist.

DIE BESTEN TIPPS ZUM FÖRDERN DER SAUBERKEIT

» Spielerisches Herangehen: Die Lieblingspuppe oder der Kuschelbär bekommen auch ein Mini-Töpfchen und das Kind übt.
» Mama geht aufs Klo und fragt: »Muss dein Bär auch?«
» Erst mal mit der Windel und den Klamotten auf das Töpfchen setzen. Gleich von Anfang an nackig auf so einem kalten Topf ist durchaus angsteinflößend und echt unangenehm.
» Immer wieder ausprobieren – kein Druck, aber ein häufiges Angebot.
» Der Klogang als Highlight: Macht eurem Kind ein besonders schönes Plätzchen. Sucht zum Beispiel gemeinsam ein Töpfchen im Laden oder im Internet aus und beklebt es mit Stickern.
» Es darf nach dem Stuhlgang in der Windel sein eigenes Kacka ins Klo werfen und die Spülung betätigen.
» Kleine Schritte sehen und wertschätzen. Das Kind sagt Bescheid, wenn es muss? Es setzt sich auf den Topf? Das erste Häufchen im Topf? Das sind alles wichtige Schritte, bei denen positives Feedback guttut.
» Kommentiere Missgeschicke nicht negativ.
» Wenn es schon einigermaßen klappt, achtet darauf, dass das Kind bequeme Hosen anhat, sodass es sich auch allein die Hose herunterziehen kann.
» Wenn das Kind bereits Interesse hat, gern auch zu bestimmten Zeiten, zum Beispiel morgens, abends und vor dem Rausgehen, gemeinsam auf Toilette gehen.

SCHLAF- UND SCHLUMMER-KUMMER

» Schlaf, Kindchen, schlaf – aber wie denn nur? Rund um die Tag- und Nachtruhe gibt es reichlich Probleme. Denn kleine Nachteulchen wissen manchmal einfach nicht, wie das mit dem Selbsteinschlafen gehen soll. Was hilft da und wie gelingt es, einen Schlafrhythmus zu finden? Welche Herausforderungen klopfen noch an die Schlaf- oder Kinderzimmertür? Böse Träume und den Nachtschreck besiegen wir gemeinsam und überwinden auch die Müdigkeit.

EINFACH MAL SCHLAFEN – LEIDER NICHT SO LEICHT

Mutter, Vater, Baby, Schlafmangel – irgendwie scheinen diese vier Worte ziemlich viel miteinander zu tun zu haben. Gibt es Eltern, für die alles rund ums Bett nicht wichtig ist? Nun, im Bett hat es ja auch meist angefangen ...

In den ersten Wochen der Elternschaft wanken wir zwischen Halbschlaf und gar keinem Schlaf irgendwie durch unser neues Leben und fragen uns: Bleibt das jetzt etwa so? Schlafentzug gilt als Folter. Die gute Nachricht: Eltern werden wieder genauso lange und meist auch genauso ungestört wie vor der Geburt schlafen können. Die schlechte: Das dauert laut einer Studie der britischen Universität Warwick meist, bis das Kind sechs Jahre alt ist.

Schlafen an sich kann jedes Kind von Geburt an – so wie atmen, trinken, schlucken und verdauen. Aber: Babys können den Prozess dahin nicht lenken. Der Schlaf überrollt sie – oder eben auch nicht. Damit ein Kind lernt, selbst in den Schlaf zu finden, braucht es Vertrauen und Geborgenheit. Dazu gehören auch die Geräusche von Mama und Papa: Babys schlafen sicherer, wenn sie nicht allein im Raum sind. Darum gucken wir uns zunächst an, wo das Schlafen gut und sicher klappt. Erst dann geht es um das »Wie«.

Wo soll der kleine Mensch überhaupt schlafen? Was ist, wenn das Baby so gar nicht einschlafen möchte oder immer wieder wach wird? Auch da kann ich euch beruhigen: Unruhige Nächte sind nicht gleich ein Zeichen, dass irgendetwas nicht stimmt. Das Baby der Nachbarn schläft schon mit sechs Wochen durch? Äh – ja klar. Bei kaum einem anderen Thema – vielleicht Hämorrhoiden – wird so viel geflunkert und schöngeredet wie beim Thema Babyschlaf. Darum gucken wir uns erst mal an, wie Schlaf überhaupt funktioniert, und blicken dann auf Probleme mit dem Schlafen und auf Störungen.

SICHER SCHLAFEN – WIE GEHT DAS?

Viel Platz braucht so ein Minimensch am Anfang noch nicht. Im Bauch war die Einraumwohnung sehr beengt, es war warm und Mama war immer zu hören, ihre Stimme, das Grummeln ihres Bauches und auch leise Umgebungsgeräusche. Warum also sollte ein Neugeborenes sich allein in einem ruhigen, dunklen Zimmer wohlfühlen?

Wenn dann die typischen Sprüche noch dazukommen, dass man sein Neugeborenes doch bloß nicht verwöhnen und es immer von Anfang an allein schlafen soll, dann empfehle ich gern einen Besuch im Zoo. Dort sehen wir unsere nächsten Verwandten. Eine Affenmutter versucht auch nicht, ihren kleinen Säugling auf Biegen und Brechen hinzulegen, und die anderen Affenmütter kämen nie auf die Idee, einen vermeintlich guten Ratschlag darin zu sehen.

Der Schlafplatz sollte im Zimmer der Eltern sein – das kann ein Beistellbett oder ein Stubenwagen sein. Noch weitere Faktoren fördern guten Schlaf: eine nicht zu warme und nicht zu kalte Raumtemperatur. Wählt eine gute Matratze für das Baby und achtet auf eine feste, schadstoffarme Variante. Der beste Schutz gegen Überwärmung, Atemnot und den gefürchteten plötzlichen Kindstod (auch bekannt als SIDS, Sudden Infant Death Syndrome) ist eine möglichst pure Schlafumgebung. Sprich: In Body und Schlafsack auf einer Matratze. Babys brauchen weder Kuscheltiere noch Decken oder Dekoration. Ganz im Gegenteil können diese eher schädlich sein. Bär und Ente sitzen erst mal auf der Wickelkommode und warten auf ihren späteren Einsatz.

In den ersten Monaten schlummern Säuglinge meist beim Stillen oder mit dem Fläschchen ein. Was vollkommen in Ordnung ist: So ein Schläfchen nach dem Essen mögen selbst wir Erwachsene. Immer wieder kommt es aber zu Diskussionen innerhalb der Familie.

SO SCHLÄFT DEIN BABY SICHER

Die wichtigsten Empfehlungen der aktuellen Leitlinie der Deutsche Gesellschaft für Schlafforschung und Schlafmedizin (DGSM):

» Das Baby immer auf dem Rücken und im Babyschlafsack schlafen legen. (Ist das Kleine wach, ist die Bauchlage natürlich erlaubt.)
» Kein Kopfkissen, keine Decken, Kuscheltiere oder Nestchen.
» Das Baby schläft am sichersten im eigenen Bett im Elternschlafzimmer.
» Überwärmung vermeiden.
» Rauchfreie Umgebung.
» Stillen bis zum ersten Geburtstag, so lange wie möglich darüber hinaus.

Die Großmutter des Babys sagt, man solle das Baby unbedingt auf den Bauch legen. Die Kindsmutter hat aber vom Kinderarzt genau das Gegenteil gehört. Was stimmt denn jetzt?
Als 1990 die Wiedervereinigung war, hatten Wissenschaftler zum ersten Mal uneingeschränkten Zugang zu den medizinischen Daten der DDR. Etwas sehr Verblüffendes fiel auf: Die Anzahl der Kinder, die in der Bunderepublik verstarben, war etwa zehnmal höher als in der DDR. Aber warum? In der DDR war es üblich, dass ein verstorbenes Kind immer untersucht wurde. Dadurch konnte man viele Rückschlüsse auf Todesursachen ziehen. Diese Erkenntnisse führten dazu, dass es bereits 1972 in der DDR per Dekret verboten war, in öffentlichen Einrichtungen Säuglinge auf dem Bauch schlafen zu lassen. Nach der Wende wurden diese Erkenntnisse weltweit umge-

setzt und führten innerhalb weniger Jahre zu einem erfreulich starken Rückgang der Todeszahlen.
Der sogenannte plötzliche Kindstod (SIDS) kommt aber trotz aller Maßnahmen vor. Ohne erkennbaren Grund versterben Babys im ersten Lebensjahr im Schlaf. Die gute Nachricht: SIDS ist sehr, sehr selten. In Deutschland betrifft er pro Jahr 0,2 Prozent der Babys – und wir Kinderärzte empfehlen viele Sicherheitsmaßnahmen, deren Wirkung seit 30 Jahren belegt ist.

Fragerunde

Wie wichtig ist die Raumtemperatur? Ich friere immer so schnell.

Der Raum sollte nicht zu warm und nicht zu kalt sein, ideal sind 16 bis 18 Grad. Je nach Gewohnheit kann sich dies für manche Eltern schon so kritisch kalt anfühlen, dass sie eigentlich jeden Abend darauf warten, dass eine Pinguinfamilie ins Schlafzimmer miteinzieht. Auf der anderen Seite müssen wir aber jetzt nicht alle eine Klimaanlage für unsere Dachgeschosswohnung kaufen, nur weil es im Sommer da so heiß ist. Es geht vielmehr um das künstliche Überwärmen durch die Heizung, zu dicke Kleidung oder fehlende Luftzirkulation. All dies sollte unbedingt vermieden werden. Im Sommer ist es sinnvoll, den Raum tagsüber zu verdunkeln, damit er sich nicht zu sehr aufheizt. Direkte Zugluft, etwa durch einen Ventilator, eher vermeiden.

Wir schlafen alle zusammen im Familienbett. Ist das okay?

Wenige Eltern planen wirklich ein Familienbett – wollen also bewusst von Anfang an mit dem Baby das Nachtlager teilen. Aber oft ergibt sich vieles ganz anders als ursprünglich geplant. Gerade wenn das Baby in den ersten Wochen so oft wach wird, ist es einfach praktisch, das Kind zu sich ans oder ins Bett zu holen. So stellen manche Mütter fest: Wenn sie abends im Elternbett liegend stillen, schläft das Baby am besten ein – und es droht auch kein Aufwachen, wenn der kleine Mensch auf seine eigene Matratze im Beistellbett gleitet. Wichtig finde ich: Es muss zu allen passen. Auch die Bedürfnisse der Großen sind wichtig. Und nichts ist in Stein gemeißelt – was am Anfang das Nonplusultra war, kann ein Jahr später ganz anders sein. Wenn es für einen der Beteiligten nicht mehr passt, findet unbedingt ein neues Schlafarrangement.

Wird nicht vom Co-Sleeping abgeraten, weil vor allem junge Babys in einem Erwachsenenbett mit dicken Decken überwärmen und schlimmstenfalls ersticken können?

Verblüffend ist dabei: International wird das durchaus unterschiedlich bewertet. Während der Verband der US-amerikanischen Kinderärzte das »Bed sharing« kritisch sieht, geben die britischen Kollegen grünes Licht, allerdings nur unter bestimmten Voraussetzungen: Die Eltern sind Nichtraucher, stehen beim Einschlafen nicht unter dem Einfluss von Drogen oder Alkohol und die Unterlage ist nicht zu weich, wie ein Wasserbett. Auch bei Frühchen oder kranken Kindern raten Experten vom gemeinsamen Schlaf ab. Manche Familien haben bereits ein Familienbett, vielleicht mit dem älteren Geschwisterchen.

Aufgrund der aktuellen Empfehlung zur Verhinderung des plötzlichen Kindstods in Deutschland wird jedoch beim Familienbett geraten, dass das Baby in den ersten zwölf Monaten im Beistellbett **am** *Familienbett schläft statt mittendrin, um eine Überwärmung zu verhindern. Dieser Punkt wird aber weltweit sehr kontrovers diskutiert. Es kommen stetig neue Studien heraus, die pro oder contra sind. Weitere Studien müssen also folgen, um sich ein klareres Bild der Gefahr machen zu können.*

Lavendelduft gilt als schlaffördernd. Was ist mit einem Luftbefeuchter mit ätherischen Ölen im Babyzimmer?

Verboten! Keine ätherischen Öle!

Auch keine Cremes mit Menthol und Kampfer oder andere starke Dämpfe und Öle, wenn sie nicht extra für Säuglinge ausgeschrieben sind. In den ersten zwei Lebensjahren können die Dämpfe dieser ätherischen Öle zum Kehlkopfkrampf im Schlaf führen. Dies führt im schlimmsten Fall zum Tod.

Meine Schwiegereltern warnen uns – das Baby brauche Platz. Ab wann braucht ein Kind ein eigenes Zimmer und ein eigenes Bett?

Das kommt total auf die individuelle Schlafsituation an. Laut offizieller Empfehlung sollte das Baby im ersten Lebensjahr im Elternzimmer schlafen. Was ist aber danach? Oft melden sich Kinder in den ersten zwei bis drei Jahren noch regelmäßig, um zu trinken – sei es an der Brust oder an der Flasche. Für viele Familien, vor allem für die Mütter, ist der oft unterbrochene Nachtschlaf eine Qual. Im Nachhinein erzählen mir Eltern häufig, dass mit der Geburt ihres Kindes zwei unerwartete Empfindungen immensen Raum im eigenen Leben eingenommen haben: unendliche Liebe und eine nie gekannte Müdigkeit. Es schien ihnen, als könne das eine gar nicht mehr ohne das andere vorkommen.

Vielleicht ist es eher anders: Die Liebe zu diesen kleinen Wesen bringt uns dazu, die Müdigkeit – irgendwie mal mehr und mal weniger – zu überwinden. Letzteres kommt definitiv öfter vor. Ein Hoch auf den Kaffee!

Wenn du nun alle zwei bis drei Stunden wach werden musst, um die Raubtierfütterung durchzuführen, ist es unfassbar praktisch, wenn du einfach liegen bleiben,

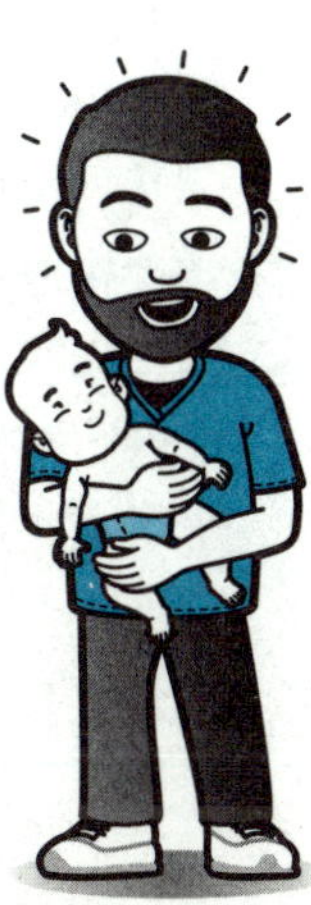

das Kind füttern und dann wieder elegant ins Beistellbett legen kannst. Jedes Mal aufzustehen und ins Kinderzimmer zu laufen ist der absolute Killer deines Schlafs. Einige Kinder schlafen sehr unruhig im Zimmer der Eltern, weil vielleicht der Vater schnarcht, die Mutter nachts trinkt und auf die Toilette muss. Ein Potpourri an Geräuschen, das einen leichten Schlaf sensibel stören kann. Deswegen berichten nicht wenige, dass ihre Kleinkinder jenseits der Säuglingsphase besser im eigenen Zimmer schlafen.

Ihr müsst gemeinsam mit allen Familienmitgliedern entscheiden, was die beste Lösung für alle ist. Es gibt nicht die perfekte Lösung, aber einen guten Kompromiss, der immer wieder auch neu besprochen werden muss. Manche Gitterbetten haben die Möglichkeit, je nach Entwicklung des Kindes Stäbe aus dem Bett zu entfernen. So können gerade größere Kinder, statt immer nach den Eltern zu schreien oder waghalsige Stunteinlagen zu riskieren, gemütlich aus dem Bett klettern und sich ins elterliche Bett kuscheln.

Und wenn mal wieder jemand einen schlauen Spruch hat, warum das Kindergartenkind auf keinen Fall im Bett der Eltern schlafen sollte, kann ich euch beruhigen: Erstens schadet es nicht, wenn euer Kind in der Nacht sein Bindungskonto mit Sicherheit und Geborgenheit auffüllt, damit es tagsüber genug Reserven hat, sich in die wilde, abenteuerliche Welt zu stürzen. Manche Kinder brauchen das, andere nicht. Beides ist gut. Zweitens kenne ich keinen 18-Jährigen, der freiwillig noch bei seinen Eltern pennt.

Wir wollen unserer Tochter (3 ½ Jahre) ein Hochbett kaufen. Ich habe Bedenken, ob es nicht zu früh ist.

Ich kann diese Bedenken nur bestätigen. Die Gesellschaft für Kinderchirurgie empfiehlt ein Hochbett frühestens ab dem Schulalter, weil Studien eindeutig zeigen, dass schwere Stürze aus dem Hochbett einen Häu-

figkeitsgipfel um das fünfte Lebensjahr haben. Diese Unfälle passieren hauptsächlich im Schlaf oder beim Spielen auf dem Bett. Gerade kleinere Geschwister spielen gern unbeobachtet auf dem Bett.

Welche Kleidung soll ich meinem Baby in der Nacht anziehen? Füße nackt lassen?

Babys brauchen keine spezielle Kleidung für die Nacht. Sicher gibt es niedliche kleine Schlafanzüge – aber es reicht, dem Baby zum Schlafen einen Body anzuziehen. Im Sommer mit kurzen Ärmeln, im Winter mit langen. Und dann bekommt es einen Schlafsack an. Denn auf dem Rücken liegend in einem Schlafsack – ganz ohne zusätzliche Decke – schlafen Babys kuschelig und vor allem: am sichersten. Spezielle Kinderschlafsäcke gibt es für alle Altersklassen und für jede Jahreszeit. Für Neugeborene sind sie extra klein und bei älteren Kindern bieten sie mehr Bewegungsfreiheit. Gut bei den älteren Kindern: Du kannst den Schlafsack unten direkt aufmachen, sodass die Kinder auch normal laufen können. Auch Schlummersäckchen mit Füßen können praktisch sein. Den Schlafsack solltest du nutzen, solange das Kind ihn toleriert. Je nach Temperatur und Kind gibt es dickere oder dünnere Schlafsäcke, die es jedem Kind ermöglichen, eine angenehme Schlaftemperatur zu halten. Füße, Hände, Nase dürfen bei Säuglingen immer etwas kälter sein. Ein Griff mit der elterlichen Hand in den Nacken oder zwischen die Schulterblätter des Babys – und schon können die Eltern die Temperatur ihres Kindes erfühlen. Sind diese Stellen warm, hat es seine Wohlfühltemperatur und kann entspannter schlafen. Dann ist es auch egal, ob es Socken anhat oder nicht. Wenn du siehst, dass es mit den Socken nicht schwitzt und auch nicht unruhiger ist, dann ist es vielleicht ein Kind, das gern warme Füße hat. Ich persönlich kann gar nicht schlafen, wenn ich noch Socken anhabe, weil mir einfach zu heiß wird.

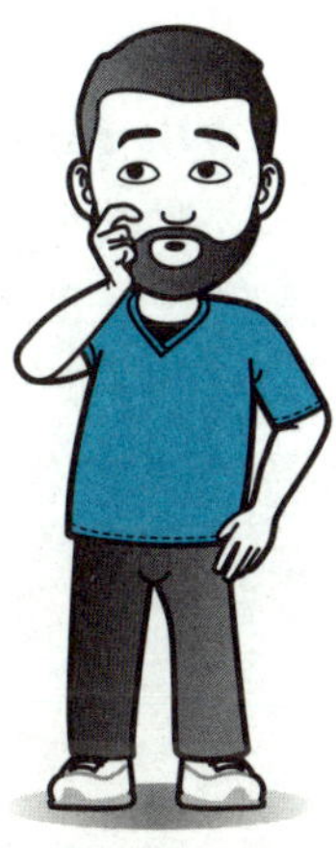

HUNDEMÜDE – ABER EINSCHLAFEN?

In den ersten drei Monaten schlafen Babys durchschnittlich 16 bis 18 Stunden. Yeah! Aber leider liest sich das besser, als es ist – denn ihr seliges Schlummern verteilen die Säuglinge auf viele kleine Häppchen. Einen eigenen Schlafrhythmus finden Babys meist erst im Alter von etwa vier Monaten. Je älter das Baby wird, desto intensiver werden die Wachphasen und es gewöhnt sich mehr an Tag und Nacht. Im Alter von drei Monaten haben rund 70 Prozent aller Babys bereits mehr als fünf Stunden durchgeschlafen. Wahnsinn! Wie machen diese Eltern das nur?
Fakt ist: Diese Zahl täuscht. Einige Kinder schlafen nur einmal so lange, viele können es auch noch gar nicht. Generelle Faustregel: Im ersten Lebensjahr ändert sich der Schlafrhythmus etwa alle drei Monate grundlegend, aus kleinen Murmeltieren können plötzlich Nachteulen werden und umgekehrt. Kann. Muss nicht. Neue Fähigkeiten wie Greifen sind so aufregend, dass sie Babys manchmal buchstäblich den Schlaf rauben. Auch äußere Veränderungen, etwa ein Umzug oder ein Urlaub, können zu schlaflosen Nächten und Tagen führen, genau wie Bauchweh oder eine verstopfte Nase. Erwarten Eltern zu viel von sich und ihrem Baby, werden sie nervös. Diese Nervosität spürt das Baby und es wird unruhiger. Daraus kann sich dann ein übler Kreislauf entwickeln.

Fragerunde

Wie funktioniert denn das Schlafenlernen?

Selbst in den Schlaf zu finden funktioniert leider weniger instinktiv, als wir es uns wünschen. Einige Kinder brauchen viel Unterstützung.
Was geschieht überhaupt im menschlichen Körper, wenn er die Schwelle zwischen Wachsein und Schlaf überschreitet? Dieser komplexe Prozess

wird durch Hormone und Botenstoffe beeinflusst. Eine wichtige Rolle spielt dabei der Botenstoff Adenosin: Er wirkt wie ein Treibstoffanzeiger des Körpers – voll, leer, auf Reserve. Sprich: Verbraucht eine Körperzelle Energie, sendet sie den Botenstoff ans Gehirn. Das sammelt die Informationen und signalisiert dem Körper irgendwann: Die Akkus müssen geladen werden. Alles runterfahren. Müdigkeit ist also so etwas wie eine Warnmeldung, damit der Energiesparmodus angeschaltet wird.

Doch auch wenn der Körper müde ist, gelingt das Schlafen nicht immer. Wer Sorgen hat oder aufgewühlt ist, findet oft keine Ruhe. Bei Babys, für die die ganze Welt noch so neu und aufregend ist, ist das gar nicht sehr viel anders. Die vielen Eindrücke müssen erst einmal verarbeitet werden. Das Kleine merkt zwar, dass die Augen schwer werden und alles anstrengend wird – aber es kann die Müdigkeit nicht bewusst einordnen. Der Schlaf überrascht Neugeborene einfach.

Je älter das Baby wird, kann es vielleicht die Ermüdung nicht zulassen. Es braucht vor allem auch eine sichere und bequeme Umgebung, um angemessen auf die Warnmeldung des Körpers reagieren zu können. Babys checken dabei unbewusst erst einmal die Lage und folgen einem Urinstinkt, der für unsere Steinzeitvorfahren lebenswichtig sein konnte: Droht Gefahr? Bin ich sicher? Genau deswegen suchen viele die Nähe von Mama und Papa. Damit Babys gut schlafen, müssen viele Faktoren passen.

Woran erkenne ich Müdigkeit?

Babys zeigen, wenn ihr Energielevel sinkt: Sie werden ruhiger, reiben sich die Augen, bekommen einen glasigen Blick und gähnen. Je intensiver Mama und Papa ihr Kind beobachten, desto besser fallen ihnen die Zeichen auf. Und desto besser können sie zeitnah reagieren. Denn wer den »toten Punkt« verpasst, ist oft überdreht und aufgekratzt und dann wird die Sache mit dem Einschlafen umso schwieriger. Das ist bei Kleinkindern – und auch bei Großen – ähnlich!

Wie helfe ich beim Einschlafen?

Mit festen Ritualen, einer ruhigen Schlafumgebung und dem Gefühl der Geborgenheit funktioniert das Einschlafenlernen am besten. Kinder müssen das Loslassen des Tages lernen und dagegen wehren sich einige. Und weinen. Mütter und Väter haben dann oft das dringende Gefühl, handeln zu müssen. Und sie zünden ein Feuerwerk: schaukeln das Kind im Arm herum, fahren mit dem Auto, summen stundenlang Lieder oder verbringen die Nacht hüpfend auf dem Gymnastikball. Mit Erfolg: Das Schreien hört auf und es herrscht Stille. Aber das Baby hat nicht selbst gelernt, zur Ruhe zu kommen. Es reagiert auf den Impuls von außen und lernt: Wenn ich müde bin, dann müssen meine Eltern kommen, mit mir was machen und alle sind sehr gestresst. Solche Methoden sollten der Joker sein und nur in Ausnahmefällen benutzt werden. Dann hast du immer noch was in der Hand, wenn die anderen Rituale nicht greifen oder wenn du als Elternteil heute nicht die Kraft hast, dein Kind adäquat beim Runterkommen vom Tag zu begleiten.

ERSTE EINSCHLAFRITUALE

Von Anfang an könnt ihr ein Abendritual einführen. Erst ein Bad, dann eine kleine Massage. Wenn die Zähne da sind, werden sie geputzt, es gibt den Nachtbody mit Schlafsack oder den Schlafanzug. Ihr guckt noch ein Buch an, singt ein Einschlaflied und dann wird gemeinsam das Licht ausgeschaltet oder das Nachtlicht eingeschaltet: Gute Nacht. Der Tag ist nun zu Ende!

Ungefähr ab dem dritten Lebensmonat kann ein Baby – abhängig von der individuellen Entwicklung – selbstständig in den Schlaf finden. Was ihm dabei hilft? Feste Rituale. Denn diese wiederkehrenden festen Muster geben Halt und Struktur. Ein Abendritual signalisiert dem Baby: Nun kommt die Ruhezeit. Vielleicht gibt es ein Bad zum Abend, dann wird ein Buch gemeinsam angeguckt und ein Schlaflied gesungen. Es muss kein großes Programm sein, sondern alles erfolgt jetzt im gedämpften Modus. Es wird dunkel und ruhig – und langweilig. Wer einschläft, verpasst gar nichts.

Einschlafbegleitung muss nicht heißen, nun noch Impulse zu geben, sondern ruhig dabei zu sein. Alle unnötigen Aktivitäten sollten in der Nacht tabu sein. Einige Kinder brauchen beim Einschlafen noch engen Körperkontakt. Was fast alle beruhigt: der Klang von Mamas oder Papas Stimme. Oder ihres Atmens. Eine warme Hand auf dem Bauch. Ideal ist, wenn das Kleine lernt, selbst in den Schlaf zu finden, vielleicht erzählt sich das Baby selbst etwas, nuckelt am Schnuller oder betrachtet ein kleines Nachtlicht?

Der Elternteil im Raum ist dann zwar da, aber für das Einschlafen nicht wichtig. Weinen Kinder beim Einschlafen, ist das für die Eltern schwierig. Sie haben das Gefühl, sie müssten handeln. Dabei muss ein weinendes Baby nicht immer sofort hochgenommen werden – die Hand auf dem Bauch reicht oft. Das Spüren, dass man nicht allein ist, reicht in den meisten Fällen völlig aus. Wichtig ist das genaue Hinhören: Ist es ein selbstwirksames Wimmern, mit dem sich das Kind selbst etwas erzählt, den Tag verarbeitet? Das kennen wir Großen beim Einschlafen auch. Oder aber schreit das Baby, weint vor Kummer und möchte Trost, Nahrung oder Nähe? Dann braucht es das – aber möglichst ohne allzu viel Programm. Der Grat zwischen zu viel machen, aber gerade so viel wie nötig, ist schmal und hängt von vielen Faktoren ab. Auch er muss natürlich erst erlernt werden – vom Baby und von den Eltern. Man lernt sich kennen und lernt auch die Bedürfnisse langsam kennen: die des Babys und seine eigenen.

»Ich bin bei dir, du wirst müde – das ist nicht schlimm und ich bin bei dir und vertraue dir, dass du selbst einschlafen kannst.« Worte, die das Baby vielleicht noch nicht genau versteht – aber es spürt die elterliche Zuversicht. Genauso wie es eine negative Haltung spürt. Wer sein Kind als Terrorzwerg oder Busenjunkie bezeichnet oder glaubt, es wolle mit dem ständigen Wachsein die Eltern ärgern, braucht Unterstützung von außen. Egal, was die Umgebung sagt und welche Mythen und »guten Ratschläge« an Eltern herangetragen werden: Babys haben noch keine Pläne und machen so etwas nicht absichtlich. Gemeinsam aber können übermüdete Eltern und Kinder in einen Kreislauf kommen, den es dringend zu unterbrechen gilt. Wo genau liegt das Problem? Was kann geändert werden?

Muss ich beim Einschlafen dabei sein?

Ein Kind in den Schlaf zu begleiten, bedeutet, dass die Eltern so lange an seinem Bett sitzen oder neben ihm liegen, bis es eingeschlafen ist. In den ersten Lebensmonaten werden heute viele Babys in den Schlaf gestillt. An dieses Einschlafstillen – oder das Abendfläschchen bei Flaschenkindern – schließt sich die Einschlafbegleitung an, also das Dabeisein, wenn das Kind ohne Fläschchen und ohne mütterliche Brust einschlummert. (Eine Studie der Zeitschrift »Eltern« zeigt: 43 Prozent der Babys und Kleinkinder bis zu 18 Monaten brauchen maximal zehn Minuten, um zur Ruhe zu kommen, ein Drittel elf bis zwanzig Minuten.) In den ersten Lebensmonaten wird der Säugling tatsächlich oft beim Stillen einschlafen – der Rhythmus muss ja noch gefunden werden. Erst etwa ab dem dritten Lebensmonat kann ein Baby – abhängig von der individuellen Entwicklung – in den Schlaf finden. Idealerweise mit der Hilfe der Eltern. Wichtig: Ihr könnt das Kind dabei streicheln, sein Händchen halten, leise mit ihm spre-

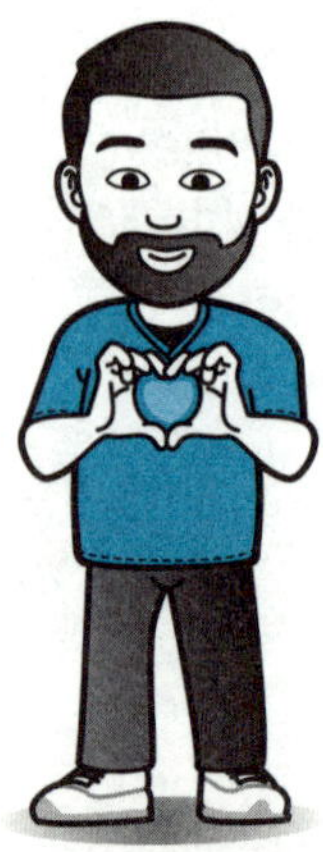

chen. Kleiner Tipp: Haltet den Raum dunkel und schaut eurem Baby in der Einschlafphase möglichst selten direkt ins Gesicht. Warum? Gerade bei sehr kleinen Säuglingen signalisiert der direkte Blickkontakt: Hey, ich will etwas von dir, reagier doch! Genau das willst du aber gar nicht.

Wie kann ein Kind lernen, von allein wieder einzuschlafen?

Fast jeder Mensch wird in der Nacht wach. Wir haben gelernt, uns umzudrehen und weiterzuschlafen. Das war ein Lernprozess. Viele können es als Erwachsene immer noch nicht. Warum also erwarten alle immer, dass Babys das sofort und ohne Probleme können? Einschlafen ist Stress für Babys – es darf das nicht mögen und auch seinen Unmut darüber bekunden. Aber Eltern sollten es dabei unterstützen, auch diese unangenehmen Gefühle auszuhalten. Es schläfrig ins Bett legen und es dabei begleiten, allein in den Schlaf zu finden, also Ruhe vermitteln, einfach da sein.

Also: Bevor ich erwarte, dass mein Kind nachts durchschlafen kann, muss es erst wissen, wie es mit Müdigkeit umgehen und einschlafen kann. Wenn ein Kind das kann, findet es auch in der Nacht, wenn es aufwacht, eher allein zur Ruhe. Es ist wichtig, Schlafbedürfnisse zu erkennen und auf die Signale der Kinder zu achten. Zeigt den Kindern, dass sie geschützt sind und mit einem sicheren Gefühl der Verbundenheit in die Nacht gehen können. Wenn es so gar nicht klappt und ihr nicht weiterwisst, sucht euch Unterstützung.

Hilfe, mein Kind ist 2 ½ Jahre und wacht nachts immer noch ständig auf! Ist das auch noch normal?

So individuell wie unsere Kinder sind, so ist auch das Lernverhalten beim Thema Schlaf. Wichtig ist immer, sich anzuschauen, was wir vom Kind erwarten und was es schon kann. Braucht es die Nähe der Eltern?

Ist es noch sinnvoll, bei dem älteren Kind ein Familienbett anzuschaffen? Oder einen Schlafplatz im Elternzimmer einzurichten? Vielleicht auch nur für den Fall, wenn das Kind nachts in seinem Zimmer wach wird und bei den Eltern sein möchte.
Hat das Kind gewisse Verknüpfungen mit dem Schlaf, die es vielleicht gar nicht mehr braucht? Etwas, das ihr in der Not eingeführt habt, und jetzt wird es immer eingefordert? Zum Beispiel: Muss das 2 ½-jährige Kind immer noch auf dem Gymnastikball einschlafen? Oder können wir liebevoll und kindgerecht eine neue Schlafgewohnheit einführen, die für alle entspannter ist? Vielleicht die nächsten Nächte erstmal die Bewegung auf dem Gymnastikball immer weiter reduzieren, bis er sich gar nicht mehr bewegt. Gleichzeitig eine Spieluhr und ein Schnuffeltuch einführen. So hat das Kind dann die Möglichkeit, wenn ihr ein Schlafritual langsam reduziert, die Alternative zu benutzen. Wenn die Schlafrituale für die Familie kein Problem sind, dann muss auch nichts geändert werden. Ziel ist es aber, dass die Ein- und Durchschlafsituation für alle irgendwann besser wird, die Bedürfnisse aller berücksichtigt werden und ihr euch auf einen guten Kompromiss einigen könnt.

Was ist mit dem Mittagsschlaf?

Ein weiterer großer Sprung in der Schlafentwicklung ist das Wegbleiben des Mittagsschlafs. Da hat man sich gerade so schön daran gewöhnt, dass man mittags mal Zeit hat für sich oder für andere Tätigkeiten, und dann entscheidet sich Junior, einfach wach zu bleiben.
Wichtig ist, zu erkennen, ob es nur eine Phase ist und dein Kind einfach nicht schlafen will, vielleicht um nichts zu verpassen oder weil es länger morgens gepennt hat. Ist euer Kind nachmittags total durch und merkt ihr einfach, dass es den Mittagsschlaf doch noch braucht, dann solltet ihr die Energie investieren und eure Tochter oder euren Sohn wieder an den Mittagsschlaf gewöhnen.

Schlafbedürfnis ist etwas sehr Individuelles: Der eine braucht noch lange seinen Mittagsschlaf und andere machen bereits nach einigen Monaten keinen Mittagsschlaf mehr. Beides ist in Ordnung, wenn es dem Bedarf des Kindes entspricht.

KUMMER MIT DEM SCHLUMMER

Kaum eine Frage wird so oft gestellt und nervt so wie: »Schläft es schon durch?« Die einzig richtige Antwort lautet: »Was genau verstehst du unter Durchschlafen?« Viele Kinder wachen zwar in der Nacht auf, schlafen aber rasch wieder ein. Klar, denn Schlaf ist nicht aus einem Guss, Traumschlaf (REM-Schlaf), Halbschlaf und Tiefschlaf wechseln sich ab – und dazwischen werden wir kurz wach.
Erwachsene drehen sich meist einfach um, einige trinken kurz einen Schluck Wasser. Und dann wird weitergeschlafen. Doch je jünger ein Kind ist, desto kürzer sind seine Zyklen und desto schwerer fällt es ihm, sie miteinander zu verbinden. Deshalb ist es auch keine Schlafstörung, wenn ein Baby nachts alle paar Stunden oder sogar häufiger wach wird. Sondern die natürlichste Sache der Welt. Vor allem aber: Anders als die motorische Entwicklung, das Wachstum oder das Sprechenlernen ist der Weg in den Nachtschlaf eben nicht selbstverständlich.

Trotzdem hält sich der Mythos, dass Babys schon im ersten Lebensjahr durchschlafen müssten. Hebammen und Kinderärzte betonen oft, dass Säuglinge spätestens mit sechs Monaten zehn Stunden ohne Mahlzeit auskämen und so durchschlafen könnten. Aber viele Kinder haben nun einmal ein unterschiedliches Sättigungsgefühl – und nicht alle Kinder wachen auf, weil sie Hunger haben. Oft wachen sie auf, weil sie den Wunsch nach Nähe verspüren, schlecht geträumt haben oder weil sie einfach nach einer Schlafphase den Übergang zu nächsten nicht finden.

WISSENSWERTES ZUM THEMA DURCHSCHLAFEN

» Die meisten Kinder wachen nachts auf. Etwa ein Viertel mehr als dreimal.
» Schlafmuster ändern sich in der Entwicklung, oft wird das Durchschlafen in der Fremdelphase (ab dem achten Monat) komplizierter.
» In den ersten drei Lebensjahren ist das eigenständige Durchschlafen eher die Ausnahme.
» Durchschlafen hängt weder an der Entwicklung noch an der Ernährung. Extra sättigender Brei oder ein zusätzliches Fläschchen vor dem Schlafengehen sind nicht nötig.

Die Krux ist: Wer noch nicht selbst einschlafen kann, sondern Hilfe dabei braucht, kann auch nicht durchschlafen. Nur sehr wenige Kinder finden im ersten Lebensjahr wirklich sofort wieder selbstständig in den Schlaf, nachdem sie aufgewacht sind. Einigen gelingt es leichter – andere aber werden richtig wach und so finden auch ihre Eltern keinen Schlaf. Genauso wie die Entwicklung eurer Kinder in den ersten Monaten rasant ist und immer etwas Neues dazukommt, so ist auch der Schlaf mal mehr und mal weniger unruhig. Ich sage Eltern, die Kinder haben, die gerade super schlafen: »Freuen Sie sich. Genießen Sie es. Es kann schnell wieder anders sein.«
Babyschlaf ändert sich im ersten Lebensjahr immer wieder. Das ist beruhigend – aber auch anstrengend. Der erste Schnupfen, Zähne, eine neue Umgebung, neue Fähigkeiten – das alles und vieles mehr beeinflusst den Schlaf. Dass ein Kind ab und an wieder schlechter schläft, ist verständlich.

EIN SCHLAFPROTOKOLL KANN HELFEN

Schläft euer Baby wirklich schlecht oder zu wenig? Genaue Notizen helfen bei der Suche nach der Ursache des Problems. Doch was gehört in ein Schlafprotokoll? Natürlich die Zubettgeh- und Aufwachzeiten. Wichtig ist aber auch, die Tagesaktivitäten festzuhalten. Wie regelmäßig ist der Tagesablauf? Hat das Kind Stress oder sehr viel Neues erlebt? Welche Nächte liefen gut? Welche schlecht? Vorlagen dazu findet ihr im Internet: Stichwort »Schlafprotokoll«.

Fragerunde

Ich glaube, mein Kind ist ein Schreibaby. Es schläft gefühlt nie.

Manche Kinder haben es schwerer mit sich selbst als andere, vor allem mit ihrer Selbstregulation – und sie stellen ihre Eltern vor besonders große Herausforderungen. Denn genau darum geht es beim Einschlafen und Durchschlafen: zu lernen, selbstständig Reize zu verarbeiten. Kann ein Kind das noch nicht, sind Mama und Papa als Helfer gefragt. Erst dann wenn ein Säugling mehr als drei Stunden am Tag, an mehr als drei Tagen pro Woche und über mehr als drei Wochen hintereinander schreit, nennen Fachleute ihn ein »Schreibaby«. Das kann allerdings nur ein grober Anhaltspunkt sein, denn es zählt letztlich der Leidensdruck in der Familie.

Nicht über jeden Aspekt sind sich Säuglingsforschende und Ärztinnen einig, zum Beispiel nicht bei der Frage, ob es heute mehr solche Kinder gibt als früher. Aber alle bestätigen: Schreibabys leiden unter einer »Regulierungsstörung«. Das heißt: Sie sind extrem sensibel und dadurch leichter überreizt als andere Babys. Ähnlich wie ein Erwachsener, der nach einem spannenden Krimi nicht schlafen kann – allerdings mit einem großen Unterschied: Für einen überempfindlichen Säugling kann schon der gut gemeinte bunte, quietschende Spielebogen zu viel sein! Als Erwachsene unterschätzen wir solche vermeintlichen Kleinigkeiten!

Und wenn das Kind schon beim Einschlafen weint?

Dann sollte es nicht allein sein. Manchmal hilft ein neues Einschlafritual. Aber bitte nicht ständig wechseln, sondern das dann für eine Weile konsequent einhalten – ich empfehle einen Zeitraum von drei Wochen. Dabei unbedingt Notizen machen. Gerade wenn das Einschlafen oft als problematisch empfunden wird, ist ein Schlafprotokoll sehr wichtig, in dem ihr jeden Tag alle Zeiten und Besonderheiten notiert. Manchmal täuscht die Erinnerung: Man erinnert sich eher an die Nächte, in denen der Weg schwierig war, als an die, in denen alles rund lief. Gute Nächte »schwarz auf weiß« zu sehen, gibt Kraft und Durchhaltevermögen.

Ich möchte meinem Kind unbedingt helfen, aber egal, was wir Eltern tun – das Kind kommt nicht zur Ruhe.

Eltern fühlen sich für alles zuständig, und wenn das Kleine quengelt, heben sie das halbwache Baby hoch – oder fangen an, es zu schaukeln, zu singen oder ein anderes bewährtes Schlafmittel einzusetzen. Das Problem: Das müde Kind wird viel zu viel angeregt und nun erst recht wach. Oder die Eltern reagieren zu spät, sodass aus einem anfänglichen leichten Wimmern ein heftiges Schreien wird. Halbwache Kinder sollten lieber sanft mit ruhiger Stimme beruhigt werden. »Alles ist gut, wir sind ja bei dir.« Leises Summen oder die Hand auf dem Bauch zeigen dem Baby: Wir sind da. Oft hilft eine geöffnete Tür, damit es die Eltern im Schlaf hört, wenn es selbst schläft und die Großen noch wach und in einem anderen Raum sind. Wichtig ist, dass die Eltern rasch reagieren, wenn das Kind sich meldet. Sonst wird aus einem kleinen Blubbern ein explodierender Schnellkochtopf. Seid für euer Kind da – aber nur ruhig an seiner Seite. Schlafenlernen muss es selbst.

Ab wann spricht man von einer Schlafstörung? Helfen Schlaftrainings?

Wenn ein Baby nicht in den Tiefschlaf kommt, bezeichne ich das als Schlafstörung. Eltern berichten häufig, dass ihr Kind sehr lange zum Einschlafen braucht und dann nach kurzer Zeit wieder aufwacht, oft schon nach zwanzig Minuten. Das kann als kleiner Säugling normal sein, weil es in dem Alter ungefähr einem Schlafzyklus entspricht. Beim Einjährigen kann das Aufwachen alle 20 Minuten ein Hinweis auf eine Schlafstörung sein, dem nachgegangen werden sollte. Das gilt auch, wenn es durch Geräusche oder die kleinsten Bewegungen der Eltern sofort aufschreckt.

Eltern greifen aus purer Verzweiflung zu Schlaftrainings, weil sie nicht mehr weiterwissen. Für mich sind solche Programme sehr problematisch, weil sich das Kind und häufig auch die Eltern dabei in großer emotionaler Not erleben. Das Baby wird wiederholt allein gelassen. Das verzweifelte Gefühl, das es beim Alleinlassen erlebt, ist für das Kind existenziell überwältigend – egal, ob es zwei Minuten dauert oder 20 Minuten.

Viele dieser Programme versprechen Wunder, aber es geht um Zucht und Disziplin statt um Nähe, Bindung und Feinfühligkeit. Babys können nicht verstehen, warum die Menschen, auf die sie sich doch verlassen, so unberechenbar auf ihre Bedürfnisse reagieren. Außerdem haben Kinder noch bis ins dritte Lebensjahr hinein keine Vorstellung von Zeit – deshalb ist es auch nicht tröstlich, wenn ein Erwachsener in festgelegten Abständen nach ihnen sieht, dann aber wieder aus dem Zimmer geht. Wer so schlafen lernen soll, fühlt sich immer allein gelassen!

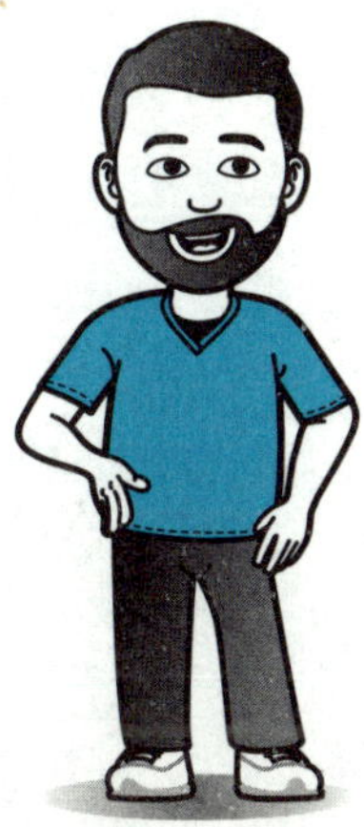

Wenn Kinder, ob bewusst oder in einer Situation des Mangels, darauf konditioniert werden, dass ihr Schreien nichts bewirkt, dann geben sie es auf. Das sogenannte »kontrollierte Schreien« ist Teil der meisten Schlaflernprogramme. Das Baby weint, ein Elternteil geht kurz zu ihm, streichelt es, hebt es aber nicht aus dem Bett – und lässt das Kind wieder allein. Aus der Hirnforschung weiß man, was dabei passiert: Wenn das Baby allein gelassen wird, springt die Amygdala, der Gefahrendetektor im Hirn, an und das Stresshormon Cortisol wird produziert. Bekommt das Baby Trost, sinkt der Cortisolpegel wieder – verantwortlich ist der für Selbstregulation zuständige Vagusnerv im Gehirnstamm. Passiert das aber nicht, wird das kindliche Gehirn von Stresshormonen überschwemmt, die auf Dauer seine empfindlichen Strukturen schädigen können. Langzeitschäden wie Angststörungen und Suchterkrankungen im Erwachsenenalter können eine Folge davon sein. Babys lernen nicht – sie geben auf!

NACHTSCHRECK UND ANDERE STÖRUNGEN

Wenn der Schlaf dann endlich klappt und auch mehr oder weniger durchgeschlafen wird, klopft bei manchen Familien schon die nächste Herausforderung an die Schlafzimmertür. Plötzliches Schreien und Weinen aus dem Kinderzimmer führen zu halben Herzinfarkten bei den Eltern. Gründe gibt es verschiedene. Wir Mediziner fassen diese ganzen Störungen unter dem Begriff Parasomnien zusammen. Dazu gehören der Pavor Nocturnus, auch Nachtschreck genannt, das Schlafwandeln und die Albträume.

ACHTUNG

Damit sich »nachtaktive« Kinder nicht verletzen, müsst ihr unbedingt darauf achten, dass alle Fenster, Türen und Treppen gesichert sind.

»Schlafwandeln« ist meist harmlos – obwohl das Kind schläft, steht es auf, läuft durch die Wohnung und wirkt wach. Es kann sich am nächsten Tag nicht mehr an die nächtlichen Wanderungen erinnern. Fragt mal eure Eltern, wie das bei euch war: Es wird vermutet, dass die Veranlagung zum Schlafwandeln genetisch bedingt ist. Auch Stress, Lärm oder Krankheit kann zur nächtlichen Unruhe führen. Wenn ihr merkt, dass euer Nachwuchs schlummernd auf Wanderung ist, solltet ihr ihn sanft in sein Bett zurückführen – wichtig: nicht wecken, das verstört das Kind! Bis zur Pubertät verliert sich die Neigung zum Schlafwandeln fast immer. Sind solche nächtlichen Wanderungen allerdings sehr regelmäßig zu beobachten, in der Kinderarztpraxis abklären lassen, ob nicht doch etwas anderes dahinterstecken kann.
Schätzungen gehen davon aus, dass etwa fünf Prozent aller Kinder zwischen zwei und sechs Jahren durch den **Nachtschreck** aus dem Schlaf gerissen werden – Jungen häufiger als Mädchen. Typischerweise im ersten Drittel der Nacht. Bei diesen »Attacken« fahren Kinder plötzlich aus dem Schlaf hoch, schreien laut und scheinbar in höchster Not, schlagen um sich und scheinen nicht mehr sie selbst zu sein. Sie reagieren nicht auf Ansprache und auch nicht auf Berührungen. Von einem auf den nächsten Moment ist dann der Schreck vorbei, das Kind wird gar nicht richtig wach, seufzt, kuschelt sich ein und schläft, als sei nichts geschehen. Am Morgen kann es sich dann an nichts erinnern. Das ist für alle eine beängstigende Erfahrung – für die Kinder nur in dem Augenblick selbst, dann vergessen sie den Schreck. Für Eltern ist das ein wenig anders: Der Anblick ihres Kindes, das wild um sich schlägt, das sich kaum beruhigen lässt, und das eigene Gefühl der Hilflosigkeit bleiben. Vor allem auch die Frage: Passiert das noch einmal? Viele Kinder haben tatsächlich nur ein bis zwei Mal einen Nachtschreck, andere leider öfter. Gegen den

Nachtschreck lässt sich nicht viel ausrichten. Die beste Strategie ist: Ruhig bleiben. Versuch bitte keinesfalls, dein schreiendes Kind wachzurütteln! Leg es besser sanft wieder hin, wenn es sich etwas beruhigt hat. Der Nachtschreck lässt sich kaum beeinflussen und wird von einer Minute auf die andere aufhören. Auch wenn es euch Sorge bereitet, das Kind so verändert zu erleben: Das Einzige, was ihr tun könnt, ist ruhig in der Nähe bleiben, aufpassen, dass es sich nicht verletzen kann, und bei ihm sein. Achtet auf die Schlafhygiene und vermeidet unangenehme Schlafumgebungen.

Oft kommt der Ratschlag, dass man beim Kleinkind den Mittagsschlaf weglassen oder das Kind vorm Zubettgehen richtig auspowern soll, dann schlafe es tiefer und besser. Das ist aber ein Trugschluss: Da der Nachtschreck an die Tiefschlafphase gebunden ist, führt das Weglassen des Mittagsschlafs oder das starke Auspowern zu einer intensiveren Tiefschlafphase mit deutlich häufigerem Auftreten des Nachtschrecks. Das Gegenteil solltet ihr probieren: Schaut, ob kurze Schlafphasen tagsüber den Tiefschlafphasen-Druck rausnehmen und den Nachtschreck vertreiben.

Albträume äußern sich anders: Kinder wachen davon auf, reagieren auf Ansprache und können sich oft sehr genau an den Traum erinnern. Häufig sind sie sehr verstört und können schlecht wieder einschlafen. Wachsein und Träumen sind keine Gegensätze – gerade in den Übergangsphasen des Schlafs verschlingen sie sich. Im Schlaf wird Erlebtes verarbeitet, Gelerntes vertieft. Typischerweise treten Albträume eher in der zweiten Nachthälfte auf, denn dann findet die zweite REM-Phase statt, in der meist intensiv geträumt wird. Alle Menschen träumen – auch wenn sich nicht alle an die nächtlichen Bilder erinnern können. Auch Babys haben dieses nächt-

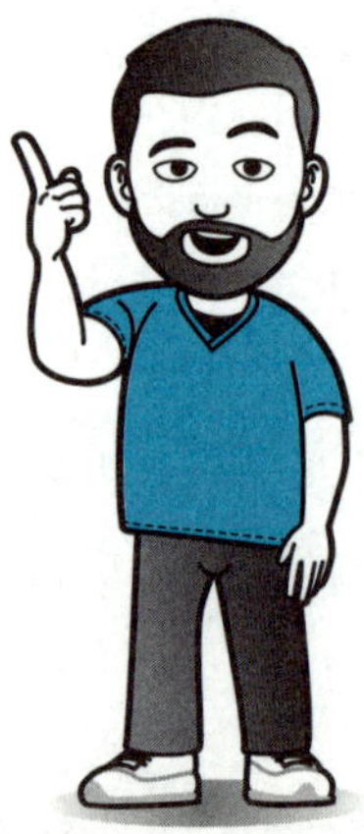

liche Programm – und einige haben bereits ab dem neunten Monat Träume, die sie verstören. Auch wir Erwachsenen kennen die Wirkung von schlechten Träumen: Ist das gerade Gesehene wirklich passiert? Die unschönen Bilder und Gefühle haben sich doch so echt angefühlt! Und das Grauen wirkt manchmal noch eine Weile nach. Der Unterschied zum Nachtschreck: Ein Kind kann sich oft noch sehr gut an den Albtraum erinnern und findet dann nur sehr schwer wieder in den Schlaf. Ab wann besteht Grund zur Sorge? Da Träume – auch die unschönen – uns unser Leben lang begleiten, gehören sie eben einfach dazu. Das sagt sich leicht. Aber manchmal sind ständige schlechte Nächte ein Warnzeichen: Sie könnten vielleicht ein Hinweis sein, dass ein Kind ein sehr negatives Erlebnis hatte, das es nicht verarbeiten kann. Ich empfehle den Besuch einer Kinderärztin oder eines Kinderarztes ...

» ... wenn das Kind nachts besonders aggressiv ist, wiederholt sich selbst oder andere verletzt,
» ... wenn ein solches Ereignis über einen längeren Zeitraum fast jede Nacht auftritt,
» ... wenn das Kind tagsüber besonders müde und schläfrig ist,
» ... wenn das Kind oder andere Familienmitglieder stark beeinträchtigt werden.

Auch wenn es für Eltern beängstigend ist, dass ihr Kind so verstört ist oder so anders wirkt: Diese sogenannten »Aufwachstörungen« sind meist harmlos. Sie treten oft auf, wenn Kinder gerade viele Eindrücke verarbeiten oder neue Dinge in ihrem Leben passieren. In der Regel treten die verschiedenen Aufwachstörungen bevorzugt in einer bestimmten Altersphase auf und verschwinden nach einiger Zeit von selbst wieder. Sie können sich verstärken, wenn Kinder Fieber haben, übermüdet sind oder gerade besonderen Belastungen oder Stress ausgesetzt sind. Bei Albträumen können Eltern aktiv etwas tun: Kann das Kind schon ein wenig besser sprechen, kann es vom Traum erzählen. Manche Träume wirken ja auch auf uns Große beklemmend real und genau das sind sie für die Kleinsten auch. Was Mama und Papa tun können: Die Angst ernst nehmen, das Kind liebevoll trösten und es wieder in den Schlaf begleiten.

Wenn die Nerven blank liegen und einfach der Schlaf fehlt. Was hilft im Notfall?

Es gibt Tage, nach bestimmten Nächten, da liegen die Nerven einfach nur noch blank. Der Rat nach Entlastung nützt wenig, denn die gibt es gerade oft nicht. Aber was tun, wenn das Baby eben nicht mal ein paar Stunden zur Oma oder Tagesmutter kann? Alles, was hilft, irgendwie ein wenig Schlaf zu erbeuten, ist in so einer Situation erlaubt. Als Paar für wenige Tage Schichtdienst zu vereinbaren, damit wenigstens die Erwachsenen ihre Akkus ein wenig laden können, ist oft ein erster Schritt. Für das unruhige Kind sind dann, wenn die Not groß ist, alle SOS-Einschlafhilfen erlaubt: ein längerer Spaziergang an der frischen Luft, das Gefühl wogender Wellen, in dem das Kind in den Schlaf geschaukelt wird, eine sanfte Massage oder ein warmes Bad zur Nacht. Manche Babys brauchen mehr Ruhe, anderen helfen leise Geräusche (weißes Rauschen auf einem Youtube-Endlosschleife-Video suchen – ***ohne*** *Werbung, sonst ist das plötzliche Wachwerden in der Werbepause vorprogrammiert) oder vielleicht auch ein Nachtlicht. Gut ist, was gerade jetzt Ruhe verschafft.*

Aber: Notfall-Schlafmaßnahmen sind wie Pflaster. Sie helfen in der Not, sind aber nicht für den Dauergebrauch. Das Baby bis zum Schlummern im Auto fahren – das geht natürlich nicht in jeder Nacht. Wichtig ist es, den Kreislauf aus Verzweiflung und Schlaflosigkeit zu durchbrechen. Was sind die Ursachen für den schlechten Schlaf? Wie kann das

Kleine langfristig selbstständig ohne Unterstützung in den Schlaf finden? Das zu erkennen braucht seine Zeit, ist nicht leicht und gelingt oft nicht allein, wenn sich Muster eingeschlichen haben. Unterstützung vor Ort können oft Kinderärzte oder Hebammen vermitteln.
Es dauert, aber langfristig findet jedes Kind und damit auch jede Familie ihren Weg zu ruhigem Schlaf. Absolute Harmonie und ein stets schlummerndes Kind – das gibt es nicht. Es wird auch nicht eines Nachts alles perfekt. Aber es wird besser.

SCHLAFHYGIENE – FÜR EINEN GESUNDEN SCHLAF

Wenn du die folgenden Punkte beachtest, förderst du den Schlaf deines Kindes:

» Angenehme Schlaftemperatur
» Kein Lärm
» Zubettgeh-Rituale
» Immer zur gleichen Zeit ins Bett gehen
» 1½ Stunden vor dem Zubettgehen kein TV, Tablet, Handy
» Zimmer abdunkeln, um die natürliche Ausschüttung des Schlafhormons Melatonin anzukurbeln
» Bei Bedarf ein kleines Nachtlicht (am besten mit Sensor, damit es dunkel ist, das Kind aber das Licht durch Bewegung steuern kann)

PORENTIEF REIN – FEINE PFLEGE

» Satt und sauber – hey, Pflege ist so viel mehr als nur die Reinigung. Jede Berührung tut dem Kind gut und stärkt die Bindung. Jetzt geht es um mehr als um Wellness – auch um Windelausschlag und Würgereiz. Wie funktioniert denn das mit dem Wickeln und dem Waschen? Was tun, wenn die Kinderhaut gar nicht zart, sondern gereizt und pickelig ist? Welche Dinge sind bei Augen- und Zahnpflege zu beachten? Ich verrate euch etwas: Kinder haben keine Waschanleitung, aber manchmal Stinkefüßchen!

MEHR ALS NUR WICKELN & WASCHEN

Nicht nur sauber, sondern rein? Natürlich geht es jetzt nicht darum, dass der Nachwuchs gereinigt wird. Wenn ich persönlich an manche Situationen mit meinen Kids denke ... uff. Bei der Wäsche ist das viel einfacher als beim Nachwuchs, nicht nur, weil es Waschmaschinen gibt – es gibt da auch diese praktischen Zettel an den Kleidungsstücken. Kinder kommen ohne Anleitung. Sie zu wickeln, zu waschen, richtig anzuziehen und sich auch um Haut, Augen und Zähne zu kümmern – das kommt einigen vor wie die einsteinsche Relativitätstheorie. Allein die Unmenge an verschiedenen Pflegeprodukten, Windeln, Ölen und Kinderzubehör – Hilfe! Der Kids.Doc hat ein paar Tipps parat ...

BERÜHRUNGEN STÄRKEN DIE BINDUNG

Da dies ein kurzes Kapitel im Buch sein soll, will ich nur zwei Sachen ganz zum Anfang schreiben: Lasst euch nicht verunsichern und hört vor allem auf die Bedürfnisse eures Kindes. Jede Pflegeeinheit ist eine intensive Begegnung mit eurem Kind.
Unsere Haut umhüllt uns, ist unser Schutz und eins der wichtigsten Organe. Für Babys und Kinder ist sie total zentral: Sie brauchen Berührungen, möchten gestreichelt, gehalten und angefasst werden. Hautstimulation ist für eine gesunde Entwicklung wichtig. Berührung ist nonverbale Kommunikation in einer Sprache, die jeder Säugling versteht. Wir kommen durch das Anfassen und Spüren in eine enge Bindung – wenn ihr euer Baby wickelt, seinen Körper berührt, es wascht und umzieht, all das ist so viel mehr, als nur Körperausscheidungen und Schmutz zu entfernen. Es spiegelt auch euer Miteinander und prägt eure Bindung.

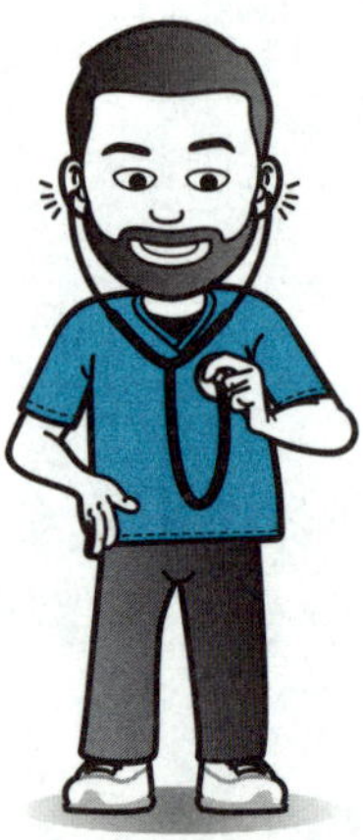

Wir Erwachsenen unterschätzen, wie unsere

Kraft auf so einen kleinen Körper wirkt. Beine rauf, runter, zack, zack, schnell weg mit der schmuddeligen Windel. Stell dir mal vor, du selbst würdest da so liegen und jemand deutlich Größeres und Stärkeres bewegt deinen Körper in großer Geschwindigkeit hin und her. Ein Säugling kann das als willkürliche Gewalt empfinden. Natürlich spielt das Alter des Kindes eine große Rolle – ein Einjähriger hat eine ganz andere Muskelspannung als ein Neugeborenes.

Wickeln und Waschen sollten für das Kleine etwas Angenehmes sein, Spaß machen. Der Anblick eines Mobiles, ein bestimmtes Lied, das man gemeinsam singt – all dies sind Rituale, die dazu beitragen, dass das Kind genau weiß, was jetzt passiert, wie lange es etwa dauert und dass es sich entspannen kann. Wichtig: Dabei immer mit dem Kind reden, reden, reden. Jeden einzelnen Schritt verbal begleiten, auch bei einem Neugeborenen. Dies führt nachweislich zur besseren Hirnentwicklung und besserem Spracherwerb (siehe Seite 197). Nur durch Wiederholung kommt es zum Erlernen von Sprache. Wenn das Kind genau weiß, welche Schritte folgen, macht es auch besser mit – es hebt die Beine hoch und »arbeitet« mit. Später kann es schon mithelfen, vielleicht etwas anreichen, und noch viel später sind ein abendliches Bad und der kuschelige Pyjama Teil eines gemütlichen Rituals, an das man sich später noch gern erinnert. So sollte es jedenfalls sein.

Fragerunde

Wie wickle ich denn das Kind am besten – und wie oft?

Unter das dem Arbeitsarm gegenüberliegende Bein greifen und an den Oberschenkel fassen, dabei aber nicht hochziehen, sondern in der Hüfte anwinkeln. Wir drehen das Kind achsensymmetrisch, das heißt, das ganze Kind wird zur Seite gedreht, nicht nur die Beine hin und her. Das wäre viel zu viel Krafteinwirkung auf die Wirbelsäule.

Die Windelgröße sollte passen, die Angaben auf der Packung sind nur Richtwerte, jedes Kind ist anders vom Körperbau – manche sind schmaler, manche sind breiter. Ausprobieren. Neugeborene haben noch eine sehr winzige Blase und benötigen oft bis zu zehn Windeln am Tag. Später ist ein Wechsel etwa fünf- bis sechsmal tagsüber und manchmal ein- bis zweimal in der Nacht nötig. Oft signalisieren Babys, dass sie sich unwohl fühlen. Moderne Wegwerfwindeln halten zwar viel aus, sollten aber trotzdem häufig gewechselt werden, weil die empfindliche Babyhaut sonst schnell gereizt ist.

Ich habe Würgereize, wenn ich Kacka sehe. Gibt es Tricks, damit ich meinen Sohn wickeln kann?

Das haben tatsächlich sehr viele. Einfach eine Nasenklemme benutzen, oft triggert der Geruch. Sich die Situation immer wieder vorstellen und jeden Schritt in Gedanken durchgehen, damit eine gewisse Gewöhnung entsteht. Das andere Elternteil soll Fotos von der vollen Windel machen. Die dann regelmäßig anschauen, bis das unwohle Gefühl vergeht. Abstumpfen ist das Schlüsselwort – sich vorstellen, es sei aus Gummi und gar nicht echt.

Mein Baby hat ständig Pusteln am Popo – was kann ich tun?

Der sogenannte Windelausschlag, auch Windeldermatitis genannt, entsteht, wenn die Haut feucht ist, dadurch aufquillt und gereizt ist. Deswegen ist es wichtig, das Kind nach dem Abwischen wirklich richtig zu trocknen. Vorsicht mit dem Fön – das kann zu Verbrennungen führen, es reicht, mit einem trockenen Tuch zu tupfen. Tabu sollten bei einem gereizten Po auch Öltücher sein – die stressen die offene Haut noch mehr. Wenn ein Kind zu Rötungen neigt, dann kann man eine pure Zinksalbe 10 Prozent anwenden, als Prophylaxe oder Behandlung der Rötung.

Manche schwören auf Heilwolle, weil diese die Feuchtigkeit etwas binden kann. (Bitte nicht, wenn die Pohaut offen ist!) Manchmal zeigt bei immer wiederkehrenden Rötungen im Windelbereich ein Wechsel der Marke Wunder. Man sollte das Kind gut abtrocknen und auf keinen Fall Puder nutzen. Der Puder wird matschig, wenn es feucht wird, und das führt erst recht zu Rötungen!

KLEINE HILFSMITTEL BEI WUNDEM POPO

Bei Rötungen im Windelbereich hat sich Schwarztee bewährt. Zwei bis drei Beutel handelsüblichen Tee morgens aufkochen und die Beutel drin lassen, sodass er richtig konzentriert ist. Gut abkühlen und dann diesen Tee über 24 Stunden immer beim Wickeln auf die roten Stellen tupfen! Dann noch die Zinksalbe drauf ... wirkt immer! Sollte es nicht besser werden oder wenn sich zusätzlich rote oder weiße Pickel bilden, die Ärztin draufschauen lassen. Könnte ein Pilz sein.

Wie wasche ich denn am besten? Brauche ich bestimmte Produkte?

Am besten sind Waschlappen und Wasser ohne Zusätze. Für unterwegs sind Feuchttücher okay, wenn die Haut intakt ist. Ohne Parfüm bitte, weil diese Stoffe die Haut zusätzlich austrocknen und reizen können.

Das Baden bietet sich gerade als Abendritual an. Solange das Kind es mag und die Haut nicht gereizt wird. Ansonsten wird das Baden von Säuglingen überbewertet: Einmal alle sieben bis zehn Tage reicht vollkommen, außer es gab einen Kacka-Unfall bis hoch zum Hals. Dann macht Baden Sinn. Auch wenn die Ohren unter Wasser waren, ist es nicht schlimm. Das Wasser läuft automatisch heraus. Achtet aber beim

Baden vor allem auf die richtigen Temperaturen. Die Umgebungstemperatur im Badezimmer sollte mindestens 23 Grad. haben. Vor allem kleine Säuglinge frieren sofort, wenn sie aus dem Wasser kommen. Das Badewasser sollte Körpertemperatur haben, also etwa 37 Grad. Wenn die Temperaturen stimmen, werden das Baden und das Anziehen auch zur Babywellness.

Mein Kind ist 18 Monate und braucht die Windel noch – aber das Wickeln ist schon immer ein Kampf.

Das Wickeln größerer Kinder kann manchmal ein Kampf sein, weil das Kind sich nicht wickeln lassen will ... jedenfalls nicht im Liegen. Statt einen Machtkampf draus zu machen, schau lieber, wie du es deinem Kind angenehmer machen kannst. Was genau stört? Gibt es Anreize, die es leichter machen, zum Beispiel ein lustiges Buch oder ein Mobile, auf das dann während des Wickelns der Fokus durch Fragen zum Mobile oder zum Buch gerichtet wird und so vom eigentlichen Wickeln ablenkt? »Ooh, welches Tier siehst du denn? Guck mal, wer ist am schnellsten?« Alternative für Profis (braucht etwas Übung): im Stehen wickeln. Am besten mit dem Kind einen Kompromiss eingehen: bei Pipi im Stehen, bei Kacka dann im Liegen.

Schutz vor Sonne und eisigen Temperaturen

Extreme Temperaturen sind eine Herausforderung für die zarte Babyhaut. Beim Sommerspaziergang solltet ihr euer Baby an den nackten Stellen mit Sonnencreme einreiben. Für Kinder unter zwei Jahren wird ein rein mineralischer Filter empfohlen, weil die chemischen Filter hormonähnlich wirken können. Etwas unangenehm an mineralischen Filtern ist, dass man oft ein Geisterbaby hat – weil das Gesicht so kalkweiß aussieht. Wichtig: Ihr könnt die mineralische Sonnencreme auf keinen Fall so auftragen, wie ihr es von anderen Cremes kennt: ein Klecks in die

Hand, in den Händen verreiben und dann auf den Körper des Kindes. Wenn ihr das so macht, verspreche ich euch, habt ihr geweißte Hände und ein schreiendes Kind: Die Creme ist so zäh, dass man eher die Haut des Kindes abzieht, als dass man sie richtig verteilen kann. Wirksamer Tipp: Viele, viele, kleine Cremekleckse auf der gesamten Haut verteilen – so lassen sich die kleineren Kleckse durch leichtes Reiben an der Stelle gut verteilen.

Später kann man auch chemische Filter benutzen. Achtet darauf, dass das Produkt keine Nanopartikel enthält und aktuell gute Testergebnisse hat. Sonnencreme muss regelmäßig neu aufgetragen werden: nicht nur nach dem Schwimmen, denn außer Wasser sorgt auch Schweiß dafür, dass der sonnenschützende Effekt abnimmt. Aber Vorsicht: Durch häufigeres Auftragen verlängere ich nicht die maximale Schutzdauer! Ein Sonnenbrand in Babytagen erhöht das Risiko enorm, später an Hautkrebs zu erkranken. Auch ein breitkrempiger Sonnenhut bietet sich an, zusätzlich zu qualitativ guter UV-Kleidung. Grundsätzlich schützen vor UV-Strahlung eher dunkle Klamotten. Vor Wärme eher helle Klamotten. Zurück zu Hause oder spätestens am Abend müsst ihr diese zumeist sehr fettige Creme natürlich wieder abwaschen. Wenn es tagsüber heiß war, ist ein kurzes Bad am Abend für das Baby sehr angenehm.

Sind im Winter Minusgrade, könnt ihr die empfindliche Gesichtshaut mit einer fetthaltigen Creme vor Kälte schützen. Bitte keine Lotion! Bei Lotionen ist der Wasseranteil zu hoch und kann bei den Minusgraden zu Hautreizungen führen. Vor dem Zubettgehen müsst ihr die Creme aber bitte wieder abwaschen, damit die Haut über Nacht gut atmen kann. Kleiner Tipp: Babys, die keine Hautprobleme haben, brauchen auch keine spezielle Hautpflege. Viel hilft viel, gilt hier nicht, denn die Haut regeneriert und pflegt sich normalerweise ganz ohne jede Hilfe.

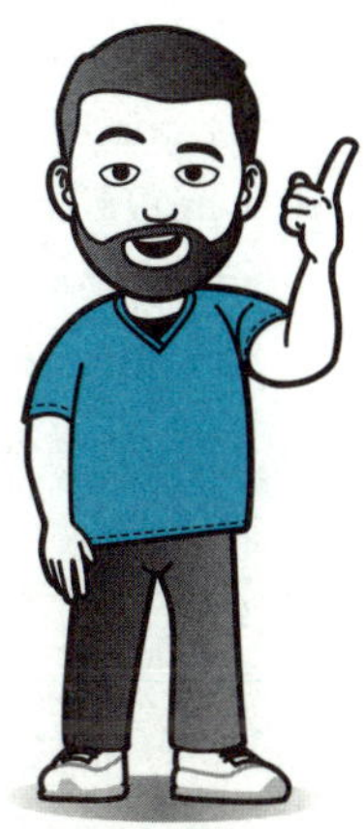

Hilfe, wie schneide ich meinem Kind die Fingernägel?

Gerade am Anfang sind die Nägel, egal ob an Händen oder Füßen, sehr weich und haben oft vorn »Spliss«. Die können sich richtig auffächern. Ist vollkommen normal und sie härten mit der Zeit aus. Jede Woche habe ich Säuglinge, bei denen aus Versehen die Fingerkuppe angeschnitten wurde. Rasch desinfizieren und beobachten. Bei tiefen Wunden unbedingt zum Arzt.

Aber wie ist es denn am einfachsten? Es bietet sich an, eine extra kleine Nagelschere zu benutzen. Ich persönlich bin kein Fan von Nagelknipsern, weil bestimmte Bereiche schwer zu schneiden sind und man oft nicht richtig einsehen kann, wie viel vom Nagel wirklich drin ist. Manche Eltern schwören auf eine sehr feine Nagelfeile. Egal, ob ihr es im Schlaf oder im wachen Zustand macht: Wichtig ist, dass das letzte Glied des Fingers gut fixiert wird, damit dort keine Bewegung ist. Oft haben gerade größere Kinder Angst, weil sie Scheren kennen und wissen, dass sie verletzen können. Versucht, eine ruhige Atmosphäre zu schaffen. Vielleicht darf das Kind immer bei der Nagelpflege ein bestimmtes Buch anschauen und freut sich dann, zu erfahren, wie die Geschichte weitergeht. Oder es darf etwas Bestimmtes auf dem Handy schauen. Wichtig ist, dass es etwas ist, das immer nur in der Situation gemacht wird, damit es besonders bleibt.

Mein Säugling hat immer die Nase verstopft. Wie bekomme ich den Popel raus?

Ach, immer diese Popel. Meistens stören sie genau eine Person: die Mutter oder den Vater. Aber das Kind so gar nicht. Wenn das Kind nicht wirklich krank ist, sondern einfach ein paar Popel in der Nase hat, muss man gar nichts machen. Wenn es allzu sehr stört, kann etwas Kochsalzlösung in die Nase geträufelt Abhilfe schaffen. Nasensauger empfehle ich nicht, weil hier der Sog manchmal zu stark ist und das Kind bei ruckarti-

gen Bewegungen an der Nasenscheidewand verletzt werden kann. Wenn man welche benutzt, vorher etwas Kochsalzlösung in die Nase träufeln, um das Sekret vor dem Saugen etwas zu lockern. Das Saugteil darf aber nicht in die Nase eingeführt, sondern nur am Naseneingang angelegt werden. Es gibt auch Eltern, die mit ihrem Mund das Nasensekret ihres Kindes heraussaugen. Ich liebe meine Kinder, aber nach so einer Aktion hätte mein Kind mehr in der Nase, als es vorher hatte – würg.

RUND UM DIE HAUT: PICKEL & CO.

Babyhaut – so zart, so weich. Aber leider ist das gar nicht immer der Fall. Unser sensibles Organ ist leider auch sehr anfällig und schon Kinder haben Hautprobleme. Einige sind harmlos, wie die Neugeborenenakne, doch andere wie Neurodermitis, für das Kind sehr schmerzhaft und belastend. An dieser Stelle kann ich nur auf einige besonders häufige Fragen eingehen, die mir in der Praxis oft begegnen.

Fragerunde

Was genau ist ein Blutschwamm?

So ein Blutschwamm (Hämangiom) ist eine meist gutartige Geschwulst. Häufig sind Blutschwämme völlig harmlos. Genau genommen handelt es sich um erweiterte oder wuchernde Hautgefäße. Beim Tasten fühlt es sich an wie ein Schwamm – daher auch der Name. Experten gehen davon aus, dass etwa drei Prozent aller Säuglinge betroffen sind. Rund 30 Prozent aller Blutschwämme sind schon beim Neugeborenen zu sehen, die anderen treten in der zweiten bis fünften Lebenswoche auf. Frühchen, Mehrlinge und Mädchen sind häufiger betroffen.

80 Prozent aller Blutschwämme verschwinden ganz oder teilweise ohne Hilfe. Sie sind manchmal klein und eher unauffällig, oft auch auf der Kopfhaut, manche aber sind sehr groß und entstellend – denn sie treten meist im Gesicht auf. Am Auge können sie sogar die Sicht des Kindes beeinflussen. Auch wenn sie sich zurückbilden, können Narben bleiben. Wieso sich Hämangiome bilden, ist noch nicht erforscht. Daher ist es nicht möglich, sie zu vermeiden. Sie sollten aber auf jeden Fall medizinisch genau untersucht werden, um zu klären, ob und wie behandelt werden sollte.

Wann muss behandelt werden?

Das Gute ist: Die Wahrscheinlichkeit, dass Blutschwämme sich spontan zurückbilden, ist sehr hoch. An bestimmten Stellen (Gesicht, Genital, Gelenke, Hände, Füße) sollten sie immer behandelt werden, damit sicher ist, dass sie auf jeden Fall weggehen und nicht stören. Die Therapie der Wahl ist zugleich einer der größten Zufälle in der Medizin. Jahrelang hatte man im Kampf gegen die Blutschwämme nur die Laser- und Kryotherapie (Vereisung). Sie sind nach der Entdeckung der Behandlung mit Betablockern weit in den Hintergrund geraten. Der eine oder andere wird sich jetzt denken: Warte mal, nimmt die Oma nicht Betablocker wegen ihres Blutdrucks? Genau. Dieses Medikament, deutlich niedriger dosiert, führt bei den meisten Hämangiomen dazu, dass sie sprichwörtlich dahinschmelzen – meist ohne bleibende Narben. Um das Risiko für Nebenwirkungen zu reduzieren, müssen vor Beginn der Therapie normalerweise Voruntersuchungen in der Klinik laufen, die Vorerkrankungen am Herzen ausschließen.

Die Haut meines Babys riecht unangenehm!

Säuglinge haben meist einen unbeschreiblichen, pudrig-weichen Duft, der ein spontanes Kuschelbedürfnis bei Erwachsenen auslöst. Aber die Kleinsten können manchmal auch übel riechen. Ausgespuckte Milch oder Speichelreste können sich in den Hautfalten verstecken. Gut reinigen in einem Bad mit Babyöl, weil sich sonst Entzündungen bilden können. Gern auch mit einer Zinksalbe die heißgeliebten Speckfalten pflegen, da die Reibung der Haut und die fehlende Luft hier zu starker Reizung führen können.

KOPFGNEIS ODER MILCHSCHORF?

Oft werden die Begriffe Milchschorf und Kopfgneis zusammengewürfelt und falsch verwendet. Warum ist es aber so wichtig, sie richtig zu unterscheiden? Weil es eine therapeutische Konsequenz hat und dem Kind sonst nicht richtig geholfen werden kann.

Kopfgneis

» nicht nässend
» nicht juckend
» gelbe Platten
» kosmetisches Problem
mit Öl einweichen und mit weicher Haarbürste entfernen

Milchschorf

» nässend
» juckend
» entzündet
» Form der Neurodermitis
wie eine Neurodermitis entzündungshemmend behandeln. Kein Öl!

Mein Dreijähriger hat Neurodermitis, schubweise. Wir haben alles schon probiert. Was hilft?

Neurodermitis ist eine chronische Erkrankung (auch atopisches Ekzem, atopische Dermatitis genannt) und verläuft häufig schubweise. Man könnte ganze Bücher über diese Erkrankung schreiben. Ich versuche, mich auf das Wesentliche zu konzentrieren.

Das Gute vorneweg: Von 100 Säuglingen, die bereits im ersten Lebensjahr Neurodermitis haben, sind nach dem ersten Geburtstag 30 frei davon. Die nächsten 30 werden sich bis zum nächsten Geburtstag von der schweren Phase erholen. Der Rest hat leider länger Probleme mit der Haut.

Wichtig ist zu wissen: In welchem Stadium musst du was cremen. Jedes Stadium braucht ein anderes Vorgehen. Das ist der Schlüssel zur Verbesserung des Hautbildes. Das Hautbild lässt sich in drei Varianten einteilen:

- *Akut: nässend, rot*
- *Subakut: rot, wenig bis gar kein Nässen*
- *Chronisch: trocken, kaum bis keine Rötung*

Wer betroffen ist, kennt es aus eigener Erfahrung: Die Haut befindet sich nie nur in einem Stadium. Im Gesicht akut nässend, der Bauch subakut gerötet und die Beine chronisch trocken. Ein Mosaik mit individuellem Pflegebedürfnis.

Für die Pflege kann man allgemein sagen: Je röter, desto weniger Öl. Weniger Öl und mehr Wasser haben wir vor allem in Lotionen. Eine Lotion mit einem sehr hohen Wasseranteil ist das »Unguentum aquosum emulsificans«. Vorteil: eine gute Lotion für die akute Phase. Nachteil: Du musst sie alle zwei bis drei Stunden auftragen.

Beim trockenen Zustand ohne Rötungen nimm eher eine Creme mit hohem Glycerinanteil, um die Haut nachhaltig feucht zu halten. Bei Kindern muss man bei Cremes mit dem Inhaltstoff Urea aufpassen, weil sie stark brennen können. Deswegen lieber auf Glycerin setzen.

Juckreizlindernde Maßnahmen bei Neurodermitis: Lotion und Cremes im Kühlschrank aufbewahren. So wirkt das Auftragen immer gleich erfrischend und lindernd. Oder etwas anmischen lassen mit Polidocanol – kann (aber muss nicht) juckreizstillend sein. Kleidung mit Silberfäden kann bei atopischer Dermatitis sehr entspannend wirken.

Da die Therapie des atopischen Ekzems sehr komplex ist, solltet ihr euch von Fachleuten beraten lassen.

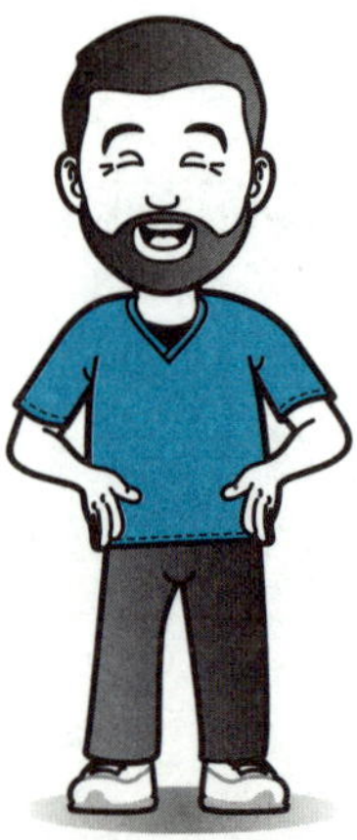

Leckekzeme ... wie gewöhne ich das Lecken ab, ist das überhaupt möglich?

Schwierige Situation! Es ist ein Teufelskreis: Die Lippen und die Haut um den Mund werden abgeleckt. Das Trocknen an der Luft führt zur Schuppung und Rötung der Haut. Das wiederum spannt und juckt – und wenn etwas spannt und juckt, dann wird es wieder abgeleckt. Ein Kreislauf, der durchbrochen werden muss. Häufig hilft eine Zinkcreme. Diese bindet etwas Feuchtigkeit und pflegt. Zusätzlich hat man auch einen mechanischen Schutz vor der nächsten feuchten Zunge. Bei deutlicher Zunahme der Rötung oder Verschlechterung des Ausschlags unbedingt ärztlich abklären lassen.

RICHTIG ANZIEHEN!

Jeden Tag, wirklich jeden Tag schützen wir unsere Haut. Streng genommen ist das keine Pflege, aber auch die richtigen Klamotten gehören in dieses Buch: Sie sind ein Thema, das Eltern beschäftigt. Wie mache ich das nur richtig?

GESCHMACK IST, WAS GEFÄLLT

Kinder machen meist sehr deutlich, was sie an Klamotten mögen ... und was nicht. Wichtig ist vor allem, dass Kleidung wärmt – macht bitte keinen Machtkampf um den schönen Pulli daraus!

Kleine Kinder brauchen eigentlich noch gar nicht viel Garderobe. Wichtig ist das sogenannte Zwiebelprinzip: mehrere Schichten, damit sie nach Bedarf an- oder ausgezogen werden können. Knöpfe sollten nicht am Rücken sein und Oberteile müssen sich leicht über den Kopf ziehen lassen.

Bei Kleinkindern gilt meist die Regel: Hauptsache praktisch. Jedenfalls aus Elternsicht. Aus Kindersicht ist vor allem die Farbe, der Dino oder die Elfe entscheidend. Aus Kinderarztsicht: Vor allem darauf achten, dass bei Kindern mit sensibler Haut keine Weichspüler verwendet werden. Der Vorteil von Secondhandkleidung: Schadstoffe wurden meist schon herausgewaschen.
Babys reagieren empfindlich auf Kälte, weil sie ihre Körpertemperatur noch nicht regulieren können. Wichtig: Da Säuglinge über den Kopf viel Wärme verlieren, gerade an kalten Tagen eine warme Mütze aufsetzen. An warmen Tagen regulieren kleine Kinder ihre Körpertemperatur oft über den Kopf und schwitzen am Kopf, aber nicht am Körper. Trotzdem ein Sonnenhütchen aufsetzen, dafür dürfen die Füße ruhig nackig sein. Zu warm? Dafür prüfst du am besten die Temperatur im Nacken. Ist dein Kind dort verschwitzt, dann ist es zu warm angezogen.

Mein Säugling weint beim Jackeanziehen immer! Was können wir tun?

Ihr solltet die Situation spielerisch gestalten. Erklärt, was ihr vorhabt, was der nächste Schritt ist. Gerade ganz am Anfang bewegen Neugeborene ihre Arme und Beine nicht willkürlich. Es ist eine Abfolge von Reflexen. Dagegen anzugehen ist schwierig und kann für die Babys unangenehm sein. Lieber das Kind beobachten und die Bewegung des Kindes abwarten, um dann gezielt mitzugehen.

Mein Kind hat immer kalte Füße? Wird es dann krank?

Das ist ein Mythos, der sich extrem hartnäckig hält. Krank wird man durch Viren und Bakterien. Beobachte dein Kind. Wenn es weint, weil es kalte Füßchen hat, dann zieh ihm Söckchen an. Besser sind vielleicht warme Stulpen, um die Fußknöchelchen. Dadurch wird der Fuß auch

warmgehalten, das Kind kann aber auf einer weichen Decke oder im Bett die Stimulation über den Fuß erfahren.
Mehrmals täglich barfuß auf einer Decke oder auf dem Boden laufen, fördert nachweislich die Hirnentwicklung. Das Abtasten verschiedener Untergründe mit den Füßen führt zur Stärkung der Nervenbahnen (für Druck, Gleichgewicht, Kraft ...) im Rückenmark und bestimmter Hirnareale. Stellt euch vor, ihr müsstet das Abendessen mit sehr dicken Handschuhen zu euch nehmen. Genau: kaum möglich. Wer wie durch Watte seine Umgebung, die Gabel, das Messer, wahrnimmt, kann kaum reagieren. Genauso ist es mit den dicken Socken an den Füßen. Grundsätzlich wird häufiges Barfußlaufen für jedes Alter empfohlen, weil nur durch Laufen ohne ständige Stütze die Muskulatur des Fußes gestärkt wird. Macht Spiele mit den Füßen. Greift kleine Kugeln oder Stoffe, um die Fußfertigkeiten zu trainieren.

STRAHLEND GESUNDE ZÄHNCHEN

Jetzt nicht gleich knirschen – Kinder und Zähne sind für viele ein heikles Thema. Zu sehr kommen eigene Ängste hoch, üble Zahnbeschwerden, die keiner ernst nahm, gruselige Besuche beim Dentisten. Leider haben rund 15 Prozent der Kleinkinder unter drei Jahren laut aktuellen Studien Karies. Wer schon im Milchgebiss Zahnprobleme hat, hat diese meist auch im bleibenden Gebiss.
Nach jedem Essen und Trinken bildet sich Zahnbelag (Plaque). Diese Plaquebakterien verwandeln Zucker in Säure, die die empfindlichen Zähne angreift. Auch wenn die Milchzähnchen ausfallen, der Karies wird oft auf die bleibenden Zähne übertragen. Also: Sobald ein Zähnchen kommt – vorsichtig putzen. Und es gilt: zweimal täglich mit der KAI-Plus-Methode (siehe Seite 123).

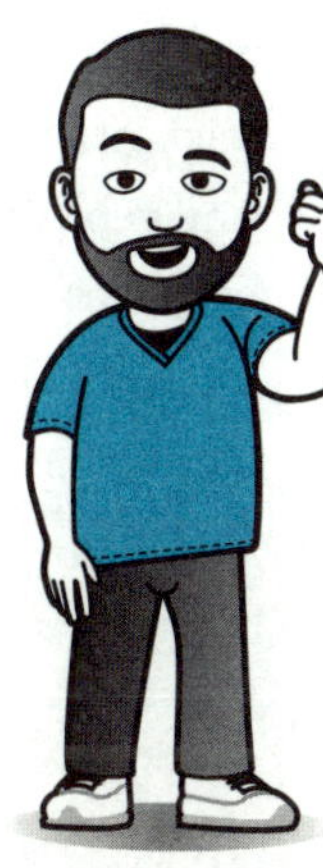

KARIES VERMEIDEN

Erwachsene haben Keime in ihrem Mund! Darum sollten Eltern nie den Schnuller oder ein Fläschchen anlecken oder das Baby an etwas lutschen lassen, das sie selbst im Mund hatten, weil die kariesfördernden Bakterien dann übertragen werden. Küssen ist aber nicht tabu – dabei müsste schon Speichel ausgetauscht werden!

Gesunde Ernährung gehört wie das Putzen zur Kinderzahnpflege. Zucker sorgt dafür, dass Kariesbakterien schädigende Säuren bilden können. Darum sollte stark zuckerhaltige Nahrung bei Kindern unbedingt vermieden werden. Auch Fruchtsäfte und gesüßte Tees schädigen den zarten Zahnschmelz.

FLUORID IST DER GAME-CHANGER!

Nein, nicht Fluor, das hochgiftige Gas, sondern Fluorid. Chemisch was komplett anderes, mit ganz anderen Eigenschaften und vor allem **nicht** giftig. Man liest leider so allerhand im Internet. Fluorid ist aber **der** Stoff. Warum? Er härtet den Zahnschmelz. So hat die zahnschmelzangreifende Säure keine Chance. Die aktuelle Leitlinie in Deutschland empfiehlt, Neugeborenen ab der ersten Lebenswoche täglich 500 IE Vitamin D und 0,25 Milligramm Fluorid als Tablette zu geben. Bis zum ersten Zahn. Danach können die Eltern aussuchen: Gebe ich fluoridhaltige Kinderzahnpasta (1000 ppm) reiskorngroß zweimal täglich auf den Zahn mit einer Zahnbürste und gebe die Vitamin-D-Tablette bis zum ersten Geburtstag zusätzlich oder putze ich mit fluoridfreier Zahnpasta und Wasser. Dann muss ich aber die Tablette (Vitamin D kombiniert mit Fluoridtabletten) bis zum ersten Geburtstag weitergeben. Spätestens nach dem ersten Lebensjahr sollte auf eine fluoridhaltige Zahnpasta umgestellt werden. Ab dem zweiten Geburtstag wird die Menge Fluorid auf erbsengroß erhöht.

Fragerunde

Meine Tochter ist vier Monate alt – sie speichelt so viel und nimmt die Hände in den Mund. Bekommt sie Zähne?

Das höre ich oft bei Kindern in der Altersgruppe. Aber der Eindruck täuscht. Dieses Alter ist der Beginn der oralen Phase und alles wird in den Mund genommen – einfach, um die Welt zu erforschen. Viel Hand im Mund macht auch viel Speichelfluss. Ich sage dann immer: Es gibt Kinder, die kommen mit Zähnen auf die Welt, und andere bekommen die ersten Zähne erst kurz vor dem zweiten Geburtstag. Alles ist vollkommen normal: Jedes Kind zahnt anders.

Wenn sich die hinteren Backenzähne zeigen, meist im Alter zwischen 22 und 28 Monaten, ist das Milchzahngebiss mit 20 Zähnen vollständig. Wenn Eltern so viel Energie in die Zahnpflege stecken würden, wie sie in das Warten auf den ersten Zahn investieren, gäbe es keine Karies mehr. Es ist so unfassbar, egal, in welcher Reihenfolge welcher Zahn kommt. Wenn bis zum zweiten Lebensjahr kein Zahn da sein sollte, muss jetzt spätestens eine Zahnärztin aufgesucht werden.

Leidet mein Kind beim Zahnen?

Bei manchen Kindern schaut man in den Mund und wundert sich als Eltern, dass plötzlich zwei neue Zähne da sind. Andere Kinder sind unruhig, verweigern plötzlich die Beikost und weinen viel. Ihnen bereitet jeder neue Milchzahn Beschwerden.

Zähne sind die Buhmänner der Nation. An allem sollen sie Schuld sein. Fieber, Durchfall, Husten, jedes Symptom wird den Zähnen in die

Schuhe geschoben. Dabei ist ganz klar: Vom Zahnen selbst kommen solche Symptome nicht. Im Rahmen des Zahndurchbruchs muss das Immunsystem im Mund etwas zurückgefahren werden, damit die Zähne ungehindert durchkommen können. Dabei ist dein Kind dann anfälliger für virale Infekte. Dieses Wissen sollte nur nicht dazu führen, dass kleine Säuglinge mit 40 Fieber keinen Arzt sehen und kostbare Zeit verschwendet wird, weil jeder denkt, es seien die Zähne. Bei manchen Kindern hilft in einigen Nächten – in Absprache mit der Kinderärztin – nur Schmerzmittel. Linderung für Zahnungsschmerzen bieten kühle Beißringe, eine sanfte Zahnfleischmassage mit dem Finger oder einer weichen Babyzahnbürste. Von schmerzstillenden Gelen mit örtlich betäubender Wirkung rate ich ab.
Wichtig: Ab dem ersten Zähnchen mit dem Putzen beginnen.

Die ersten Zähnchen sind total schief. Sollen wir schon sparen für die Zahnspange?

Die meisten Zähne kommen schief durch die Schleimhaut – erst der Druck von Lippe und Wange bringt sie in Position. Erst wenn alle Zähne wirklich durchgebrochen sind, zeigt sich die Zahnstellung. Leicht schiefe Zähne sind meist problemlos, wenn allerdings Zähne fehlen oder ein Milchbackenzahn zu früh verloren geht, kann sich das auf das Kieferwachstum und damit auf die bleibenden Zähne auswirken. Nuckeln am Schnuller oder Daumen kann zu einer Zahnfehlstellung führen – und die muss dann tatsächlich später kieferorthopädisch behandelt werden. Wichtig sind die täglichen Rituale: Das regelmäßige gemeinsame Putzen sollte direkt begonnen werden, wenn der erste Zahn vollständig rausschaut. Denn egal, ob Muttermilch, Flaschennahrung oder Brei – sie alle enthalten Zucker, der die Milchzähne angreifen kann. Zweimal am Tag, am besten am Morgen und am Abend, sollte Zahnpflege zum festen Ritual werden.

Wie soll ich die Zähne putzen?

Gerade am Anfang macht es Sinn, das Kind auf den Schoß zu nehmen und jeden Morgen und Abend die ersten Zähne mit einer speziellen weichen Babyzahnbürste zu reinigen. Fingerlinge oder Wattestäbchen entfernen den Zahnbelag nur unzureichend. Mit zarten und kreisenden Bewegungen sollten die Eltern die ersten Zähne putzen, ja schon fast massieren. Kleiner Tipp: Passt auf das Lippenbändchen oben und unten auf. Es ist sehr empfindlich und wenn ihr darüber schrubbt, als würdet ihr die Reste vom Grill entfernen wollen, könnt ihr euch sicher gut vorstellen, dass jede weitere Zahnputz-Aktion abgelehnt wird. Ein gutes Vorgehen ist, dem Kind erst die Zahnbürste selbst in die Hand zu geben. Es soll sie spielerisch sehen und ein eigenes Gefühl dafür bekommen. Ein Nachputzen durch die Eltern sollte definitiv bis zum Grundschulalter noch erfolgen, weil Kinder es bis dahin nicht schaffen, regelmäßig die Plaque zu entfernen – Ausnahmen bestätigen die Regel.

ZÄHNEPUTZEN MIT DER KAI-PLUS-METHODE

Die bewährteste Methode für gut gepflegte Kinderzähne ist die KAI-Plus-Methode. Damit putzt ihr immer in der gleichen Reihenfolge:

- K wie Kauflächen mit Hin- und Herbewegungen,
- A wie Außenflächen mit kleinen kreisenden Bewegungen,
- I wie Innenflächen mit kleinen kreisenden Bewegungen
- und am Ende das Plus, also das Nachputzen der Eltern.

Und was ist, wenn mein Kind einfach nicht die Zähne putzen möchte? Es ist immer ein Kampf!

Wenn es bereits ein Kampf ist, muss vorher schon einiges schiefgelaufen sein. Schaut, dass das Zähneputzen ein Ritual ist, und macht ein Event

draus, wenn ihr merkt, dass es immer schwieriger wird. Gerade in der Zeit der Autonomiephase (siehe Seite 149) kann es zur Herausforderung für alle werden. Bevor ich mein Kind festhalten und zum Zähneputzen zwingen muss, lass ich es für den Abend lieber. Druck erzeugt Gegendruck und macht es beim nächsten Mal nicht einfacher.
Doch es gibt Tricks: Vielleicht dürfen die Kleinen auch den Großen die Zähne putzen? Oder ihrer Lieblingspuppe? Gemeinsame Lieder oder das Angucken von Bilderbüchern zum Thema Zahnpflege kann den Kleinsten auch gefallen. Einige Familien singen beim Putzen ein bestimmtes Lied. Oft hilft auch ein Zahnputzlied auf dem Handy mit lustigen Tieren. Wenn dein Kind das Video und das zugehörige Lied immer nur beim Zähneputzen schauen darf, ist es was Besonderes und kann genau die Motivation sein, die das Zähneputzen entspannter macht. Ob Handy oder klassische Sanduhr – für Kinder ist das spannend und lenkt auch etwas ab.

TIPP

Für ältere Kinder gibt es auch Apps für Handys, die die Zahnbürstenbewegungen erkennen und dann in ein Spiel integrieren.

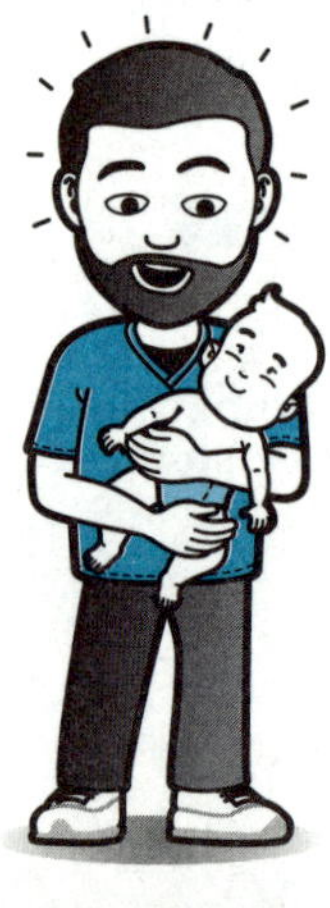

Ein weiterer Schritt zur Entspannung der Zahnputz-Situation ist, die eigene innere Haltung zu hinterfragen. Zähneputzen ist selbstverständliche Routine und sollte nicht infrage gestellt werden, genau wie das Anschnallen im Auto oder das Anziehen von Schuhen im Winter. Gibt es beim Zähneputzen am Morgen Streit, lieber auf ei-

nen anderen Zeitpunkt verschieben. Werden die Zähne einmal pro Tag gründlich gereinigt, darf das Putzen beim müden Kind am Abend auch mal kürzer dauern. Wichtig ist aber, dass nach dem Putzen am Abend nichts mehr gegessen wird und nur noch Wasser getrunken wird.

MATSCHAUGEN & TRÄNCHEN

Einer der häufigsten Gründe, warum ein Arzt aufgesucht wird, sind Probleme mit dem Auge. Sei es die Bindehautentzündung aus der Kita oder die allergische Augenrötung, die zu starkem Juckreiz führt. Das Auge ist unser visueller Zugang zur Welt und ein so wichtiger Sinn, dass, wenn er nur leicht eingeschränkt ist, uns sofort bewusst wird, wie bedeutend er ist. Das erklärt auch, warum gerade bei Auffälligkeiten am Auge – zum Glück früh – die Ärztin aufgesucht wird.

Fragerunde

Mein kleiner Säugling hat immer ein tränendes Auge, manchmal richtig gelb verklebt. Warum ist das so?

Normalerweise bilden die Tränendrüsen (über dem Oberlid außen) die Tränenflüssigkeit. Die Bestandteile dieser komplexen Flüssigkeit müssen im richtigen Verhältnis stehen, damit der Tränenfilm auf dem Auge nicht abbricht und das Auge frühzeitig austrocknet. Nun fließen die Tränen übers Auge, befeuchten es dabei, und dann in den Augenwinkel in der Mitte. Vom mittleren Augenwinkel geht der Tränenkanal in die Nase, bis er unter der untersten Nasenmuschel in der Nase endet und dort die Tränenflüssigkeit nach hinten in den Rachen läuft.

Bei Säuglingen – je jünger, umso mehr – ist dieser Tränenkanal, anders als bei Erwachsenen, noch nicht verknöchert, sondern nur ein Schleimhautkanal. Dieser kann leicht zusammenfallen oder durch einen Minipopel einfach verstopfen. Der Kreislauf wird unterbrochen, die Tränen können nicht abfließen und suchen sich einen anderen Weg: Das Auge tränt. Gerade nach dem Schlafen können die Tränen dann auch die Wimpern ordentlich verkleben und das Öffnen des Auges erschweren. Hier reicht es, mit einem Wattepad mit lauwarmem Wasser die Krusten aufzuweichen und das Auge von außen zu reinigen. Auch Kochsalzlösung kann man benutzen, um das Augeninnere zu reinigen. Antibiotische Augentropfen braucht man nur selten, etwa wenn die Bindehaut, eine sehr dünne Haut über dem Weißen des Auges und auf der Lidinnenseite, deutlich gerötet ist, oft im Vergleich zum anderen Auge. Regelmäßiges Ausstreichen des Tränenkanals in Richtung Nasenecke kann den natürlichen Tränenfluss fördern. Nur in sehr seltenen Fällen ist der Kanal dauerhaft verschlossen und muss bei älteren Kindern dann vom Augenarzt geöffnet werden.

Meine Vierjährige hat immer im Frühjahr gerötete Augen, die stark jucken. Die Nase läuft auch.

Juckende, gerötete Augen, laufende Nase und häufiges Niesen immer zur gleichen Zeit im Jahr sind klassische Zeichen einer Allergie. Dabei ist es sehr individuell, welche Symptome ein Allergiker hat und wie stark die sind. In diesem Fall sollten nach ärztlicher Rücksprache antiallergische Medikamente gegeben werden. Häufig reichen auch lokale antiallergische Mittel wie antiallergische Augen- oder Nasentropfen.

Ist eine Bindehautentzündung immer ansteckend?

Jeder, der Kinder in einer Tageseinrichtung betreuen lässt, hat es höchstwahrscheinlich schon erlebt: »Bitte holen Sie Ihr Kind ab, es hat eine Bindehautentzündung!« In der Kita wegen ihrer Ansteckungsgefahr gefürchtet, geht im normalen Fall von der gemeinen Bindehautentzündung keine Gefahr aus. Sie kann unterschiedliche Ursachen haben und deswegen sollten Rötungen des Auges immer ärztlich abgeklärt werden. Die häufigste ist die virale Bindehautentzündung.

Eine virale Bindehautentzündung tritt meistens beidseitig auf mit starkem Tränenfluss. Gegen die virale Bindehautentzündung helfen benetzende Augentropfen, um das Fremdkörpergefühl etwas zu verringern. Sie ist sehr ansteckend, vergeht aber von allein.
Die bakterielle Bindehautentzündung kommt einseitig oder beidseitig vor mit stark geröteten Augen und klassischerweise mit eitrigem Sekret. Antibiotische Augentropfen sind hier das Mittel der Wahl. So einfach die Behandlung auch wirkt, umso größer ist die anstehende Herausforderung: das Benutzen der Augentropfen. Denn das verweigern die meisten Kinder!

WIE BEKOMME ICH DIE AUGENTROPFEN IN DIE AUGEN MEINES KINDES?

» Zeig deinem Kind sein Auge im Spiegel und erkläre altersgerecht, dass da eine Entzündung ist, die dieses unangenehme Gefühl verursacht.
» Üb am Teddybär oder einer Puppe das Tropfen.
» Wichtig: Die Tropfen gehören in den Bindehautsack! Der ist unten, wenn du das Unterlid etwas herunterziehst.
» Es gibt einen Reflex, der das Auge sich schließen lässt, wenn ich mit etwas aufs Auge zugehe, deswegen immer von unten mit dem Augentropfenspender kommen und das Kind währenddessen nach oben blicken lassen.
» Im Liegen ist es oft einfacher. Ganz praktisch erklärt: Ich lege mein Kind auf die Couch und lasse es kopfüber seine Lieblingsserie im TV schauen. So schaut das Kind maximal nach hinten oben und ich kann von unten in den Bindehautsack den Tropfen eintropfen.
» Zur Not: Die Tropfen in den Augenwinkel tropfen und warten, bis das Kind das Auge wieder aufmacht.

KLEINE MENSCHEN, GROSSE GEFÜHLE

» Die Welt zu entdecken ist ziemlich aufregend, lustig und auch beängstigend. All das muss verarbeitet werden – und das täglich. Aber genauso werden Kinder selbstständiger und lernen Grenzen kennen. Das sind wichtige Meilensteine der geistigen und sozialen Entwicklung. Sie lernen, sich und andere zu trösten, eigene Gefühle zu spüren – aber manchmal brauchen sie bei der Wucht der Emotionen auch Hilfe. Welche Werkzeuge können Eltern mitgeben und wie möglichst gut begleiten?

MIT GANZHEITLICHEM BLICK

»Kannst du mich reparieren?« Diesen Satz einer kleinen Patientin werde ich nie vergessen. Eine Operation stand an. Klar, sie hatte operieren und reparieren verwechselt ... Manchmal wünsche ich mir als Kinderarzt Körper, die ohne Probleme repariert werden können oder wenigstens Superheilkräfte. Sicher sind wir dank der modernen Forschung in der Lage, vieles kurieren zu können und zu helfen. Aber oft ist es auch für Fachleute sehr schwer zu erkennen, was die Ursache für körperliche Probleme ist.

DIE WHO DEFINIERT:

»Gesundheit ist ein Zustand des vollständigen körperlichen, geistigen und sozialen Wohlergehens und nicht nur das Fehlen von Krankheit oder Gebrechen.«

Als Kinderarzt muss ich daher auch auf das geistige und soziale Wohlergehen eines Kindes achten. Und natürlich in der Diagnostik immer einbeziehen, ob bei bestimmten Krankheiten vielleicht auch ein seelischer, also ein psychischer, Konflikt die Ursache für Beschwerden sein kann. Die Wechselwirkung von Psyche und Körper unter Einbeziehung psychosozialer Aspekte wird Psychosomatik genannt und ist ein wichtiges Teilgebiet der Medizin. Kinder und Jugendliche reagieren sensibel auf ihre emotionale Umwelt – Kopfschmerzen, Bauchschmerzen, Übelkeit, aber auch chronische Erkrankungen wie Asthma oder Darmerkrankungen können sich verschlechtern, wenn ein Kind in einer belastenden Situation ist – oder die gesundheitlichen Beschwerden gar erst aus-

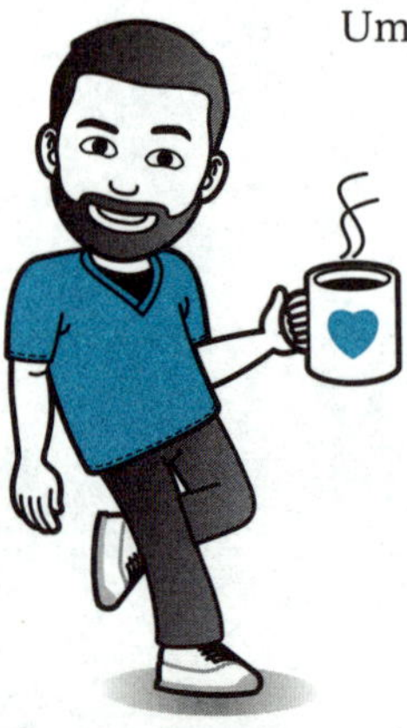

lösen. Als Kinderarzt muss ich daher bei Untersuchungen nicht nur auf die organische Gesundheit achten. Kann ich auf der rein körperlichen Ebene nichts feststellen, so kommen eventuell andere – auch psychologische – Testverfahren zum Einsatz, damit eine individuelle Behandlung möglich ist. Hier arbeiten wir Pädiater eng mit Kinder- und Jugendpsychiatern sowie Kinder- und Jugendtherapeuten zusammen. Eltern schauen oft nur auf das Somatische, also das direkt den Körper Betreffende. Hat mein Kind einen Vitaminmangel? Oder eine Unverträglichkeit? Sie vergessen aber sehr oft, dass Psyche und Körper eine Einheit bilden. Wenn alles Körperliche abgeklärt und erfreulicherweise nichts gefunden wurde, bleibt die psychische Ebene. **Um es ganz klar zu sagen: Psychisch bedingte körperliche Schmerzen sind nicht eingebildet.** Sie sind echt und tun genauso weh wie Schmerzen von geschädigten Organen. Sie sind nicht erfunden. Sie haben nur einen anderen Auslöser. Sätze wie »Das Kind tut nur so, das Kind hat ja gar keine echten Schmerzen« sind komplett fehl am Platz und einfach falsch.

NUR SELTEN ECHTE STÖRUNGEN BEI KINDERN

Meistens sind die Verunsicherungen der Eltern das größte Problem: Kinder, egal welchen Alters, mit einem als besorgniserregend empfundenen Verhalten haben oft keine echte Störung – sie sind ganz einfach Kinder mit Bedürfnissen und die verhalten sich eben sehr unterschiedlich und nicht immer so, wie Eltern es gerne hätten.

Und wie gehe ich mit diesem sehr wichtigen Thema in diesem Buch um? Ich könnte gleich ein paar Folgebände schreiben – denn nicht ohne Grund gibt es ziemlich viele, sehr gute Ratgeber, in denen es um schüchterne, wilde, gefühlsstarke oder eben um Kinder geht, bei denen die Eltern Unterstützung brauchen. Ich kann hier gar nicht so tiefgründig auf alle Aspekte eingehen. Deswegen versuche ich, mich auf wesentliche Aspekte zu konzentrieren, die mir oft in der Praxis begegnen, und die wichtigsten Fragen rund um die geistige und soziale Entwicklung zu beantworten. Vorweg eines noch, das fällt mir immer wieder auf: In der Praxis und in meinen Fragerunden werden mir immer wieder viele, viele Fragen zu den Meilensteinen in der Entwicklung eines Kindes gestellt. Fast immer geht es ausschließlich um die motorische Entwicklung, oft geht es auch um die sprachliche Entwicklung. Dabei gibt es noch ganz andere Meilensteine – auf die sprechen mich Eltern eigentlich nie an: die wichtigen Meilensteine in der emotionalen, der geistigen Entwicklung. »Wow, er kann jetzt schon ganz viel allein.« Oder: »Sie hat ihre Wut richtig gut allein reguliert.« Wenn ich etwas höre, dann immer – wirklich immer! – im negativen Sinne. Zur notwendigen Entwicklung von Kindern gehört auch der Umgang mit Gefühlen. Manche lernen das schneller, andere langsamer. Das ist kein Erziehungsfehler – das ist ein wichtiger Prozess. Den Eltern begleiten müssen. Wir freuen uns doch auch wie Bolle, wenn das Kind seinen ersten Schritt macht oder Fahrrad fährt. Wie wäre es, den nächsten Wutanfall auch so positiv zu sehen? »Wow! Mein Kind lernt gerade seine Emotionen kennen und sie richtig einzuordnen! Und **ich** kann ihm helfen!«

NÄHE VON ANFANG AN

Als Eltern möchten wir unserem Kind so viel mitgeben. Es soll liebevoll und geborgen zu einem starken, selbstbewussten, fürsorglichen und klugen Menschen heranwachsen. Natürlich haben unsere eigenen Eltern und auch unsere Erfahrungen unseren Umgang mit Gefühlen geprägt. Sind wir mit viel Verständnis aufgewachsen? Durften wir Fehler machen? Waren alle Gefühle erlaubt? Wie war der Umgang mit Kummer? Mussten wir Sprüche hören wie: »Stell dich nicht so an!« Oder: »Was sollen denn die Leute denken?« Durften wir, wenn wir einen Albtraum hatten, in der Nacht ins elterliche Bett oder blieben wir voller Angst allein im Dunklen? Ob wir wollen oder nicht – unser eigener Umgang mit Gefühlen prägt auch unsere Beziehungen. Die zum Partner, zur Partnerin – und natürlich auch die zu unserem Kind. Auch wer selbst von sehr distanzierten Erwachsenen erzogen wurde, kann sich einen anderen Umgang wünschen. Das allerdings setzt viel Achtsamkeit und vor allem Arbeit voraus. Sprecht als Paar an, was ihr wollt, und überlegt, was euch im Umgang miteinander und vor allem als frischgebackene Familie wichtig ist. Holt euch Rat und Hilfe, wenn ihr merkt, es wird schwierig – aber lasst euch vor allem auch nicht fremdbestimmen. Leider fängt die große Verunsicherung vieler Mütter und Väter schon lange vor der Geburt an: Gerade in der Schwangerschaft können die Untersuchungen verunsichern, wenn Gynäkologinnen nicht das feine Gespür haben. Sie heißen zwar Vorsorgeuntersuchung, aber bei manchen Gynäkologen steht immer die Sorge im Vordergrund. Dann noch die vielen ungebetenen Ratschläge ...

EUER KIND LIEBT EUCH

Auch wenn der Start vielleicht nicht so war, wie erhofft – eine schwierige Schwangerschaft, eine komplizierte Geburt, gesundheitliche oder andere Belastungen: Ihr seid jetzt eine Familie. Und ihr als Eltern seid gut genug. Ihr seid die besten Eltern für euer Kind. Ihr seid die Menschen, deren Stimmen vertraut sind, bei denen es sich geborgen fühlt und denen es mit Urvertrauen begegnet.

Die Natur hat sich viele raffinierte Dinge einfallen lassen: Babys sehen so niedlich aus, duften wunderbar (meistens!) und zeigen erstaunlich viele Familienähnlichkeiten. Erwachsene haben einfach sofort das Gefühl, sie müssten sich um so etwas Kleines, Niedliches und Wunderbares kümmern. Das Neugeborene hat auch gar keine Wahl: Es bringt das Urvertrauen in seine unmittelbaren Bezugspersonen mit und kuschelt sich an sie, weil es darauf angewiesen ist, dass es vertrauen darf und versorgt wird. Die ersten gemeinsamen Wochen, die allerersten gemeinsamen Stunden sind für euch als Familie besonders wichtig. Denn je intensiver ihr sie miteinander verbringen könnt, desto mehr könnt ihr gemeinsam aufbauen. Ich habe das Hormon Oxytocin (siehe Seite 14) schon erwähnt. Gönnt euch im Wochenbett gemeinsame Kuschelzeit, spürt diesen kleinen Menschen – die Hormonausschüttung wird dadurch gefördert und auch das verstärkt die Eltern-Kind-Bindung. Dieses enge Band, das ihr knüpft, ist sozusagen die emotionale Nabelschnur – sie wird euch ein Leben lang verbinden. Diese erste prägende Phase wird auch »Bonding« genannt. Das kommt aus dem Englischen und bedeutet übersetzt »Bindung«.

BABYBLUES UND DEPRESSIONEN

Schlafmangel, die Hormonumstellung, berufliche und persönliche Überforderung – nicht immer ist der Start in das Elternsein einfach. Erschöpfung und ein Spagat zwischen Job, älterem Kind und eigenen Ansprüchen und vieles mehr können Faktoren sein, die sehr belasten. Manchmal ist es mehr als ein paar trübe Tage oder nur ein »leichter Babyblues«: Mütter und Väter können an Depressionen erkranken. In so einem Fall – dringend Hilfe holen!

Mit der Geburt eines Kindes seid ihr nun Eltern und eine Familie – und zwar eure eigene. Ihr steuert – auch, wer euch besucht. Und nicht vergessen: Jeder, der kommt, bringt etwas zu Essen für den Vorrat mit und hilft beim Wohnungsputz. Ihr habt den wichtigen Job, euer Kleines kennenzulernen und zu lieben. Liebe ist nicht nur ein wichtiges Gefühl. Lieben zu können und Liebe zu erfahren ist auch eine Fähigkeit. Und: Die Liebe für ein Kind ist so groß, dass sie auch Angst machen kann. Auch das ist normal.

Fragerunde

Kann ein Säugling zu viel Aufmerksamkeit bekommen? Wie mache ich alles richtig?

Nein. Ich sag es gern noch mal: Nein.

Ah, du denkst gerade darüber nach, was deine Schwiegermutter gesagt hat? Du würdest dein Kind verziehen? Oder: Es tanzt dir dann auf der Nase herum …? Johanna Haarer, Ärztin aus der Nazizeit, lässt grüßen mit ihren Aussagen, dass Kinder manipulativ sind und uns nichts Gutes wollen. Vergesst das sofort!

Es bleibt beim Nein! Wenn es um Zuwendung geht, gibt es kein Zuviel. Ein Baby kann nicht mit zu viel Liebe »verwöhnt« werden. Liebe und Zuwendung sind das Beste der Welt. Aber die zweite Frage ist auch wichtig: Eltern können überhaupt nicht alles richtig machen.

Menschen machen Fehler. Wichtig ist, aus den Fehlern zu lernen und die Bedürfnisse des Kindes und – ganz wichtig – auch die eigenen zu beachten. Wenn ein zweijähriges Kind vielleicht keine Lust hat, die Zähne zu putzen – es ist unsere Aufgabe als Eltern, einen Kompromiss zu finden zwischen Zahngesundheit und aktueller Gefühlslage des Kindes. Vielleicht mal an einem anderen

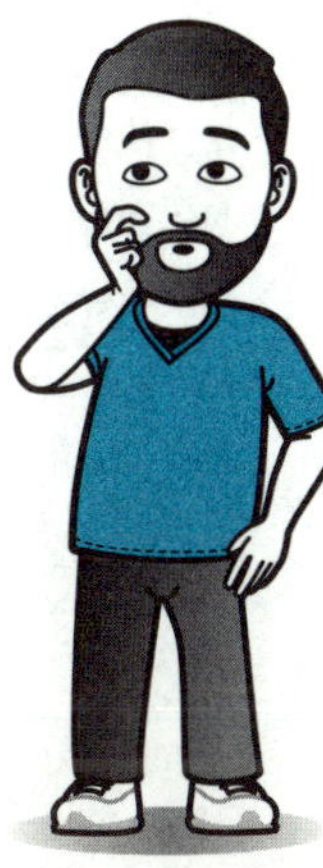

Ort die Zähne putzen (unter dem Tisch, in der leeren Badewanne). Ihr seht, das Leben besteht aus Kompromissen und das ist das Wichtigste, was Kinder lernen sollten.

Alle schauen immer nur auf die Bedürfnisse des Kindes, gerade am Anfang als Säugling, aber auch jedes andere Familienmitglied hat individuelle Bedürfnisse. Hier kommt es wieder auf Kompromissbereitschaft an. Was muss jetzt gemacht werden und was kann man verschieben? Ich treffe Mütter, die mir erzählen, dass sie nicht zum Essen kommen, weil ihr Baby immer weint und gestillt werden möchte. Natürlich immer genau dann, wenn sie sich an den Tisch setzen und eine warme Mahlzeit zu sich nehmen möchten. Also stillen sie und verzichten. Auch die Bedürfnisse der Eltern nach Nahrung, Ruhe, Schlaf und auch nach Zweisamkeit dürfen nicht vernachlässigt werden. Sie brauchen einen Platz in der Reihe der Familienbedürfnisse. Die Reihenfolge bestimmt ihr.

Sollten wir unser Kind bedürfnisorientiert erziehen?

Der Begriff »Attachment Parenting« wird in Deutschland meist mit bedürfnisorientiert oder bindungsorientiert – kurz BO – übersetzt und hat sich sehr durchgesetzt. Kaum ein Elternratgeber, in dem nicht steht, wie wichtig es ist, auf die Bedürfnisse von Eltern und Kind einzugehen. Aber was genau bedeutet dieser Begriff? Geprägt wurde er in den USA und steht dafür, dass Eltern stärker auf die angeborenen Grundbedürfnisse eingehen sollten. Sehr vereinfacht ausgedrückt steht oft die Ausrichtung auf die Bedürfnisse des Kindes im Mittelpunkt einiger Erziehungsratgeber. Doch wenn Eltern feinfühlig auf die Bedürfnisse ihrer Kinder – und auch auf ihre eigenen achten – nehmen sie ihr Kind und auch sich selbst ernst. Wenn das für euch Eltern gut klingt, ist es für euch ein möglicher Erziehungsweg. Jede Familie sollte schauen, welchen Pfad sie gehen möchte – wichtig finde ich, dass ihr darüber sprecht und euch Gedanken macht! Für mich sind Nähe und Geborgenheit zentral – aber auch ein Rah-

men, der Orientierung gibt. Wer sich von Menschen angenommen und in der Familie geborgen fühlt, bekommt starke Wurzeln und darf sich später Flügel wachsen lassen und selbstbewusst die Welt erkunden. Kinder brauchen Mut, um die Welt zu erkunden. Diesen Mut-Akku laden sie mit Sicherheitsgefühl auf – und wo geht das am besten, wenn nicht in einer Familie, die mir genau das gibt.

Ich glaube, unsere Tochter (drei Monate) mag uns nicht. Sie lässt sich nicht gern streicheln und sie schläft lieber allein als im Familienbett.

Nicht jedes Kind mag zart gestreichelt werden – das kann viele Gründe haben. Vielleicht hat deine Tochter sehr empfindliche Haut, vielleicht ein großes Bedürfnis nach Ruhe. Wenn sie schon viel Hautkontakt hat, viel getragen wird, nach dem abendlichen Bad oder nach dem Wickeln eine liebevolle Hautmassage bekommt – dann sind vielleicht ihre Akkus aufgeladen und sie braucht Ruhe.

Manche Babys mögen viel Trubel, andere sind von den vielen Eindrücken überfordert. Manche Kinder brauchen einfach auch Zeit, um auf dieser Welt anzukommen, und müssen ihr Vertrauen noch ausbauen. Sie müssen erst noch lernen – hey, diese großen Menschen sind wirklich immer da, wenn ich sie brauche. Sie erfüllen alle meine Grundbedürfnisse und auch, wenn ich schlecht drauf bin, sind sie für mich da.

Vielleicht ist es eine Hilfe, das Streicheln mit Schaukeln zu vergleichen. Manche mögen ein zartes, sanftes Schaukeln, andere bevorzugen es kräftig und wild und dritte können so gar nichts damit anfangen. Es gibt viele Möglichkeiten, das Bedürfnis nach Nähe und Hautkontakt zu stillen, nicht nur streicheln. Wichtig aber ist: Fühl dich nicht abgelehnt! Kinder in dem Alter denken noch nicht so komplex! Du wertest das Verhalten deiner Tochter fälschlicherweise als Abwehr – und das tut weh. Versuch mit diesem Wissen, andere gemeinsame Wege zu finden.

BUDDHA- & SCHREIBABYS – JEDES KIND IST ANDERS

Nicht nur die körperliche Entwicklung wird ständig verglichen – auch die emotionale. »Ach, deine Tochter braucht ein Kuscheltier?« »Also, mein Dreijähriger tröstet seinen Bruder und teilt jedes Spielzeug!« Dieser Druck und diese ewigen Vergleiche sind enorm belastend. Und so unnötig! Kinder sind wie Schneeflocken. Jede Schneeflocke ist ein winziges Meisterwerk, wenn man sie unter dem Mikroskop anguckt. Jede Schneeflocke ist für sich einzigartig – so wie jeder Mensch es auch ist.

Natürlich gibt es körperliche und seelische Bedürfnisse, die jeder Mensch hat: Nahrung, Nähe, Trost, Geborgenheit. Aber auch Bewegung, Freiraum, Lernen und Anerkennung gehören dazu. Wie ausgeprägt diese Bedürfnisse sind, ist sehr individuell. Und zwar von Anfang an. Es gibt kleine Menschen, die sehr viel Nähe und Hautkontakt brauchen, andere brauchen viel Ruhe und Zeit für sich. Einige Babys sind sehr körperbetont, möchten sich schnell bewegen können, wollen zupacken und die Welt ganz fix begreifen, andere schauen mit großen Augen alles an und suchen erst optische Eindrücke. Manche Kleinkinder können sich schon wunderbar selbst beschäftigen, andere haben nur eine sehr kurze Aufmerksamkeitsspanne und fordern lautstark ein Animationsprogramm.

Bei Babys wird oft von verschiedenen »Modellen« gesprochen. Der anspruchsvolle Typ, auch »High Need Baby« genannt, das besonders viel Aufmerksamkeit braucht – entweder, weil es viel schreit, sehr unruhig ist und deswegen einfach viel die Bezugsperson braucht, um sich selbst regulieren zu können. Die zweite Variante ist die des besonders anspruchslosen Kindes, das pflegeleichte, in sich ruhende »Buddha-Modell«, und die dritte eine Mischung aus beidem.

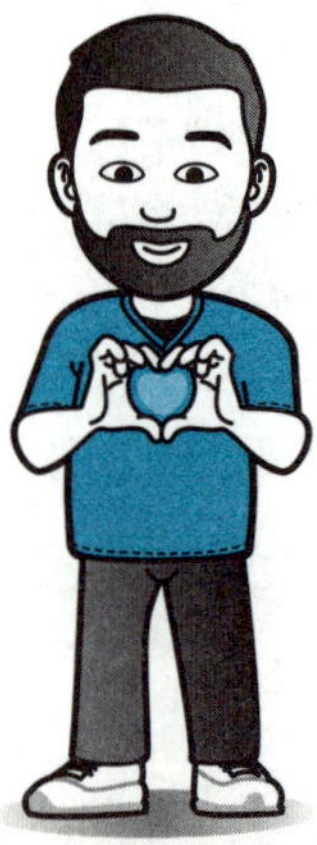

Ehrlich gesagt, halte ich von solchen Festlegungen auf »Typen« wenig. Babys verändern sich noch sehr – einige sehr unruhige und zappelige Säuglinge können durchaus ruhige und gelassene Kinder werden und eher gemütliche Schlummerkandidaten sind im Kindergartenalter wilde Hummeln. Aus anspruchsvollen Babys werden – für Eltern – durchaus normal anstrengende Kinder und gleiches gilt für die ganz pflegeleichten.

Fragerunde

Alle sagen, unser Kind sei ein Anfängerbaby: Es sei so ruhig! Ich habe Angst: Ist es zu still?

Es ist völlig in Ordnung, wenn ein Kind in sich ruht und lieber beobachtet. Nimmt es Augenkontakt auf? Lächelt es und reagiert auf Geräusche – dann scheint es normal entwickelt, nur eben eher etwas zurückhaltend.

Es kann sein, dass das schon Zeichen seines zukünftigen Charakters ist – vielleicht ist es ein ruhiger Denker. Vielleicht wird dein Kind aber auch Leader einer Rockband – alles ist noch möglich. Versuch, nicht zu vergleichen oder dir irgendetwas einreden zu lassen. Wieso soll man Angst haben, wenn doch alles wunderbar läuft? Neidische Kommentare und Vergleiche braucht niemand.

Euer Kind scheint ein kleiner Mensch zu sein, der sich gut regulieren kann und den Alltag ohne große Hürden meistert. Es schläft so weit gut, weint wenig und ruht in sich. Manchmal kann die Haltung der Eltern zu bestimmten Themen deutlich auf das Kind abfärben.

Wenn die Eltern sich wenig Sorgen machen, spüren das die Babys. Jeder Elternteil hat aber natürlich einen anderen Rucksack an Erfahrungen und Sorgen, den er mit sich schleppt, sodass der Spruch »entspannte Eltern, entspanntes Kind« so pauschal einfach nicht wahr ist.

Unsere Tochter (vier Monate) weint Tag und Nacht. Wird das besser?

Manche Kinder kommen scheinbar mit einer dicken Zornesfalte auf die Welt – sie tun sich schwer mit allem. Manchmal liegt es daran, dass die Geburt kompliziert war, die ersten Stunden nicht gekuschelt werden konnte, weil medizinische Versorgung nötig war – manchmal gibt es auch überhaupt keine Erklärung, warum ein Säugling sehr viel weint und sehr unruhig ist. Für die Eltern ist das eine sehr schwere Herausforderung. Das Baby ist satt, hat eine frische Windel, wird getragen, bekuschelt, geliebt – warum weint es nur? Oft entsteht ein Kreislauf, der nur schwer zu stoppen ist: Das Kleine schreit und ist unruhig, die Eltern werden nervös und unruhig – das Kind wiederum spürt die Gefühle der Eltern und bleibt unruhig und weinerlich.

WANN IST EIN KIND EIN SCHREIBABY?

Von einem »Schreibaby« sprechen Experten, wenn bei Säuglingen Unruhe oder Schreien über mehr als drei Stunden pro Tag, an mehr als drei Tagen pro Woche und über mehr als drei Wochen auftritt. Auch wenn das nur ein grober Richtwert ist – entscheidender ist der Leidensdruck bei Eltern und Kind.

Warum einige Kinder sich so schwertun? Man nennt es oft auch Regulierungsstörung. Das heißt: Manche Babys sind besonders sensibel und reagieren stärker auf äußere Reize. Grelles Licht, eine laute Umgebung – das sind so viele Eindrücke, die kaum verarbeitet werden können. So wie ein Erwachsener, der nach einem aufwühlenden Kinofilm nicht schlafen kann – nur dass einen überempfindlichen Säugling schon das bunte Mobile über dem Wickeltisch aus der Fassung bringt. Wichtig ist zu wissen, dass Säuglinge über eine Co-Regulation lernen, ihre Gefühle einzuordnen und sich selbst zu regulieren. Der Säugling spürt eine Unruhe, kann sich jedoch nicht selbst beruhigen. Er gibt seinen Unmut kund – und schreit. Die Beziehungsperson reagiert und beruhigt das Baby. Es spürt die Entspannung, beruhigt sich und die Bezugsperson bekommt das Feedback – mein Handeln hat zum Erfolg geführt. Das ist eine Co-Regulation. Wenn dieser empfindliche Kreislauf gestört wird, kann alles aus den Fugen geraten und pathologische Verhaltensmuster stellen sich ein. Sie führen eher zu einer Verschlechterung. Was ich konkret meine? Ein Beispiel: Wir wissen alle, dass Babys nicht wie eine Maschine immer gleich funktionieren. Was heute gut als Entspannungsritual funktioniert hat, wirkt morgen nicht. Sollte das Baby sich überhaupt nicht beruhigen lassen (natürlich ist alles Körperliche bereits abgeklärt worden), dann bekommt die Bezugsperson am Ende keine positive Rückmeldung auf ihr Handeln. Das Schaukeln und Singen, was sonst immer super war, bringt gar nichts. Ich fühle mich mies, weil ich versagt habe und es nicht schaffe, mein Kind zu beruhigen. Ich werde unruhiger und glaube, dass ich es eh nicht schaffe. Diese Gedanken können dazu führen, dass ich beim nächsten Mal unruhiger und mit weniger Geduld an die gleiche Situation herangehe. Das Baby merkt das und kann sich nicht entspannen. Der Kreislauf ist gestört und es kann der Beginn einer sehr belastenden Dauerschleife sein.

Wichtig hier: Hilfe holen, und zwar frühzeitig. Probleme direkt ansprechen. Keiner gibt gern zu, dass er fertig mit der Welt ist und es nicht mehr schafft. Dabei ist das vollkommen normal! Es spricht nur keiner öffentlich darüber. In spezialisierten Schreiambulanzen oder Mutter-Kind-Einheiten in psychologischen Ambulanzen kann euch geholfen werden, um diese Muster aufzubrechen.

Meine Nichte hatte einen schweren Start und lebt nun bei uns – ist Vertrauen für sie unmöglich, weil sie in den ersten Jahren eine unsichere Bindung zu ihrer Mutter hatte?

Die Bindungserfahrungen in der frühen Kindheit prägen uns: Wie gehen wir mit Gefühlen um, wie nehmen wir uns und andere wahr, was erwarten wir von uns und anderen? Was, wenn das in den ersten Jahren nicht gut lief, die Signale eines Kindes nicht wahrgenommen wurden? Hat das schlimme Auswirkungen?

Interessant finde ich, dass sich Kinder mit den gleichen Erfahrungen in den ersten Jahren unterschiedlich entwickeln. Das zeigt, dass natürlich eine frühe Prägung einen Einfluss hat, aber es noch so viel mehr Faktoren gibt, die bestimmen, wie ich mit Veränderungen und Problemen umgehe.

Die Entwicklungspsychologie hat verschiedene Ansätze, was die Bindungstypen angeht. Die neueste Forschung sieht, im Gegensatz zu früher, wo es ganz klare, abgegrenzte Bindungsgruppen gab, eher ein dynamisches Bindungsmodell. Nicht nur die ganz frühe Kindheit und nicht nur unsere direkten allerersten Bezugspersonen prägen uns. Wie gut – oder schlecht – unsere Beziehungen und unser Umgang mit unseren Gefühlen und denen anderer sind, das ist ein sehr komplexes Thema. Innere Sicherheit und einen sicheren Umgang mit Gefühlen wie Ängsten, Wut und Liebe lernen wir lebenslänglich, weil jede neue Erfahrung und jeder neue Mensch in unserem Leben uns neue Impulse gibt. Du kannst schauen, dass deine Nichte eine liebevolle, akzeptierende, bedürfnisorientierte Umgebung bei dir hat, die ihr ermöglicht, sich selbst als wertgeschätzt und wichtiger Teil der Familie wahrzunehmen.

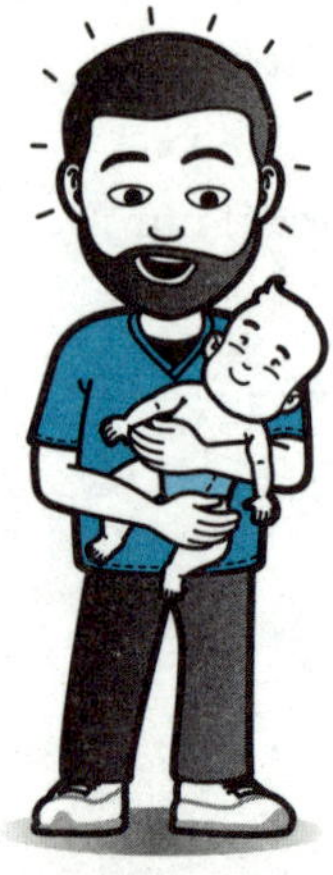

DIE GROSSEN GEFÜHLE DER KLEINEN

»Oh, schau mal – die guckt so mürrisch, wie Tante Herta!« Erwachsene blicken auf kleine Kinder und bewerten. Eine Neugeborene, die zornig oder muffelig die Welt betrachtet? Deren Spitznamen bei den Eltern Zicke oder Miesepeter sind? Furchtbar! Vor allem aber – falsch: Da werden Gefühle hineingedeutet, die unsere Winzlinge noch gar nicht haben! Die Synapsen im Hirn müssen sich erst noch verbinden – ein kleines Kind kann schon starke Gefühle haben, aber: Es plant noch nicht! Es sind wichtige und starke Gefühle wie Freude und Angst, die ein Säugling spürt. Er sucht Kontakt, indem er weint. Er kommuniziert durch das Weinen. Er spürt Zufriedenheit, wenn seine Bedürfnisse erfüllt sind, und reagiert auf andere Menschen. Hautkontakt, liebevolle Fürsorge und zärtliches Lächeln erlebt das Baby als positiv und es beginnt sehr früh nachzuahmen – indem es auch lächelt, Mimik und Gestik nachmacht. Wenn ein Baby starke Gefühle wie Angst oder Kummer erlebt, kann es diese Emotionen noch nicht selbst bewältigen. Es braucht seine Eltern, die ihm dabei helfen, die für Trost und Geborgenheit sorgen. Je mehr das Kind sich als eigenständig erlebt und je klarer ihm wird, dass die Großen weggehen können, desto besser kann es mit dem Gefühl der Trennung umgehen.

UMGANG MIT GEFÜHLEN – AUCH DAS EIN LERNEN

Im zweiten Lebensjahr lernt das Kleinkind auch über den Umgang mit Gefühlen mehr. Es achtet aufmerksamer auf andere Menschen und – je nach Sprachentwicklung – benennt es auch, was es sieht (»Papa weint. Papa aua?«). Ein Kleinkind kann – im wahrsten Sinne des Wortes – mitleiden. Es erlebt aber auch, dass seine Reaktion auf Gefühle – etwa lautes Schreien bei Wut – nicht immer erwünscht ist. Auf dem Spielplatz reagiert es vielleicht mit Schlagen oder Beißen, wenn ihm zum Beispiel ein Eimer weggenommen wird und es nicht weiß, was es mit starken Gefühlen wie Enttäuschung oder Kummer machen soll.

Zweijährige fangen an, Aktion und Reaktion unterscheiden zu können. Sie können immer besser sprechen und merken auch, was sie gern möchten. Und was nicht. »Allein«, »auch« und »Nein« sind Worte, die Eltern nun häufig hören. Je größer der Wortschatz, desto besser kann das Kind nun Wünsche und auch Gefühle benennen. Aber oft ist es noch mit der Wucht seiner Gefühle überfordert. Es braucht dabei Unterstützung. Ein Beispiel: Einem Mädchen fällt die Waffel mit der Eiskugel runter und es kann das Eis nicht mehr essen. Es ärgert sich, dass das leckere Eis weg ist, und wird wütend. Es schreit, damit Papa ein neues Eis kauft. Passiert das nicht, bleibt die Wut, weil es kein Eis gibt, oder wandelt sich in Trauer, weil der Verlust nun da ist. Wenn Kinder einen Verlust erleiden, dann trauern sie. Dabei kann es um ein geliebtes Kuscheltier gehen oder auch um ein Essen, auf das sie sich gefreut haben, oder um ein liebgewonnenes Ritual. Und oft brauchen die Kleinen dabei noch die Unterstützung der Erwachsenen. Trauer bringt häufig Wut mit sich. Durch Wut kommen wir als Eltern oft in eine Gegenwehr. Schaut lieber genau hin und benennt das Gefühl: »Ich sehe, dass du traurig bist.« Wenn man sich verstanden fühlt, ist das der erste Schritt, sein eigenes Gefühl besser einordnen zu können.

Im Kindergartenalter – also ab dem dritten Lebensjahr – gelingt es kleinen Menschen immer sicherer, eigene und fremde Gefühle voneinander zu trennen. Ein durchschnittlicher Dreijähriger kann Gefühle bei sich wahrnehmen und auch besser reflektieren. Auch erste eigene Strategien im Umgang mit negativen Gefühlen hat er nun schon entwickelt. Er kann zum Beispiel bei einem Streit um ein bestimmtes Spielzeug einen Kompromiss schließen und versteht auch schon langsam das schwierige Konstrukt Zeit. (Du hast denn Ball bis zum Mittagessen, dann habe ich ihn.) Die Reaktion auf Gefühle ist nun nicht nur impulsgesteuert, Kindergartenkinder finden erste Lösungswege für sich. In diesem Alter können sie sich in andere hineinversetzen, knüpfen erste Freundschaften und können auch abstrakte Gefühle – etwa in Bilderbüchern – verstehen.

Fragerunde

Bis vor Kurzem wurden alle mit Lächeln begrüßt, jetzt versteckt sich unsere Tochter (zehn Monate) immer und wirkt ängstlich.

Herzlichen Glückwunsch! Das ist ein ganz wichtiger Entwicklungsschritt! Ganz plötzlich wird aus einer kleinen Strahlebacke ein scheuer Knopf. Nicht Mama oder Papa? Dann: »Nee, das mag ich nicht.« Bei einigen Kindern ist diese Fremdelphase länger, bei anderen kürzer. Sie erkennen ihre Bezugspersonen und stellen fest: Hey, die sind ja eigenständig. Und die können weggehen. Babys beginnen jetzt, sich selbst zu entdecken und sich von anderen abzugrenzen. Die Tatsache, dass Mama weggehen kann – die ist ziemlich unheimlich. Erste natürlichen Verlust- und Trennungsängste sorgen dafür, dass einige Kinder Mama nun auf Schritt und Tritt verfolgen und am liebsten auf ihr wohnen möchten. Diese Phase ist auch ein Schutzmechanismus der Natur, das Kind entdeckt nicht nur Selbstwirksamkeit, es wird mobiler. Der kleine Entdecker kann sich nun gezielt fortbewegen und immer mehr eigenständig seine Umwelt wahrnehmen und sich den Raum erobern. Gefahren kann er aber noch nicht erkennen. Dadurch, dass ihm Fremdes nun unheimlich ist, wird er auch vor Gefahren geschützt. Nicht jedes Kind zeigt ausgeprägtes Fremdeln. Manche sind Unbekannten gegenüber ein wenig vorsichtig, lassen sich aber recht schnell auf sie ein, während andere Gleichaltrige sich verste-

cken und lange brauchen, bis sie auftauen. Manche kleinen Menschen sind eben eher offen, haben schon viel positiven Kontakt mit verschiedenen Erwachsenen, andere sind deutlich schüchterner und zurückhaltender. Wichtig: Akzeptiere die Ängste des Kindes und überschreite seine Grenzen nicht absichtlich. Das beste Mittel ist freundliche Distanz: Einfach dem Besuch erklären, dass dein Kind gerade Zurückhaltung braucht.

Unser Sohn fürchtet sich in der Dunkelheit. Was tun?

Angst ist ein Gefühl, das unsere angeborene Stressreaktion auslöst – und der Körper reagiert. Unser Herz schlägt schneller, der Blutdruck steigt und die Muskeln sind angespannt. Ist da eine bedrohliche Gefahr? Weglaufen, schreien, weinen oder kämpfen – die Reaktionen sind ganz unterschiedlich und instinktiv.

Es gibt viele verschiedene Dinge, die bei Kindern Angst auslösen können. Manche fürchten sich vor Trennung, manche vor Dunkelheit oder vor Hunden. Manche gruseln sich furchtbar vor den »Bösen« in einem Buch oder vor einer sprechenden Puppe.

***Eine Angstreaktion ist eine natürliche und wichtige Warnung, die vor Gefahren schützt.** Sie lässt sich nicht vermeiden und gehört zur kindlichen Entwicklung. Als Eltern fragt ihr euch: Wie sollen wir damit umgehen? Und: Woher kommt diese Angst? Angst gehört zum Leben dazu. Sie ist ein guter Ratgeber. Kinder testen damit aus, was sie sich zutrauen, welchen Situationen sie sich ausliefern können. Sie fragen sich: »Was schaffe ich? Was macht mir Angst?« Kinder lernen durch eigene Erfahrung, Ängste zu überwinden und Strategien zu entwickeln. Jede eigenständige Bewältigung einer angsteinflößenden Situation stärkt das Kind. Angst gehört zur Entwicklung dazu, denn Kinder müssen lernen, die Welt selbst wahrzunehmen, um ein eigenes Gespür für echte Gefahren und nur vermeintliche zu entwickeln, wie etwa das unangenehme Geräusch der sprechenden Puppe.*

Unsere Aufgabe als Eltern ist es, diese Angst zu respektieren und das Kind in seiner Entwicklung zu begleiten. Sicher kann im Dunklen ein kleines Licht angelassen werden – aber es geht darum, dem Kind dabei zu helfen, dem Auslöser der Angst zu begegnen und Lösungen zu entwickeln. Auf keinen Fall sagen: »Du musst keine Angst haben.« Denn damit lasst ihr den Junior mit seinen Gefühlen ganz allein. Ob es dabei um eine reale oder eine »gefühlte« Bedrohung geht, ist für das Erleben zunächst unerheblich. Deshalb müssen Angstzustände von Kindern immer ernst genommen werden.

Mein Sohn (drei) will mich immer wieder ärgern. Ich sage »Nein« und er macht es dann trotzdem.

Die Wortwahl zeigt: Du glaubst, dass ein kleines Kind manipulativ und berechnend ist. Könnte er morgens wach werden und als Erstes denken: »Ha! Heute werde ich meine Mutter zur Weißglut bringen. Heute ärgere ich die«? Nein, kann er nicht! Leider hat in Deutschland lange das Bild geherrscht, dass Kinder hart zu erziehen sind. Berechnen und Handlungen planen kann ein älteres Schulkind, aber noch kein Baby oder Kleinkind. Sein Hirn ist noch gar nicht genug vernetzt, um solche Gedanken zu entwickeln. Dein Sohn lebt mit drei Jahren in der aktuellen Gefühlslage und Situation. Das bedeutet: Bedürfnisse müssen befriedigt werden.

Was triggert dich? Dass er nicht »funktioniert«? Dass er nicht gehorcht? Wie ein Hund? Frag dich: Was mache ich als Erwachsener falsch in meiner Kommunikation und was sind meine Erwartungen an mein Kind? Kann es sein, dass sie viel zu hoch sind? Schraub sie herunter und denke lieber mehr wie ein Dreijähriger, damit dir klar wird, dass du ihn überforderst. Es ist einfach, zu deinem Sohn zu sagen: »Hör auf, die Gabel ständig auf den Boden zu werfen.« Er macht es trotzdem. Weil das Geräusch so spannend ist. Weil es aufregend aussieht, wenn etwas herun-

terfällt. Und weil immer alle am Tisch so lustig laut werden und mit mir reden und nicht mehr auf ihr Handy gucken. Eltern werden dann oft zu Homer Simpson. Sie sagen es lieber 1000 Mal und bewerten dabei die Situation nicht neu.

Ich bin da ganz egoistisch. Ich habe keinen Bock, mich derart oft zu wiederholen. Spätestens nach dem dritten »Lass die Gabel auf dem Tisch!«, muss ich überlegen: Was ist hier los? Warum klappt es gerade nicht? Ihr bohrt doch auch nicht an der Wand weiter, obwohl ihr merkt: Komisch, ich komme hier nicht weiter. Ihr hört (hoffentlich) auf, zu bohren, schaut euch das Bohrloch und die Wand noch mal genauer an und fragt euch: Warum will die Bohrmaschine nicht? Ihr bewertet die Situation erneut und schaut, wie man weitermachen kann. Warum nicht auch bei der Kommunikation mit eurem Kind? Warum Energie vergeuden, um recht zu haben oder gar der Gewinner zu sein? Den gibt es doch gar nicht. Mir als Vater ist das im Alltag viel zu sinnlos. Dann isst das Kind eben mit der Hand weiter, weil ich die Gabel nicht aufhebe, oder es bekommt Dinge auf den Tisch gelegt, die es werfen darf.

TROTZPHASE? JEDEN TAG EIN STÜCK SELBSTSTÄNDIGER

»Die will mich ärgern! Der macht das extra!« Das höre und lese ich öfter. Ganz deutlich noch einmal: Euer Kind muss seine und eure Grenzen austesten. Mal mehr, mal weniger – wie immer ist auch das individuell. Genau wie das Alter: Bei manchen geht es schon mit zwei Jahren los, bei anderen deutlich später. Nur wer sich an den Rand seiner Sicherheitszone wagt, weiß, wie viel Puffer dahinter noch ist. Das ist von der Natur so vorgesehen: Ein Kind muss seine Selbstständigkeit, seine Autonomie entdecken. Oft wird dieses Alter »Trotzphase« genannt. Damit wird man den Kleinen nicht gerecht. Tatsächlich wollen sich die Kinder nur immer mehr ausprobieren und ihre eigenen Wünsche, Bedürfnisse und auch ihren eigenen Willen sehr stark entdecken. Doch wer selbstständig die Welt entdecken will – und muss –, ist einfach manchmal sehr, sehr frustriert. Das macht wütend. Dabei geht es vor allem darum, selbstständig zu werden. Deswegen sprechen wir auch von der »Autonomiephase«.

VOM WIR ZUM ICH

Eltern unterstützen dabei. Das Ziel: Aus »wir machen alles gemeinsam« wird »ich traue mich auch allein«.

Als Eltern müssen wir dabei unterstützen und nachfragen. »Ich sehe, dass es dir gerade schwerfällt, das zu tun. Macht dich das sauer? Traurig? Komm, lass dich in den Arm nehmen! Gar nicht so einfach, das alles so hinzubekommen! Das schaffen wir gemeinsam. Was können wir machen, damit es besser klappt?« Wer mich kennt, weiß, dass ich gern nah an der Realität bin. Klar, manchmal haben wir als Eltern die Ruhe nicht. Mir ist auch schon die Hutschnur gerissen. Und zwar, weil ich gerade keine Geduld habe, weil ich mich mit den Gefühlen meines Kindes jetzt nicht auseinandersetzen kann. Die Betonung liegt auf dem Ich. Es ist mein Problem, das ich mit der Situation habe! Also muss ich schauen, dass ich mehr Zeit und Geduld habe.

Wenn euch das bewusst ist, dann ist eine Entschuldigung an euer Kind das einzig Logische, wenn ihr doch mal ausgerastet seid! Was ja menschlich und normal ist! Weil ich öfter darauf angesprochen wurde: Ich finde Regeln und Grenzen gut, in denen sich Kinder frei entfalten können. Ich finde, Kinder brauchen einen geschützten

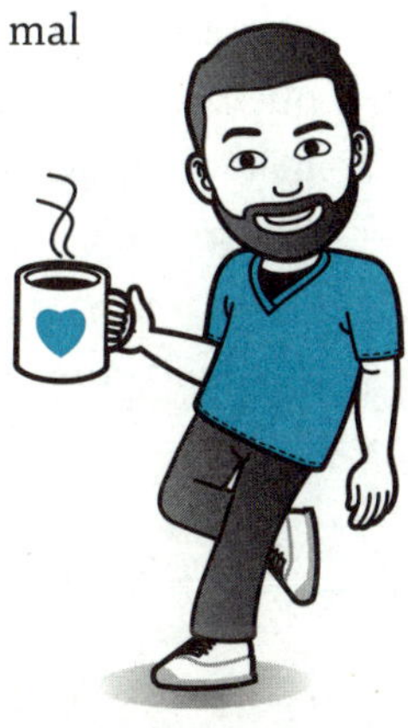

Rahmen. Ich ersetze gern den Begriff »konsequent« mit dem Wort »beständig«. Warum? Weil konsequent sein häufig gleichgesetzt wird mit Bestrafung, mit Wenn–Dann-Formulierungen. Beständigkeit hilft dem Kind, sich auf uns zu verlassen.

Und vor allem ist es **nicht** Kind gegen Eltern! Ein Beispiel: Ich sage meinem Sohn, der mit dem Laufrad unterwegs ist, dass er am Ende des Bürgersteigs stehen bleiben muss wegen der Straße und der Autos. Ich kündige vorher an, dass er absteigen muss, wenn er sich nicht dran hält – und dann laufen wir stattdessen bis zum Spielplatz. Dort darf er wieder drauf. Denn da besteht keine Gefahr mehr. Das ist eine nachvollziehbare Konsequenz! Keine Bestrafung! Heißt nicht, dass das Kind das toll findet … Falsch wäre: Wenn du nicht stehen bleibst, dann darfst du nachher kein Eis essen! Was hat das eine mit dem anderen zu tun? Wo ist die nachvollziehbare Konsequenz? Ist es nicht einfach nur eine armselige Demonstration von Macht und soll zeigen, wer hier Boss ist? Ich übertrage gern in die Erwachsenenwelt: Stellt euch vor, eure Chefin sagt: »Heute ist Abgabetermin! Wenn das Projekt bis zwölf Uhr nicht fertig ist, sind Überstunden angesagt.« Oder stellt euch vor, eure Chefin erklärt: »Heute ist Abgabetermin! Wenn das Projekt bis zwölf Uhr nicht fertig ist, bekommst du am Abend keinen Pudding.« Wo ist da der Zusammenhang? Da würdet ihr euch auch veräppelt vorkommen. Und so geht es Kindern auch. Es müssen logische Konsequenzen sein. Viele Außenstehende denken dann: »Oh, ist der inkonsequent«, wenn man mal Fünfe gerade sein lässt. Das nennt sich nicht Inkonsequenz, sondern Kompromissbereitschaft. Ich nehme das Bedürfnis meines Kindes wahr und schaue, ob wir einen Kompromiss schließen können, der allen hilft.

Und damit es klar ist: **Wenn Gefahr im Verzug ist oder es um die Gesundheit eures Kindes geht, dann entscheidet nicht das Kind.** Ein

Kleinkind kann nicht entscheiden, ob es geimpft werden soll oder nicht. Das entscheiden die Eltern. Die Angst davor und den Schmerz danach könnt ihr begleiten und das Kind in seinen Gefühlen wahrnehmen und trösten. Ob Freundschaften, Teilen oder die erste Übernachtung bei Oma – alles sind kleine Meilensteine der psychischen Entwicklung. Wenn das Kind sich zum ersten Mal nach einem Wutanfall allein beruhigt, sich selbst motiviert – dann lernt es gerade enorm viel. Denn das aktive Handeln, Eigenmotivation und Selbstregulierung sind schwierige Aufgaben, bei denen es lange dauert, sie zu lernen – manche haben als Erwachsene damit noch Probleme.

Fragerunde

Wann wird die Trotzphase einfacher für Eltern?

Sie wird sofort einfacher, wenn die Eltern ihren Blickwinkel ändern. Es ist kein Trotz, sondern eine wichtige Phase, in der das Kind seine Selbstständigkeit entdeckt ... und dann doch nicht alles eigenständig machen kann oder darf. Stell dir vor, dein Kind hätte morgens einen Rucksack auf dem Rücken. Der ist gefüllt mit »Kooperationsbällen«. Jedes Mal, wenn dein Kind kooperiert und mitmacht, gibt es einen Ball an dich ab. Und je nachdem, wie der Tag sich gestaltet, ist der Rucksack schneller oder später leer. Sind keine Bälle mehr da, ist es für das Kind schwierig, weiter kooperativ zu sein, weil es echt viel Kraft kostet, dauernd Regeln anderer zu befolgen. Deswegen immer darauf achten, dass du deinen Rucksack auffüllst mit Empathie, Verständnis, Eingehen auf die Bedürfnisse des Kindes, Ausruh-Inseln am Tag, auf denen mal keine Regeln gelten. Das füllt den Kooperationsrucksack mit neuen Bällen.

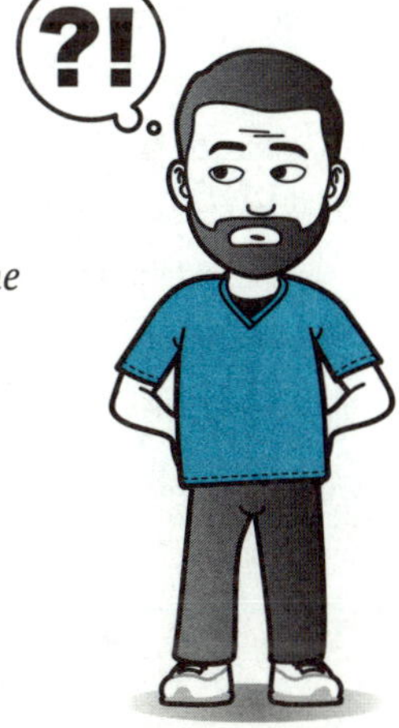

Ist mein Kind ein Egoist? Der Zweijährige will auf dem Spielplatz nie teilen!

Da erwartest du von deinem Kind zu viel. Wenn ich als Erwachsener an den See fahre und es mir dort auf einer Decke mit meinem Kaffeebecher, meinem Handy und einem Buch gemütlich mache und ein völlig fremder Gleichaltriger mit freundlichem Lächeln kommt und nimmt mein Buch weg, dann bin ich doch auch nicht entspannt. Warum sollte ein kleines Kind auf dem Spielplatz seine Schaufel und seine Förmchen einem fremden Kind geben – auch wenn es ein freundliches Lächeln hat? Ich sag dir, warum. Wegen dir! Weil Eltern nicht von anderen Eltern verurteilt werden wollen für das Verhalten des eigenen Kindes. Könnte ja jemand denken, du erziehst dein Kind nicht sozial. Ihr seht: Das Problem ist selten beim Kind zu suchen. Kleinkinder mögen es, ihre Sachen bei sich zu haben, und müssen noch ein Gespür dafür bekommen, was Besitz ist. Sie müssen und dürfen lernen, auch »Nein« zu sagen und einem Besucherkind eben nicht das Lieblingsauto zu geben. Umgekehrt müssen sie aber auch den Umgang mit den frustrierenden Gefühlen lernen, wenn andere Kinder nicht teilen mögen. Mit gutem Vorbild, mit Zeit und Freiwilligkeit lernen Kinder, was Besitz und auch Teilen bedeutet.

Auszeiten für wütende Dreijährige?

Früher waren Auszeiten das angeratene Mittel, um Kinder von ihrem falschen Handeln überzeugen zu wollen. Viele Mütter und Väter kennen das aus der eigenen Kindheit: »Ab in dein Zimmer!« Damals wurde manchmal im Kindergarten sogar in der Ecke gestanden. Solche Strafen demütigen Kinder und werten sie ab. Wir Eltern wünschen uns von den Kindern Einsicht. Aber genau das bewirken Strafen nicht, wie wir heute wissen. Kurzfristig wird durch solche Methoden zwar ein Verhalten unterbunden, aber langfristig wird sich das Kind wieder »falsch« verhalten. Weil es eben nicht wirklich gelernt, sondern nur auf die Strafe re-

agiert hat. Mit kurzfristiger Vermeidung oder mit Heimlichkeiten. Was wir aber eigentlich vom Kind wünschen, sind Verständnis und Lernen. Es soll aus eigenem Antrieb anders handeln. Eine Strafmaßnahme wie das Ausschließen vom sozialen Miteinander bewirkt das Gegenteil. Ein dreijähriges Kind versteht das nicht und wird ängstlich. Und diese Angst ist ein starker Hemmfaktor für das Lernen. Das Kind erfährt keine Alternativen und wird durch Auszeiten nicht in die Problemlösung einbezogen. Es erfährt Ablehnung, obwohl die Situationen, in denen Kinder »schwierig« sind, meistens die sind, in denen sie besonders Zuwendung brauchen und vor allem am meisten lernen könnten.

WUT ALS ZEICHEN ERKENNEN

Das »Schwierige« (Herumschreien, Wutanfall) ist für uns das perfekte Zeichen: Oha, hier braucht mein Kind noch Unterstützung und Begleitung.

Das Wegschicken bedeutet für das Kind aber noch viel mehr als »nur« Ablehnung und Liebesentzug. Es sagt: Stopp, hier sind nicht alle Emotionen erlaubt. Du darfst fröhlich, höflich, lustig und albern sein. Wütend, frustriert und sauer ist verboten und nicht in Ordnung – automatisch ist ein Teil von dir nicht in Ordnung. Du bist nicht in Ordnung. So etwas einem kleinen Kind regelmäßig zu sagen, hinterlässt seelische Narben, die sich durchs ganze Leben ziehen werden.

Wenn du merkst, dass du selbst platzt und brüllst und die Situation echt übel werden könnte, dann ist es manchmal eine gute Möglichkeit, den Raum zu verlassen und sich selbst herunterzufahren. Das solltest du dem Kind auch klar mitteilen: »Ich bin gerade sehr wütend, weil ich gern schneller auf der Arbeit wäre und wir es jetzt nicht schaffen. Ich brauch mal kurz Zeit, um durchzuatmen.« Es ist total in Ordnung, dass du kurz raus musst aus der Situation, aber kommunizier das. Kinder können es sonst fehlinterpretieren und denken, sie werden jetzt mit Aufmerksamkeitsentzug bestraft. Zu sagen: »Hey, ich brauch grad mal kurz einen Moment für mich«, hilft. Eine räumliche Trennung sorgt dafür, dass sich alle runterfahren und ausatmen können – aber diese Art der Auszeit, die Ausatmen-Zeit, ist keine Strafe!

Was ist der Unterschied zwischen einem festen Rahmen und Grenzen?

Ein fester Rahmen hilft Kindern, sich zu orientieren. Innerhalb des festgesteckten Rahmens gibt es aber Spielraum und die Kinder haben auch ein Recht auf Mitsprache und freie Entfaltung. Es muss uns klar werden, dass fast der ganze Tag dieser kleinen Wesen fremdbestimmt ist. Sie dürfen fast nichts entscheiden. Sie bekommen ständig fertige Entscheidungen vorgelegt und müssen sich fügen. Sie haben ja keine andere Chance. »Heute gehen wir in den Supermarkt. Es ist kalt, also ziehen wir die Winterjacke an und die roten Winterschuhe. Ich hab Nudeln gekocht, die müssen dann noch gegessen werden!« Ist doch klar, dass sich das beißt mit der steigenden Selbstständigkeit in der Autonomiephase. Kinder müssen in den Alltag einbezogen werden. Sie müssen merken, dass ihre Meinung und ihre Gefühlslage genauso wichtig sind wie die von anderen Familienmitgliedern. Wer früh mitentscheiden kann, wird auch schneller kompromissbereit sein. Und hat weniger das Bedürfnis, genau dann mitentscheiden zu wollen, wenn es gerade sehr ungünstig ist – Eltern sagen dazu »trotzen«. Es hat ja seinen »Mitentscheidungsakku« schon aufgefüllt. (Welchen Pulli möchtest du anziehen? Welche Schuhe?)

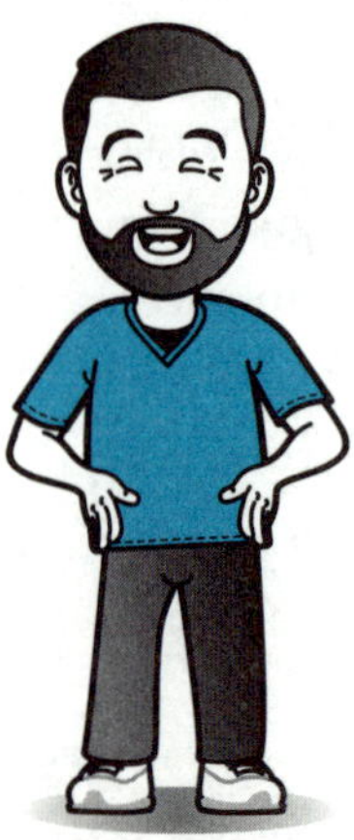

Kinder brauchen einen Rahmen, weil er ihnen Halt und Orientierung gibt. Vielleicht darf sich deine Tochter aussuchen, welchen von den zwei Pullis, die du ihr zeigst, sie anziehen möchte. Aber du entscheidest, dass es für ein T-Shirt noch zu kalt ist. Also keine starren Grenzen – sondern ein festgesteckter Rahmen, in dem das Kind sich frei bewegen und mitentscheiden darf. Mit viel Vertrauen, entspannt und liebevoll. Je älter das Kind wird, desto weiter kann ich den Rahmen ziehen. Manchmal inkonsequent zu sein ist kein Nachgeben und Verlieren, sondern der Beweis, dass ich mein Kind mit seinem gesamten Wesen sehe.

Beste Freunde im Kindergarten – sollen wir das fördern?

Freundschaft ist eine wertvolle Erfahrung. Es ist toll, wenn sich zwei Menschen finden, die zueinanderhalten und auf einer Wellenlänge schwimmen. Eine wertvolle Erfahrung, von der Kinder sehr profitieren. Sich von einem anderen Menschen – außerhalb der Familie – angenommen und verstanden zu fühlen ist eine wichtige Beziehungserfahrung. Wenn zwei Kinder viel miteinander spielen, sich mal streiten und auch wieder vertragen, können sie viel lernen. Eltern können ihre Kinder aktiv unterstützen, solche starken Freundschaften aufzubauen. Sich zum Beispiel auch am Nachmittag verabreden oder später vielleicht beieinander übernachten ist denkbar.

Manche Erwachsene fürchten, dass sich die Kinder zu sehr aufeinander »fixieren«. Aber das lässt sich vermeiden, wenn Eltern und pädagogische Fachkräfte die Kinder gut begleiten, etwa liebevoll trösten, wenn die beste Freundin mal nicht spielen will. Das eigene Kind nicht jedes Mal zu Hause lassen, nur weil der beste Freund an dem Tag nicht im Kindergarten ist. Darüber sprechen, dass Freundschaften freiwillig sind und sich verändern können und dass jeder eine eigenständige, vom anderen unabhängige Person bleibt. Und auch vorleben, dass es möglich ist, verschiedene Freundschaften aufzubauen, die sich je nach Charakter, Inte-

ressen oder Gemeinsamkeiten finden. Dann schließen sich eine starke Freundschaft und Offenheit für andere Menschen nicht aus.

Monster, Feen und Superhelden – mein Kind glaubt an alles. Hat es eine zu lebhafte Fantasie?

Je weiter ein Kind in seiner sprachlichen und psychischen Entwicklung ist, desto mehr kann es abstrakte Dinge begreifen. Um den vierten Geburtstag herum kann es nun Symbole und Zeichen verstehen, Begriffe wie Neid oder Zorn – die ja nicht immer »greifbar« sind. Es ist wie ein kleiner Schwamm und will alles verstehen, alles einordnen. Warum ist das so? Wieso? Weshalb? Warum? Kinder in diesem Alter fangen an, Mengen- und Zeitbegriffe zu verstehen und hinterfragen Handlungen. Gleichzeitig sind sie zwischen dem dritten und fünften Lebensjahr in einer magischen Phase. Das ist kein Zuviel an Fantasie und auch nicht schlimm. Kinder in dieser Phase haben das Gefühl, vieles Schöne oder Gruselige könne passieren, weil sie es sich gewünscht haben. Fachleute sprechen von einer in sich stimmigen »magischen Logik«: Dinge und Geschehnisse werden vom Kind als magisch erlebt und durch »magische Theorien« versucht es, sie zu deuten und zu erklären. Vermutlich sind Fantasiewesen wie Superhelden, Monster, Zauberwesen für vieles zuständig. Was alles passieren könnte … vielleicht zieht mich eine Hexe durch den Abfluss der Badewanne? Märchen und andere Geschichten befeuern diese kindlichen Vorstellungen.

DAS ENTSCHEIDENDE BEI DER MAGISCHEN PHASE:

Kinder glauben wirklich an die Wesen. Für sie ist das nicht erfunden, sondern ihre Realität. Wer versucht, mir meine Realität abzustreiten, dem glaub ich nicht.

Also taucht als Eltern in die magische Welt ein. Das Monster unter dem Bett? Der Geist hinter dem Schrank? Natürlich gibt es die für dein Kind, wenn es die dort sieht oder vermutet. Also lass dich auf das Spiel ein – vielleicht mit einem selbst gemachten Anti-Monster-Spray oder einer verzauberten, supermutigen Kuscheltier-Armee, die vor dem Bett Wache steht.
Fragt eure Kinder! Sie haben meistens die Lösung und viele Ideen parat. Habt keine Angst, ihr verstärkt dadurch nichts Schlechtes, sondern ihr lasst euch auf das Denken der Kinder ein. Durch die Erwachsenenbrille gesehen kann man dem Nachwuchs erklären, dass es all diese Wesen nicht gibt – aber das nimmt keine Ängste vor Monstern und bösen Geistern! Logik hilft nicht gegen Magie, sondern stärkt den Eindruck, dass Gefühle nicht ernst genommen werden. Also lasst euch auf die Fantasie ein. Fragt nach. Magisches Denken kann so hilfreich sein und sollten wir benutzen, solange es Kinder noch haben.

WARUM TROST SO WICHTIG IST

In meiner Praxis weinen Kinder. Die unbekannte Situation einer Untersuchung, der Piks bei der Impfung oder ein ungeduldiger Vater, der beim Anziehen zu grob ist. Ich sehe die Kindertränen und beschreibe das Gefühl. Oft sind die Eltern liebevoll und zugewandt. Ich habe es auch schon anders erlebt: »War doch nur ein Piks!« »Stell dich nicht so an, du bist doch ein Mann!« »War gar nicht so schlimm!« Ich antworte in solchen Situationen dann gern: »Klar war es für Sie nicht schlimm ... Sie haben ja auch keinen Piks bekommen. Also, ich finde Pikse richtig doof und das tut mir auch immer weh.« Wenn ein Kind bei Kummer, Schmerz oder einer anderen Belastung Nähe und Schutz sucht, dann gelingt es dem oder der Kleinen meist nicht, das allein zu bewältigen. Wir alle kennen das beklemmende Gefühl, wenn negative Empfindungen so mächtig sind, dass der ganze Körper uns signalisiert: Nicht gut! Gar nicht gut! Unsere Herzfrequenz geht hoch, der Cortisol- und Adrenalinspiegel steigt. Notzustand. In solchen Momenten brauchen wir andere – wir brauchen Trost.

WAS PASSIERT, WENN ES KEINEN TROST GIBT?

Wenn unser Stresssystem ständig auf Hochtouren läuft und der Körper immer unter Anspannung steht, schüttet er viele Stresshormone aus. Ängste nehmen zu. Der Körper wird belastet und ist anfälliger für Erkrankungen.

Kummer zeigt sich nicht immer durch dicke Kullertränen – auch ein Kind, das beißt, kratzt oder auf dem Boden liegt und ihn mit den Fäusten bearbeitet, kann sich nicht selbst regulieren und braucht Unterstützung und feinfühlige Erwachsene, die eine liebevolle Antwort finden. Babys und Kinder brauchen Erwachsene, die sie trösten und mit ihnen fühlen. Und nicht jemanden, der über die Clownsmaske, vor der sie sich fürchten, lacht. Zeigt eurem Kind, dass ihr seine Sorgen seht und seine Angst akzeptiert wird. Es kann helfen, Phänomene wie ein lautes Gewitter zu erklären. Oder einfach das Kind in der ruckeligen Straßenbahn, die es nicht kennt, auf den Schoß zu nehmen.

TEDDYS, SCHNULLER, UMARMUNGEN …

Welche Art von Trost gerade passt und richtig ist? Kommt immer darauf an. Auf die Situation, auf das Kind. Babys und Kleinkinder brauchen sofort Nähe und fühlen sich durch Körperkontakt, Tragen, und Berührungen, durch engen Kontakt und klare Co-Regulation am besten getröstet. Je älter Kinder werden, desto besser können sie auch durch »Sicherheitsgeber« wie Schnuffeltücher oder Teddys Trost und Halt bekommen. Auch Rituale wie Abschiedsküsse oder Trostlieder geben durch ihren festen Ablauf Sicherheit und dadurch Trost. Nutzt die magische Phase aus und füllt einen besonderen Gegenstand mit viel Mama-und-Papa-Liebe in einem magischen Ritual. So kann das Kind in Kindergarten oder Schule, immer wenn es Bedarf hat und das Gefühl von Sicherheit und Geborgenheit braucht, den Gegenstand nehmen und die gespeicherte Energie aufsaugen. Verrückt, sagt ihr? Es funktioniert – das ist ja das Tolle.

Später gelingt es dem Schulkind und noch viel später dem Erwachsenen immer besser, selbst mit seinen Gefühlen umzugehen – Aktivitäten wie Schreiben, Sport und Bewegung, Baden oder Musizieren können dabei helfen, Entspannungsinseln zu bilden. Oft aber sind es – gerade in Zeiten, in denen es uns richtig schlecht geht – liebgewonnene Trostrituale aus der Kindheit, wie der warme Vanillepudding, ein Bad und dann ein kuscheliges Frotteehandtuch und eine innige Umarmung, die uns richtig guttun in miesen Zeiten. Als Eltern seid ihr es jetzt, die symbolische Trostpflaster einsetzen, die eure Kinder selbst als Erwachsene anwenden können. Wer unendlich verletzt und verzweifelt ist – weil eines seiner wichtigen Bedürfnisse nicht erfüllt ist, weil er sich nicht wertgeschätzt fühlt oder enttäuscht wurde, hat Herzenskummer. Überlegt selbst, was euch guttun würde. Ablenkung? Nicht? Warum glauben dann so viele Erwachsene, sie müssten ein trauriges Kind einfach nur auf andere Gedanken bringen? Das Ablenken ist kein Trost: Das Kind wird sich zwar ablenken lassen, sein Bedürfnis ist aber immer noch nicht befriedigt.

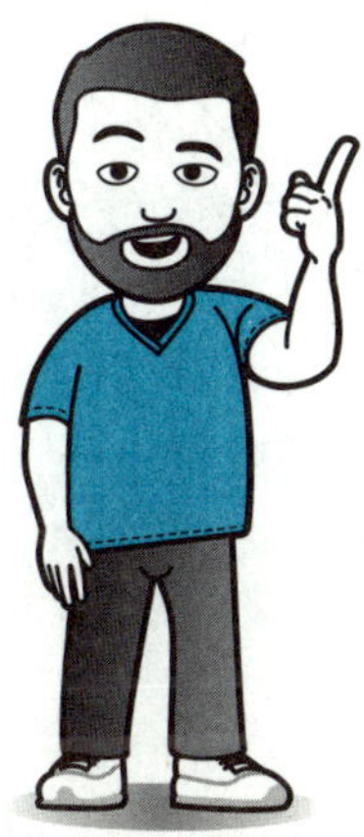

Wir Eltern wollen alles Unheil von unserem Kind fernhalten. Dazu gehören für viele Eltern auch unschöne Gefühle. Uns muss aber klar sein, dass diese Gefühle zum Leben dazu gehören und es unsere Aufgabe ist, unsere Kinder so gut wie möglich darauf vorzubereiten. Helft auch dabei eurem Kind, in dem ihr es liebevoll begleitet. Gebt ihm Werkzeuge an die Hand, mit denen es lernt, sich selbst um seine Bedürfnisse zu kümmern und sie so klar zu benennen, dass es Hilfe suchen kann.

Fragerunde

Unser Sohn (zwei) lässt sich mit einem Schnuller wunderbar trösten. Aber was, wenn der bald wegmuss?

Schnuller gehören zu den sogenannten Übergangsobjekten, die Sicherheit und Trost geben können. Etwa ab dem sechsten Monat kann das Kind gezielt greifen und sich den Schnuller selbst suchen und wieder in den Mund stecken. Allerdings muss so ein Schnuller auch wieder abgewöhnt werden – aber das ist ein anderes Thema.

Langfristig gilt bei Schnullern und Daumenlutschen: Der Zweck heiligt die Mittel – für Babys und Kleinkinder sind sie durchaus sinnvoll, wenn das Baby so besser schläft und seinem Saugbedürfnis nachkommen kann. Ein Schnuller sollte wie ein Medikament eingesetzt werden: Wenn das Kleine weint, erst mal andere Beruhigungsmöglichkeiten anbieten und schauen, ob diese fruchten.

Schiefe Zähne und vor allem Gaumenverformungen kann man durch schmale Schnuller verhindern.

Wichtig hier: Das Kind wächst weiter, der Schnuller bleibt der kleinste. Egal, was andere dazu sagen. Die Brustwarze – der natürliche Schnuller – wächst schließlich auch nicht weiter. Die Zunge formt den Gaumen – und möglichst nicht der Schnuller. Dabei gilt ganz klar: Je weniger

Fremdkörper im Mund, desto besser. Die kirschförmigen Schnuller beispielsweise sind meistens zu groß. Sie werden von Hebammen als stillfreundlich angepriesen, dass sie aber den Gaumen nachhaltig negativ verändern können, wird nicht erwähnt. Wenn es um den Spracherwerb geht, spielt auch der Schnuller eine wichtige Rolle.
Wer spricht, sollte den Schnuller aus dem Mund nehmen, sonst höre ich »Auo« und nicht »Auto«. Auch für die Kiefer- und Zahnentwicklung ist es richtig und wichtig, dass der Schnuller tagsüber ab dem zweiten Lebensjahr so wenig wie möglich benutzt wird.

ENDLICH OHNE SCHNULLER

Das Abgewöhnen des Schnullers ist so eine Sache: Einen liebgewonnenen Tröster gibt man nicht so einfach weg. Bei manchen Schnullerträgern kommt die Schnullerfee und nimmt das geliebte Objekt mit oder zum Abschied werden alle Schnullis an einen Baum gehängt. Es gibt viele Ideen für den Abschied, aber ich empfehle ein Ausschleichen: Also zunächst die Einsatzorte des Schnullers so reduzieren, dass dein Kind ihn immer weniger braucht. Bei Kleinkindern kannst du einen Schnullerschlafsack basteln, der im Bett bleibt, dort darf das Kind den Schnuller morgens nach dem Aufstehen reinlegen, damit er sich ausruht.
So hat der muntere Weltentdecker tagsüber die Möglichkeit, andere Beruhigungsrituale zu finden. Am besten ist es, wenn ein Kind verschiedene Übergangsobjekte kennt – und eben nicht nur den Schnuller. So wird dann später der Abschied (hoffentlich) auch nicht so dramatisch. Das geht natürlich bei Daumenlutschern etwas schlecht – aber auch hier hilft beim Abschied vom Nuckeldaumen ein neuer Liebling.

Schnuffeltuch oder Kuscheltier. Was ist für meine Tochter (zwei) besser geeignet?

Da hast du gar keine Wahl. Die Mini-Chefin entscheidet, woran sie ihr Herz hängt. Liebe kennt keine Grenzen und die kindliche Liebe für Übergangsobjekte ist manchmal sehr erstaunlich. Es gibt Kinder, die haben Lieblingskissen, andere – wie Linus von den Peanuts – Schmusedecken. Ich kenne Kinder, die alte Stoffwindeln, die eigentlich mal Spuckschutz für Mamas Schulter waren, heiß und innig lieben. Andere schmusen am liebsten mit Papas Sport-T-Shirt oder tragen Tag und Nacht ihren Spielzeugbagger herum. Der Klassiker sind sicher Puppen und Teddys. Ist die Wahl erst einmal getroffen, wird sie so schnell auch nicht rückgängig gemacht. Ein solches Übergangsobjekt ist für einige Kinder ein Lebensretter, Best Buddy, Seelenverwandter, Kummerkasten und Tröster Nummer eins. Nicht immer unproblematisch, denn einige stolze Teddyfreunde möchten ihren Bären überall mit hinnehmen – würden aber nicht in der Kita andere mit ihm spielen lassen. Vor allem ist da die Sorge, was passiert, wenn der Herzenströster eines Tages abhandenkommt? Vielleicht könnt ihr dann das Buch vom Hasen Felix vorlesen. Der macht eine Weltreise. Andere Eltern kaufen sicherheitshalber gleich vier baugleiche Bären. Aber vorsichtig: Meist durchschauen die Kinder das, denn der Kumpel hat ja auch einen sehr eigenen Duft. Überhaupt, dieses Müffeln … das muss so. Aber vielleicht kannst du das Kind ja doch bei der Wäsche im Handwaschbecken beteiligen oder davon überzeugen, dass Püppi gern in der Waschmaschine Karussell fährt? Schnuller, Schmusetuch oder Teddybär – irgendwann ist ein solches Übergangsobjekt nicht mehr notwendig und der Besitzer verliert sein Interesse. Aber nicht immer. Es gibt auch einige Erwachsene, die bis heute ihre alte Schmusedecke oder ein abgeliebtes Kuscheltier besitzen.

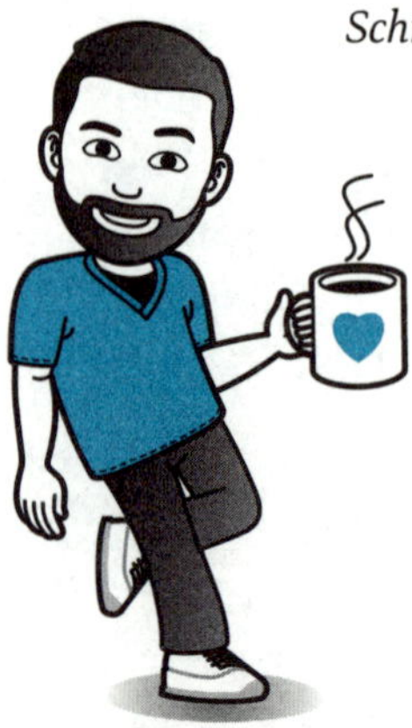

OHNE KINDER WAR AUCH GEIL

Wie jetzt – was haben denn in einem Buch zur Kindergesundheit die Eltern zu suchen? Na, zum einen seid ihr es, die dieses Buch lesen – und wie ich schon schrieb: Kindergesundheit hat viele Aspekte. Denn geht es Mutter und/oder Vater nicht gut, dann können sie sich noch so anstrengen: Sie können nicht so für ihr Kind da sein, wie sie es möchten. Ihr wisst schon, im Flugzeug müssen sich Eltern zuerst die Sauerstoffmaske aufsetzen und sich erst dann um den Nachwuchs kümmern. Oft wird gesagt, geht es den Eltern gut, geht es dem Kind gut. Feinfühlige, achtsame Mütter und Väter achten auf sich, denn sie haben ja wichtige Aufgaben: Sie kümmern sich um ihre Arbeit, den Haushalt, dessen Organisation, sorgen für eine gesunde Ernährung ihres Kindes, achten darauf, dass es sich körperlich gut entwickelt und geben ihm Geborgenheit und Fürsorge – ganz so, wie es das Kleine braucht. Sie achten auf die Bedürfnisse des geliebten Mini-Menschen – und auch auf die eigenen ... was für ein Superhelden-Job. Aber wie passt er zu eurer Persönlichkeit? Ihr seid Mutter und Vater. Was genau heißt das für euch?

NEUE ROLLEN – NEUE TRÄUME UND ZIELE?

Ungeahnte Verantwortung, Liebe, Fürsorge und Bedürfnisse: Wer ein Kind bekommt, ändert oft auch Wünsche und Ziele im Leben. Lieber Föhr statt Malediven, lieber Reihenhaus mit Garten statt WG in der Metropole. Fragt euch nach euren (neuen?) Träumen und sprecht darüber, was für euch eine gute Mutter und ein guter Vater ist.

Aber fehlt da nicht noch etwas? Klar, die anderen: Mütter und Väter sind ja auch selbst Kinder, Onkel, Tanten, Freunde und Arbeitnehmer. Die anderen Menschen sind auch wichtig und stellen Ansprüche. War da noch etwas ... da war doch was? Richtig. Ihr seid auch ein Paar! Und ihr beide habt euch so verändert! Elternpaar werden, Liebespaar bleiben? Gar keine leichte Aufgabe. Mit der Geburt eines Kindes seid ihr nun eine Familie, und wenn es euch als Familie nicht gut geht, dann geht es auch eurem Kind nicht gut. Die Nächte sind oft zu kurz, Müdigkeit ist euer ständiger Begleiter, die neue Verantwortung oft nicht ohne und der Alltag voller Kackawindeln und Spucktücher. Manchmal liegen die Nerven dann so blank, dass es zu ständigen Reibungen führt. Na ja, Reibung erzeugt zwar auch Wärme – aber das kann explosiv werden.

Also damals, ohne Nachwuchs, das war schon eine Megazeit. Und das kann man ganz ohne schlechtes Gewissen sagen. Ich liebe mein Kind nicht weniger, nur weil ich es vermisse, auszuschlafen, auszugehen und Zeit für mich und meine Partnerin zu haben. Mein Rat: Holt euch das wieder. Macht wenigstens einmal in der Woche etwas, was einfach nur Spaß bringt. Und vergesst bei allen Sorgen nicht, zusammen zu lachen und euch nicht nur als Mama und Papa, sondern als Frau und Mann zu sehen!

Fragerunde

Ist es sehr egoistisch, wenn wir als Eltern auch mal Zeit zu zweit wollen?

Nein, das ist ganz klar Selbstfürsorge. Die Frage ist nur: Wie organisiert ihr euch Zeit zu zweit? Es gibt Paare, die sich fest verabreden. Sonntagabend gehört die Mama mir – der Abend ist geblockt, kein Sport, keine Geburtstagseinladung darf stören. Sex nach Plan? Och nö, sagen einige. Kann aber eine Option sein. Kein Anspruch auf Leistungsdruck, sondern auf bewusste Auszeit. Wenn wir unserem Kind beibringen möchten, über

Gefühle zu sprechen, müssen wir auch auf unsere achten und auf unsere Bedürfnisse. Babys und Kleinkinder haben sensible Antennen, sie spüren, dass Eltern vielleicht traurig sind oder eben Zeit zu zweit vermissen. Ist der Nachwuchs älter, solltet ihr selbstverständlich Zeit ohne ihn verbringen. Denn als Liebespaar braucht ihr auch innige Momente für euch. Ganz ohne schlechtes Gewissen. Fangt vielleicht mit einem gemeinsamen Wochenende an. Für das Kind ein tolles Abenteuer – mal zwei Nächte bei Oma. Und für euch: die Gelegenheit, euch wieder näherzukommen, über Bedürfnisse und Wünsche zu reden.

Sucht euch Energietankstellen – ihr braucht als Paar kleine Inseln und Oasen. Zeit für euch allein und für euch gemeinsam. Auch wenn es dann im Alltag mal nass und grau ist – ihr wisst ja, dass die nächste Auszeit nicht mehr weit weg ist.

Meine Wut ist immer wieder riesig. Versage ich als Elternteil?

Eltern sind Menschen und nur Heilige sind immer lieb und verständnisvoll. Kinder sind wunderbar und das Beste, was uns passieren kann. Aber auch wir Großen haben Gefühle. Wer seinem Kind beibringen möchte, mit Emotionen feinfühlig umzugehen, muss auch auf die eigenen achten. Wir dürfen Freude, Glück und Geborgenheit spüren, wenn wir ein Kind in sein Leben begleiten. Aber eben auch nicht so schöne Gefühle wie etwa Kummer, Angst und auch Wut gehören zum Elternalltag. Du hast einen supernervigen Tag im Job gehabt, die Nacht war viel zu kurz und der Zweijährige weigert sich, die Treppe hochzugehen? Natürlich weißt du, dass du auf Augenhöhe gehen solltest, dir Zeit nehmen. Aber manchmal ist alles zu viel ... Der Junior möchte getragen werden, deine Nähe spüren – du möchtest endlich die Füße hochlegen. Klar ist das ein Konflikt.

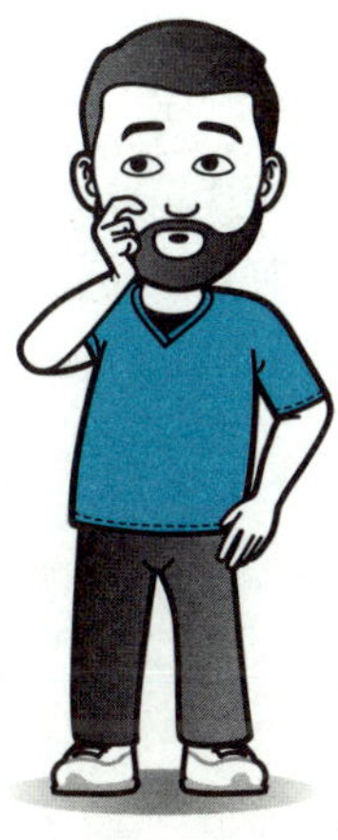

NOTFALL-TIPPS FÜR WÜTENDE ELTERN

- Wenn du schimpfst, auf Wortwahl und Tonfall achten. Bewerte die Handlung des Kindes, nicht das Kind. Dem Kind nicht sagen: »Du bist doof, weil die Wand vollgekritzelt ist.« Besser: Erkenn das Bedürfnis hinter der Aktion: »Ich sehe, dass du unbedingt malen willst. Malen auf der Wand ist nicht in Ordnung. Dann müssen wir die wieder komplett streichen. Hier hast du Papier und Stifte, falls du mal wieder malen möchtest. Das können wir dann an die Wand hängen.«
- Achte auf deine Lautstärke.
- Ganz bewusst aus der Situation herausgehen. Dem Kind das so kommunizieren, dass du jetzt wütend bist und dich erst mal beruhigen möchtest. Mehrmals tief ein- und ausatmen, am besten vor einem offenen Fenster. Das ist gut, um ruhig und überlegt zu handeln: Du entkoppelst das Gefühl von der Situation und kannst dann bedachter in das Gespräch gehen.
- Entschuldige dich beim Kind, wenn du laut warst und dich danebenbenommen hast. Kinder lernen am Modell. Sei ein Vorbild.

Ähnliche Situationen wird es immer wieder geben. Wir Großen können uns dadurch echt ziemlich provoziert fühlen. Und werden wütend. Aber woher genau kommt die Wut? Was ist der Anlass? Und viel wichtiger: Was macht diese Wut mit dir? Oft kann hinter der Wut ein Gefühl der

Traurigkeit stecken. Das Gefühl des Nichtgesehenwerdens. Wenn Wut als Traurigkeit unerkannt zu lange gärt, kann sie gefährlich werden, sie macht dann aggressiv und verleitet zu Kurzschlusshandlungen. Oft haben wir selbst als Kinder gelernt, dass Wut und Zorn keine gern gesehenen Gefühle sind, sie unterdrückt werden müssen. Also – was lebst du deinem Kind vor? Wenn du wirklich merkst, dass du ein großes Problem hast und nicht nur wütend, sondern unberechenbar bist und zu aggressiv wirst – dann such dir professionelle Unterstützung. Etwa bei einer Erziehungsberatungsstelle oder in einer psychotherapeutischen Praxis. Das gilt auch für Eltern, die ihre Wut nicht kontrollieren können.

WIE LÄUFT ES MIT DER BEWEGUNG?

» Den Kopf halten, das erste beherzte Zugreifen und munteres Laufen – zur motorischen Entwicklung gehört noch so viel mehr! Jede Geste, jede kleine Bewegung und auch jedes Lächeln benötigt gezieltes Bewegen. Das alles und auch das sprichwörtliche Fingerspitzengefühl muss gelernt werden. Ob kleiner Wirbelwind oder tiefenentspannter Buddhatyp – jedes Kind hat sein eigenes Tempo. Vergesst nicht: Gerade beim Bewegen gehören das Hinfallen und das Aufstehen dazu!

MOTORIK – GROB UND FEIN

Wunderbar, was so ein Körper alles kann: laufen, springen, tanzen – und auch ruhig sitzen, um ein gutes Buch zu lesen. Das, was du jetzt gerade machst – den Kopf hochhalten, Seiten mit den Fingern umblättern –, darüber denkst du als Erwachsener gar nicht nach. Unsere Bewegungsabläufe und die Beherrschung unseres Körpers kommen uns ganz normal und selbstverständlich vor. Aber jede Geste, jede kleine Bewegung müssen Kinder erst mal lernen – das ist die sogenannte motorische Entwicklung.

Motorik wird in zwei Bereiche aufgeteilt: Der erste ist die »Grobmotorik« – damit ist die grundlegende Körperbeherrschung gemeint. Es geht also um Krabbeln, Sitzen, Laufen und sämtliche Bewegungen, für die eine kraftvolle Muskelspannung nötig ist. Der zweite ist die »Feinmotorik«, also die gezielte Bewegung von einzelnen Muskelpartien. Damit gelingen Greifen, Fangen, Auf-Zehenspitzen-Gehen oder das Auspusten einer Kerze. Die Begriffe »grob« und »fein« passen eigentlich nicht wirklich, keine Ahnung, wer sich das ausgedacht hat. Betrachte mal genau, wie viel dein Kind lernen muss, um zunächst den Kopf zu halten, später zu krabbeln und dann erste Schritte zu gehen. Das ist nicht nur viel Arbeit, sondern auch ein enormes Zusammenspiel von neurologischen und muskulären Leistungen: Unwahrscheinlich viel muss da im Hirn zusammengebracht werden. Das ist nicht grob. Das ist ziemlich ausgearbeitet und eigentlich wäre »Körpermotorik« eine bessere Bezeichnung.

WIE BEWEGT SICH DER NACHWUCHS WANN?

Hier jetzt bitte alle laut rufen: »Alexa, spiel: ›I like to move it!‹« Oder das Lied in eine Suchmaschine eingeben. Jetzt dürft ihr fünf Minuten tanzen und eure motorischen Fertigkeiten üben. Tut gut, die Muskeln zu spüren, oder? Eigentlich bewegt sich jede und jeder gern, wir Menschen können gar nicht anders. Ein Ungeborenes fängt schon ab etwa der achten Woche nach der Empfängnis an, ein wenig in Mamas Bauch zu zappeln, nach und nach kommen Muster wie Gähnen, Trinken und das Führen der Hand zum Mund dazu. Vielleicht konntest du das auch damals im Ultraschall sehen? Am Ende der Schwangerschaft wird es im Bauch reichlich eng und die wilden Bewegungen, die die werdenden Eltern so begeistern – und die Mütter vielleicht auch am Schlafen gehindert haben –, sind nicht mehr möglich. Nach der Geburt wirkt es fast so, als müsste sich das Neugeborene erst so richtig ausklappen – plötzlich ist so viel Platz da! Ziemlich schnell fangen die kleinen Beine an, zu strampeln, die Ärmchen zu rudern – das ist alles noch sehr unwillkürlich und das Baby wirkt selbst ein wenig überrascht. Aber jeder Tritt in die Luft und jedes Wedeln mit der winzigen Hand übt schon kräftig für zukünftige Dance-Moves und ein Leben in Bewegung.

In diesem Kapitel dreht sich also alles um die motorische Entwicklung. Ich richte mich mit meinen Erläuterungen und euren Fragen ein wenig nach der Entwicklung, die die meisten Kinder durchlaufen. Es gibt immer Ausnahmen. Einige Kinder lassen das Krabbeln ausfallen, weil sie sich früh an Möbeln hochziehen und gleich die ersten Schritte machen. Andere rutschen auf ihrem Po oder sind solche Experten im Robben, dass sie keine Lust haben, anderes auszuprobieren. Wie ihr gleich lesen werdet, bekomme ich zum Thema Motorik immer viele Fragen. Eines aber möchte ich euch unbedingt mit auf den Weg geben: Gerade bei allem, was mit Bewegungsabläufen zu tun hat, haben Kinder ihr eigenes Tempo.

Helft euren Kindern, Freude am eigenen Körper zu entwickeln – natürlich könnt ihr schon unterstützen. **Lernen aber müssen die Kleinen selbst und sie müssen auch für sich den Spaß am Bewegen entwickeln!**

GANZ ENTSPANNTE BAUCH- UND RÜCKENLAGE?

Mal ehrlich: Wie oft legt ihr euer Baby in die Bauchlage? Ich begegne vielen Eltern, die ihre Säuglinge ausschließlich auf den Rücken legen. Viele sind verunsichert, weil sie doch immer wieder gehört und gelesen haben, dass diese Position viel sicherer sei und dass die Bauchlage ja schließlich für den plötzlichen Kindstod verantwortlich sein soll. Also wird auch das wache Kleine nie auf den Bauch gelegt. Und überhaupt – der Mini fühlt sich sicher so auch unwohl und landet direkt auf der Nase! Das geht doch gar nicht!

Oh doch! Denn es ist richtig und wichtig, dass ein waches Kind auch auf dem Bauch liegt! Am Anfang ist das für den Wurm natürlich nicht einfach, weil der Kopf ja verhältnismäßig schwer ist, und noch hat das Kind nicht gelernt, ihn zu halten. Die Aufrichtung der Wirbelsäule in die doppelte S-Form, wie Erwachsene sie haben, ist noch nicht ausgereift und die Hüftgelenke sind nach vorn orientiert. Das bedeutet, dass euer Kleines die Beine weder in Rücken- noch in Bauchlage gerade machen kann. Daher ist es für euer Baby in den ersten Monaten auch in der sogenannten Anhock-Spreiz-Haltung – die sieht aus wie ein M – am bequemsten. Auf dem Bauch liegend ist es am Anfang nicht so gemütlich: Das Kind muss aktiv mitarbeiten und manche kleinen Menschen schimpfen erst einmal kräftig: Ey, Mama, ey, Papa – was soll das denn jetzt?

Auf dem Rücken liegend kann ein Säugling am besten strampeln, den Kopf muss er nicht bewegen und sicher ist das auch. Wie bereits im Kapitel Schlaf (siehe Seite 79) erwähnt, ist die Rückenlage im Schlaf wichtig. Für das schlafende Kind ist sie auch dringend empfohlen. Aber eben nicht, wenn es wach ist.

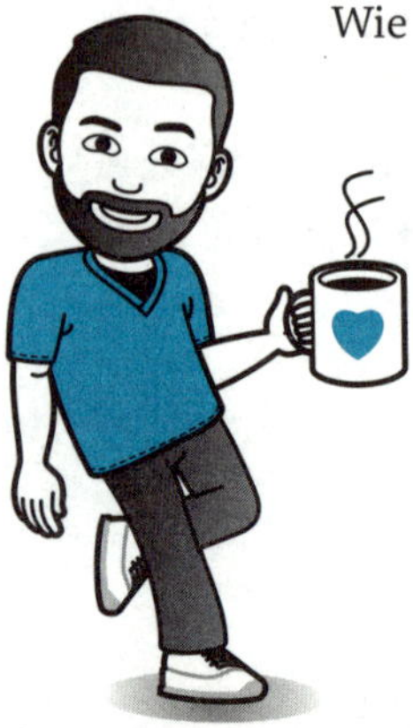

Fragerunde

Mein Neugeborenes ist so unruhig. Ist es eine gute Idee, es fest zu pucken?

Wild rumstrampeln, die Beine hoch in die Luft, die Arme rudern heftig – einige Neugeborene haben scheinbar einen riesigen Bewegungsdrang. Oft sind dies aber Reflexe. Der Moro-Reflex zum Beispiel, bei dem die Neugeborenen die Arme weit aufreißen und dann wieder zur Körpermitte bringen. Ein lautes Geräusch, eine ruckartige Bewegung können diesen Reflex auslösen und das fast schlafende Kind wieder wecken. Damit sie zur Ruhe kommen, hat man früher Säuglinge fest eingepackt. Heute wird dieses »Pucken« für Babys in den ersten drei Lebensmonaten oft empfohlen. Dabei werden Säuglinge in ein Tuch eingeschlagen, damit sie sich auf diese Weise beruhigen und einschlafen. Manche Babys scheinen das Gefühl der Enge zu mögen, weil es sie an die Geborgenheit im Mutterleib erinnert. Motorisch unruhige Babys mit ausgeprägten Reflexen können auf diese Weise oft beruhigt werden.

Wichtig ist allerdings, dass du dir die richtige Technik zum Pucken professionell zeigen lässt. Die Hüfte sollte definitiv nicht mit eingewickelt werden, weil das Beste für die Hüfte die angewinkelten Beine sind. Auch darf das Tuch auf keinen Fall zu stramm gewickelt werden und die Brustkorbbewegung im Schlaf behindern: Sie ist unverzichtbar, damit das Atmen auch gut funktioniert. Wenn sich das Kind selbstständig drehen kann, darf nicht mehr gepuckt werden, weil es seine Hände braucht, um sich wieder umdrehen zu können. Es gibt auch Schlafsäcke mit einem ähnlichen Prinzip. Wenn es beim Einschlafen hilft, mag es nützlich sein. Allerdings sehe ich das Pucken als Kinderarzt wegen der möglichen Fehler eher kritisch. Das feste Einwickeln eines normal entwickelten Babys ist eine heftige Einschränkung.

Auf dem Bauch liegen mag meine Tochter (drei Monate alt) so gar nicht. Muss die Bauchlage wirklich sein?

Ja, denn dein Kind muss diese Haltung lernen, damit es sich motorisch weiterentwickeln kann. Liegt das Baby sehr viel auf dem Rücken, kann es zum Beispiel einen flachen Hinterkopf entwickeln. Die Bauchlage hat viele Vorteile. Sie fördert zum Beispiel die Aufrichtung, das Gleichgewicht, die Koordination, die Kraft und das Greifen. Darum ist es auch so wichtig, dass du deine Tochter von Anfang an in Wachphasen an die Bauchlage gewöhnst, damit sie diese Position irgendwann gern mag.

Mit der Bauchlage könnt ihr direkt nach der Geburt anfangen. Einfach an Mamas Brust oder Papas Bauch. Dem Baby so Halt und Nähe zu geben, fühlt sich ganz natürlich an und viele Eltern machen das auch instinktiv. Angekuschelt an Mama oder Papa lässt sich auch ein sicheres kleines Nickerchen am Nachmittag einlegen. Das Baby schmiegt seinen Bauch an euch. Zunächst müsst ihr sein Köpfchen abstützen, aber gerade in dieser Haltung wird es bald anfangen, die Muskulatur zu trainieren – die Welt ist so aufregend, und wer gucken möchte, muss lernen, den Kopf zu heben. Auch beim Tragen im Fliegergriff (siehe Seite 54) liegt euer Kind auf dem Bauch und muss seinen Kopf halten. So kann euch ein sanfter Einstieg in die Bauchlage gelingen.

Übt die eigenständige Bauchlage am besten so früh wie möglich, idealerweise mehrmals am Tag, immer mal zwischendurch, wenn das Baby wach ist. In den ersten acht Wochen genügen 20 bis 30 Sekunden am Stück. Einfach das wache Kleine kurz auf der Krabbeldecke oder neben sich auf dem (abgesicherten!) Bett auf den Bauch legen. Manche mögen das von Anfang an – andere nicht so sehr. Ab dem dritten Monat können es schon mehrere Minuten sein, ab dem sechsten Monat die Hälfte der Wachphasen. Und nein, das ist nicht unnatürlich! Ganze Generationen von Babys lagen zuerst auf dem Bauch – denn lange hielt man die Rückenlage für gefährlicher!

Eine weitere Unterstützungsmöglichkeit ist die 3-Stufen-Lagerung. Das bedeutet, das Baby liegt auf einem dreifach gefalteten Handtuch: Dabei hat der Kopf die höchste Position, der Oberkörper die mittlere und der Po mit Becken auf der untersten Stufe. Damit wird der schwere Kopf entlastet. Ihr könnt bei größeren Babys auch ein zum »U« gerolltes Handtuch unter den Oberkörper legen, sodass euer Baby beide Arme darübernehmen kann. Sobald euer Baby in seiner Entwicklung weit genug ist, können natürlich auch Spielsachen wie ein aufgestelltes buntes Knisterbuch oder ein Greifball die Bauchlage interessanter machen. Nach und nach wird sich das Baby sicherer fühlen, eigenständig den Kopf heben und sich auch auf den Armen abstützen. Und dann – ja, dann kann es den nächsten motorischen Entwicklungsschritt in Angriff nehmen.

ALLESKÖNNER BAUCHLAGE

Die Bauchlage ist wichtig für Babys, denn sie ...

... trainiert das eigenständige Halten des Kopfs.
... fördert die Verdauung und löst Blähungen.
... sorgt für eine tiefe Atmung.
... beugt einem flachen Hinterkopf vor.
... können Arme und Hände zum Abstützen benutzen.
... erleichtert die Aufrichtung der Wirbelsäule.
... können Rumpf-, Hals- und Zungenmuskulatur besser trainieren.

Die Bauchlage ist also ein echter Alleskönner. Allerdings gilt dabei ganz klar: Viel hilft **nicht** viel! Deswegen nicht nur das Kind abwechselnd auf den Bauch oder Rücken ablegen – auch das Tragen ist wichtig. Je mehr Perspektiven und Positionen euer Nachwuchs kennt – desto mehr Entwicklungsmöglichkeiten!

Unser Sohn (20 Wochen alt) hat einen flachen Hinterkopf und dort auch weniger Haare. Haben wir alles falsch gemacht?

Wir Kinderärzte sehen oft, dass Babys einen flachen Hinterkopf haben – in der Fachsprache heißt das Plagiocephalie. Etwa jeder fünfte normal entwickelte Säugling ist betroffen. Aber daran ist nicht nur die Rückenlage schuld. Allerdings gingen Experten lange davon aus, dass ein platter Kopf dadurch kommt, dass Babys nur auf dem Rücken liegen – wegen der als Standard eingeführten Rückenlage zur Vorbeugung des plötzlichen Kindstods. Und diese Meinung hält sich bei älteren Verwandten und anderen »klugen Ratgebern« noch immer hartnäckig. Aber wissenschaftlich ist das nicht haltbar.

Eine ungewöhnliche Schädelform kann zum Beispiel auch daran liegen, dass es im Mutterleib zu eng war (bei Mehrlingen oder bei wenig Fruchtwasser), bei Frühchen ist so etwas auch häufiger zu beobachten oder bei Kindern, die eine Muskelschwäche haben und sich wenig bewegen.

Zur Rückenlage im Schlaf kommen oft noch andere Einflüsse dazu. Studien haben gezeigt: Kinder, die die Flasche bekommen, werden oft in immer der gleichen Haltung – meist auf dem Rücken liegend – gefüttert. Auch beim Transport – insbesondere im Autositz, der Trageschale oder im Kinderwagen werden Säuglinge in die Rückenlage gelegt – häufig über einige Stunden. Hier entsteht dann ein Kreislauf: Da der Babykopf nicht mehr rund ist, wird das Kind sich in seitlicher Haltung unwohl fühlen und automatisch wieder auf dem Rücken – oder vielleicht auch mal auf dem Bauch – liegen wollen.

Ist der Kopf deines Sohnes tatsächlich schon abgeflacht und ihr habt den Verdacht, dass der Schädel nicht richtig geformt ist, solltet ihr das beim Kinderarzt abklären. Und überlegt: Wie kann gleichbleibender Druck auf den Kopf vermieden werden? Kann der Kleine im Kinderwagen auch auf dem Bauch liegen oder wäre ein Tragetuch eine Alterna-

tive? Wird die Trageschale auch für ein Nickerchen oder wirklich nur im Auto genutzt? Oft kann durch Abwechslung bei der Liegeposition der noch weiche Schädel wieder »in Form« finden. In schwierigeren Fällen eines flachen oder verformten Schädels kann Physiotherapie helfen. Manchmal wird ab dem sechsten Monat eventuell auch zu einer Therapie mit einem speziellen Helm geraten.

KLEINE KRABBELKÄFER, ROLLENDE ROBBEN UND SITZMEISTER

In keiner Zeit im Leben lernen wir so schnell wie im ersten Lebensjahr. Viele der Veränderungen sind offensichtlich: das enorme Wachstum des Körpers, Mimik und Gestik. Auch das Gehirn wächst rasant und viele Verknüpfungen sind nötig, damit die Bewegungen gesteuert werden können. Ein Wunderwerk. Es beginnt auf dem Bauch liegend …

Schon klappt das Halten des Kopfes. Und schwupps – mit etwa vier bis sechs Monaten wird dein Kind dann auch bald mobil. Es dreht sich auf den Bauch. Manche früher, manche später. Und scheinbar plötzlich stützt es auch in der Bauchlage die Arme immer öfter ab und zieht sich nach vorn. Einige Kinder kugeln geradezu durch die Wohnung, andere robben wie die Weltmeister. Den in die Luft gestreckten Windelpo sehen Eltern jetzt auch häufiger. Und mit einer lustigen Turnübung – Kopf hoch, Brust hoch und auf den Armen abgestützt, Popo in die Luft und die Füße auf den Boden – wird direkt die nächste Kunstfertigkeit vorbereitet. Aus diesem »Vierfüßlerstand« beginnen viele Kinder zu krabbeln und sitzen dann später auch.

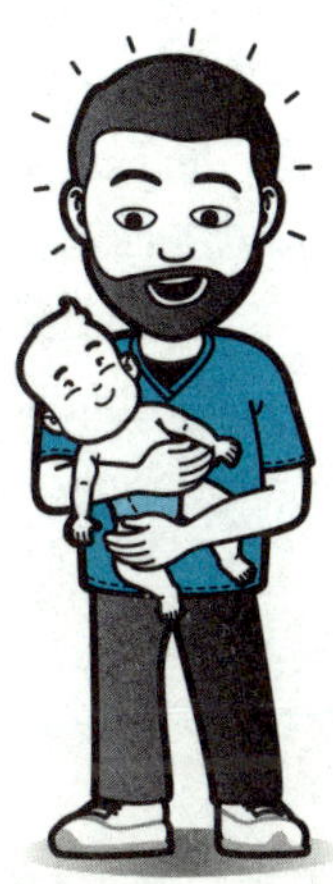

Doch schon fängt das Vergleichen wieder an. Gerade im Bereich der grobmotorischen Entwicklung haben Kinder ein sehr unterschiedliches Tempo. Oft höre ich dann auch gleich Sorgen: Das Kind will nicht krabbeln? Vielleicht liegt das auch daran, dass die Eltern einen glatten Laminatboden haben, auf dem es sich herrlich schnell robbt? Oder kalte Fliesen sind an den Händen zu unangenehm, dafür möchte sich das Baby aber schon am Sofa langhangeln? Alles erlaubt. Bei all diesen Fähigkeiten kommt es vor allem auf eins an – und das muss das Kind lernen: sein Gleichgewicht zu halten. Ein gutes Gleichgewichtsgefühl ist entscheidend, um zu krabbeln und erst recht, um zu stehen, den ersten Schritt zu machen – und ganz viel später Fahrrad zu fahren. Gemeinsam mit dem Robben kann das Sitzen ein wichtiger Schritt auf dem Weg zum Krabbeln sein.

Fragerunde

Ich habe Angst, weil sich meine Tochter immer wieder auf den Bauch dreht – auch im Schlaf!

Es ist unterschiedlich, wann Babys anfangen, sich zu drehen. Sobald sie das können, rollen sie sich auch auf den Rücken – manchmal bewusst, wenn sie eine kleine Wachphase haben, manchmal aber auch unbewusst. Ein erstes Umdrehen kann auch für das Baby manchmal »aus Versehen« passieren. Mit deiner Angst bist du nicht allein – klar, wer immer hört, dass die Bauchlage gefährlich ist, macht sich Sorgen. Eine Mutter berichtete mir, dass sie bis zu 40-mal in der Nacht aufsteht, um ihr Baby wieder auf den Rücken zu legen. Das ist natürlich superanstrengend – für Mutter und Kind. Obwohl ich selbst immer wieder betone, dass ein Säugling auf dem Rücken ins Bett gelegt werden soll, eine kleine Entwarnung: Babys, die sich selbstständig auf den Bauch drehen können, können auch allein den Kopf zur Seite drehen und finden oft auch in die Rückenlage. Sich im Schlaf zu bewegen ist ganz normal – auch wir Großen wechseln ja immer wieder die Position. Auf keinen Fall sollten ängstliche Eltern

aber zu Spezialkissen greifen oder die Rückenlage mit einem Nest aus Kuscheltieren oder einem Stillkissen fixieren: Wenn sich das Kind selbst bewegt – egal ob ganz aktiv oder durch Zufall – droht durch jede Art von Kissen, Kuscheltier oder anderes im Bett Erstickungsgefahr. Was also tun? Immer das Baby konsequent auf dem Rücken schlafen legen – so bringt es diese Haltung mit Ruhe und Schlaf in Verbindung.
Wenn du merkst, dass du einen kleinen Bauchschläfer hast, der sich immer wieder auf den Bauch legt, dann solltet ihr eins üben: das Drehen. Viele Kinder können sich nämlich schon allein auf den Bauch drehen – aber nicht wieder zurück. Dazu das Baby am besten wach auf eine Decke legen und Anreize schaffen, die es neugierig machen. Wie komme ich nur ran an dieses coole Glitzerdings? Zack – umgedreht. Na ja, ein wenig Übung ist nötig, aber das wird schnell besser. Und dann kann sich das Kleine auch im Schlaf in eine sichere Lage bringen.

Meine Mutter meint, ich soll unsere Tochter (sechs Monate) hinsetzen. Beim Füttern wäre das auch ziemlich praktisch.

Wenn ein Kind noch nicht selbstständig zum Sitzen kommt, bitte auf dem Arm füttern. Deine Tochter braucht noch ein wenig Zeit. Immer wieder höre ich, dass Eltern ihre Kinder in eine sitzende Haltung bringen, gestützt von Kissen oder Ähnlichem. Sitzen kann nicht »beigebracht« werden, indem ein Winzling in diese Haltung gebracht wird, ein Kind ist ja keine Puppe. Was passieren kann? Oft ist die Rede von Wirbelsäulenschäden. Ich habe reichlich Literatur durchforstet und keine einzige Publikation zu Schäden der Wirbelsäule durch frühes Hinsetzen gefunden. Es geht vielmehr um eine Störung im natürlichen Entwicklungsablauf, denn das Baby mag die Sitzhaltung vielleicht – aber es kann sie ja nicht allein ausführen. Die Kinder können dann bombenfest sitzen, aber wenn sie zur Seite fallen, liegen sie oft hilflos da wie eine Schildkröte, die auf den Panzer fällt, und schreien, weil sie nicht wissen, wie sie aus der misslichen Situation herauskommen. Das Schreien animiert die Eltern, das Kind wieder in die vom Kind geliebte Sitzposition zu bringen. Ein Kreislauf, der dazu führen kann, dass wichtige natürliche motorische Entwicklungsschritte ausgelassen oder übersprungen werden. Lass deiner Tochter Zeit, lege sie oft auf dem Boden auf den Bauch, sodass sie viel Platz hat, sich zu bewegen.

AKTIVES BABY = ZEIT FÜR EIN KINDERSICHERES ZUHAUSE

Sowie dein Kind sich mehr bewegt, musst du eure Wohnung sichern:

» Sturzgefahr Möbel: Kinder drehen sich ohne Ansage. Sie machen es einfach. Wer sich drehen kann, kann runterfallen: Deswegen das Kleine nie unbeaufsichtigt auf der Wickelkommode, dem Bett oder Sofa liegen lassen.

» Sturzgefahr Kinderwagen: Das Baby im Kinderwagen richtig sichern und nicht allein lassen.

» Sturzgefahr Treppe: Treppen mit Sicherheitsgittern versehen.

» Kleine Hände können zugreifen: Babypuder, Cremedosen oder Ähnliches nicht in Babys Reichweite.

» Steckdosen sichern: Die meisten sind heutzutage gesichert – sonst unbedingt eine Kindersicherung einbauen, denn Minifinger passen gut rein!

» Fallen aufspüren: Kann das Baby beim Robben oder Krabbeln unter das Sofa geraten oder sich irgendwie am Boden verletzen? Lose Bänder und Stromkabel nicht herumliegen lassen – Babys können sich darin einwickeln und ersticken.

- » Den Boden sichern: Nichts Kleinteiliges oder Gefährliches auf dem Boden oder in niedrigen Regalen liegen lassen. Babys und Kleinkinder stecken sich fast alles in den Mund, was sie finden, egal ob Legosteine, Zigarettenstummel oder Erdnüsse.
- » Zimmerpflanzencheck: Zimmerpflanzen können giftig sein. Auskunft erteilen tolle kostenlose Apps, die häufig automatisch anhand eines Fotos die Pflanze erkennen. Töpfe hochstellen oder mit einer Nylonstrumpfhose abdecken, denn kleine Forscher untersuchen auch gern Blumenerde.
- » Vergiftungsgefahr: Putzmittel hochstellen und in Schränken sichern.
- » Nicht den Kopf stoßen: Tische, Schränke und Kanten mit Kantenschutz sichern.
- » Sicheres Planschen: Kleinkinder und Babys nie in der Wanne oder im Planschbecken allein lassen.
- » Gefahrenort Küche: Herd mit einem Spezialgitter sichern, Töpfe- und Pfannenstiele nach hinten drehen.
- » Auf Tischdecken verzichten: Babys ziehen daran, sie könnten von herabfallenden Dingen – zum Beispiel heißem Kaffee – verletzt werden.

Wie fördere ich das Krabbeln? Mein Junge, zehn Monate alt, kann es immer noch nicht!

Krabbeln ist schwieriger, als es aussieht. Versuch es doch am besten selbst: Leg dich auf den Bauch und krabble los – du wirst auch einen Moment brauchen. Dein Körper kann sich aber noch gut an die dazu nötigen Bewegungsabläufe erinnern. Dein Kleiner aber muss sie erst lernen. Was muss zuerst bewegt werden? Einige Kinder versuchen, Hände und Füße getrennt zu bewegen, einige setzen sich zwar auf die Knie, aber bewegen ihre Arme nicht – funktioniert alles nicht. Krabbeln ist hirntechnisch hochkomplex. Es kommt zu Kreuzbewegungen (rechter Arm, linkes Bein und umgekehrt) und das bedeutet, dass beide Gehirnhälften und die Verbindungen zwischen diesen ordentlich feuern müssen – ein massiver Kraftakt des Gehirns.

Manche Kinder haben das Krabbeln zwar raus – aber bewegen sich rückwärts. Ich erinnere mich noch sehr gut an ein wütendes Baby, das wirklich frustriert war.

Deine Unterstützung braucht dein Kind beim Krabbeln nicht – nur viel Platz und Bewegungsfreiheit. Wer meist im Kinderwagen auf dem Rücken liegt, kann natürlich nicht krabbeln. Wenn der Kleine bereit ist, kann er manchmal einen sehr großen Entwicklungssprung machen und innerhalb kürzester Zeit die Motorik stark erweitern und anfangen, aktiv zu krabbeln. Ideal zum Üben ist zu Hause eine Krabbeldecke oder eine weiche Matte. Draußen darf sich dein Baby gern im Garten auf dem Gras ausprobieren. Wichtig ist, dass der Untergrund rutschfest und nicht zu hart ist. Kleiner Tipp bei sehr glattem Boden: Antirutschsocken an der Fußspitze aufschneiden und umgekehrt über das Knie ziehen, sodass das Gummi über dem Knie sitzt. Solche Kniestopper sorgen für den nötigen Widerstand.

LAUFEN – MEHR ALS NUR EIN KLEINER SCHRITT

Nur ein, zwei oder drei kleine Schritte – das Baby läuft! Wer sieht, wie unendlich stolz ein Laufanfänger ist, der weiß: Das ist ein riesiger Sprung für dieses Menschenkind! Wer sich eigenständig auf zwei Beinen bewegen kann, der ist kein Baby mehr, no way. Soooo groß ist ein kleiner Läufer! Er kann sich bewegen genau wie die Großen – und das Beste: Wer schon recht sicher geht, kann zusätzlich die Hände nutzen, um Dinge zu tragen, kann sich strecken und immer mehr von der Welt sehen. Diese allerersten Schritte sind der Anfang einer Reise, an deren Ende die Eroberung der Welt steht – oder so ähnlich. Nur – wie fängt denn dieses Ding mit dem Laufen an? Wir haben ja schon über das Gleichgewicht gesprochen, über die vielen nötigen Hirnverbindungen, damit komplizierte Bewegungsabläufe koordiniert werden können.

Babys haben hohe Ziele. Ihre Eltern haben nämlich alle spannenden Dinge nach oben gestellt, sie sind näher am Himmel – und genau dorthin will so ein Winzling: hoch hinaus. Ab etwa zehn Monaten versuchen Kinder, sich festzuhalten und an Dingen hochzuziehen. Mamas Hosenbein, das Sofa oder ein Hocker – alles dient als Hilfsmittel. Stolz wird auf den kleinen knubbeligen Füßen nun eifrig das Stehen versucht. Und dann geht es an die Beinarbeit – ein erster vorsichtiger Schritt und sich dabei eifrig festhalten. Nach und nach klappt das besser und eine kleine Möbelläuferin hangelt sich immer sicher am Sofa entlang. Dazu ist ziemlich viel Übung nötig. Auch aus der Hocke ins Stehen zu kommen ist eine Meisterleistung. Dabei nehmen Kinder meist ihre Hände oder Arme zu Hilfe oder stützen sich am Boden ab. Dann stehen sie frei. Das erste richtige Laufen ist dann nicht mehr weit – wer den Rücken aufrichtet, keine Gegenstände oder Menschen berührt und frei fünf Schritte laufen kann, ist nun ein Zweibeiner. Dafür – und vor allem bis zum ganz sicheren Gehen – ist sehr viel Übung angesagt. Gut, dass so ein Windelpopo dick gepolstert ist, denn ziemlich oft fällt das Baby auch erst mal hin. Das gehört zum Lernen immer dazu: Hinfallen, wieder aufstehen, weitermachen. Helfen können wir Eltern dabei nicht. Auch die Enttäuschung, wenn es noch nicht ganz funktioniert, können wir unserem Kind nicht abnehmen. Ich habe tatsächlich auch schon die Frage gehört, ob Laufanfänger nicht aus Sicherheitsgründen einen Helm tragen sollten. Klare Antwort: Nein! Stürze aus dem Stand sind meistens ungefährlich. Das Zusatzgewicht eines Helms aber könnte zu einer Schleuderbewegung in der Halswirbelsäule führen! Sicherheitshalber solltet ihr aber natürlich die Möbelkanten sichern und für den Notfall ein nassen Waschlappen zur Hand haben, damit es keine Beulen gibt. Es gilt die Devise: Weniger ist mehr. Wenig mit dem Kind an den Händen laufen, sondern Anreize schaffen, vielleicht auf der Couch ein Spielzeug hinlegen, sodass es etwas vorn über die Kante schaut, damit das Baby die Motivation hat, sich hochzuziehen.

LAUF-MEILENSTEINE

Etwa acht Wochen nach den ersten freien Schritten können die meisten Kinder richtig gut gehen. Mit zwölf Monaten fangen die meisten Babys an, sich hochzuziehen, und mit 16 Monaten laufen rund 90 Prozent aller Kleinkinder. Manche sind allerdings deutlich früher dran, andere deutlich später.

Von den ersten Schritten bis zum schnellen Rennen und dem Rückwärtslaufen dauert es aber noch. In den ersten vier Lebensjahren sind Kinder sehr damit beschäftigt, ihre Bewegungen auszubauen, immer mehr zu üben. Oft ist das Tempo rasant. Kleinkinder gehen nicht, sie laufen. Auf keinen Fall solltet ihr unterschätzen, wie rasend schnell ein Kind, das laufen kann, auch weglaufen kann oder plötzlich in einer »Gefahrenzone« ist! Trotzdem gilt: Je mehr die Kids toben können und dabei Freiraum und Unterstützung bekommen, desto besser! Also raus auf den Spielplatz – auch bei schlechtem Wetter!

Fragerunde

Zu faul? Mein Sohn (15 Monate) läuft immer noch nicht, was tun?

Wann ein Kind zu laufen beginnt, hat gar nichts mit Bequemlichkeit oder Faulheit zu tun! Der Laufstart ist schlichtweg von Mensch zu Mensch unterschiedlich genetisch angelegt. Wann hast du angefangen zu laufen? Und der andere Elternteil? Jedes gesunde Kind erreicht die Laufmeilensteine, aber eben in sehr unterschiedlichem Tempo. Einige sehr aktive Kinder stehen schon mit 9 Monaten frei und laufen mit 12, andere sind eher etwas langsamer oder zögerlich und starten erst mit 18 Monaten ihre Gehversuche.

Lass deinem Sohn also ruhig die Zeit, die er braucht, und sorg dafür, dass er auch Lust und Möglichkeiten hat, sich zu bewegen! Wer sehr viel im Kinderwagen festgeschnallt sitzt, hat einfach gar nicht die Gelegenheit, sich auszuprobieren. Fördere seinen natürlichen Bewegungsdrang, indem du ein spannendes Spielzeug auf das Sofa legst oder ihn auch an zwei Händen festhältst. Wenn er schon gern und sicher steht, könnt ihr Eltern euch auch gegenüber voneinander setzen und das Spiel »Wer kommt in meine Arme« spielen – bei einem Elternteil hält er sich fest, der andere breitet die Arme aus und ruft den Kurzen. Ein oder zwei vorsichtige Schritte und er ist wieder im sicheren Elternhafen! Spielerisch und mit Vertrauen ist das Lernen am einfachsten.

Aber: Meinen es Eltern zu gut mit der Unterstützung beim Laufenlernen und stellen ihr Kind immer wieder auf die Füße, obwohl es noch nicht stehen kann, hat dies nachteilige Folgen: Das Baby kann Fehlstellungen der Beine oder der Füße bekommen, weil es motorisch einfach noch nicht in der Lage ist, beispielsweise den Fuß richtig aufzusetzen, und deswegen fehlbelastet.

Läuft euer Kind mit 20 Monaten wirklich immer noch nicht, dann solltet ihr beim Kinderarzt nachfragen. Es gibt Kinder, deren Motorik aus unterschiedlichen Gründen verzögert ist. Motorik ist ein Zusammenspiel aus neurologischer und motorischer Weiterentwicklung, sodass es genau hier zu Störungen kommen kann. So können zum Beispiel Kinder nach einer schweren Infektion im Gehirn oder nach bestimmten Infektionen im Mutterleib (wie etwa Toxoplasmose) eine Entwicklungsstörung des Gehirns entwickeln, sodass es länger dauert, die nötigen Bahnen im Gehirn auszubilden, um Bewegung zu ermöglichen.

Auch Muskelerkrankungen können dazu führen, dass der Muskel sein Potenzial nicht ausschöpfen kann und es zu motorischen Entwicklungsstörungen kommt. Ein Beispiel ist die Muskeldystrophie Typ Duchene: eine Muskelerkrankung, bei der genetisch bedingt ein Bestandteil des Muskels, das Dystrophin, nicht ausreichend gebildet wird. Dadurch entwickeln sich die Muskelgruppen deutlich schwächer und ein Aufrichten ist kaum möglich.

Einige Erkrankungen können mit Medikamenten behandelt werden, sodass die Kinder sich besser entwickeln. Solche Fälle sollten immer durch spezialisierte Fachzentren (etwa sozialpädiatrische Zentren) fachübergreifend betreut werden.

Wie wäre es mit einer Lauflernhilfe?

Bloß nicht! Diese Gestelle auf Rädern, in denen die Babys sitzen und bei denen sie die Beine bewegen können und sich so fortbewegen, oder die Türhopser, bei denen Babys in einer Art Sack im Türrahmen hüpfen, gaukeln vor, dass sie beim Laufenlernen helfen. Das tun sie nicht. Finger weg von diesen Dingern! Sie sind nicht umsonst in einigen Ländern dieser Welt verboten: Sie können zu tödlichen Unfällen führen! Eltern unterschätzen, dass ihr Kind so auf einmal an vieles herankommt – obwohl es eigentlich noch ein Krabbelkind ist. Ohne Lauflernhilfe braucht der Mini die Arme am Anfang noch für das Gleichgewicht – mit dem Gerät sind die Hände ganz frei und kön-

nen zupacken. Sie ziehen das Kabel des Wasserkochers herunter oder den Zipfel der Tischdecke, sodass die Teller mit der heißen Suppe auf dem Winzling landen. Das Kind kann sich außerdem mit den Armen im Falle eines Sturzes mit dem Gerät noch nicht abfangen. Viele fallen einfach auf den Kopf und das kann tödlich enden. Auch das Laufen an einem Lauflernwagen ist umstritten. Der Schwerpunkt liegt nicht unten auf den Beinen, sondern in der oberen Körperhälfte. So laufen Zombies – aber keine gesunden Menschen! Nicht nur, dass Kinder in ihrer natürlichen Entwicklung und in ihrem Bewegungsdrang sogar gebremst statt gefördert werden – sie können mit den Gestellen auch stürzen und sich dabei verletzen. Nicht ganz so gefährlich sind Schiebe- oder Puppenwagen, aber auch dazu würde ich erst raten, wenn das Kind sicher läuft.

Ab wann erste Schuhe kaufen oder lieber barfuß?

Kaufen könnt ihr die jederzeit – nur solltet ihr die Schuhe nicht zu früh anziehen! Ich rate dazu, Laufanfänger möglichst lange barfuß laufen zu lassen oder mit Antirutschsocken. Bei Ein- bis Dreijährigen wachsen die Füße im Schnitt 1 ½ Millimeter pro Monat – also lasst euch im Fachgeschäft am besten beraten oder greift zu Barfußschuhen. Der ideale Schuh für die Kleinsten hat eine flexible, leichte und rutschfeste Sohle, gibt guten Halt und ist aus atmungsaktivem Material. Wenn das Kind wirklich sicher läuft, reicht ein Paar Schuhe. Die sollten gut passen, mindestens 12 bis maximal 17 Millimeter länger sein als der Fuß, damit der ideal abrollen kann. Unbedingt solltet ihr die Schuhe anprobieren und gucken, ob sich das Kleine darin wohlfühlt und damit laufen kann. Barfußlaufen ist für kleine – und auch für große – Menschen wirklich wichtig! Dadurch wird die Muskulatur des Fußes stabilisiert und das sorgt

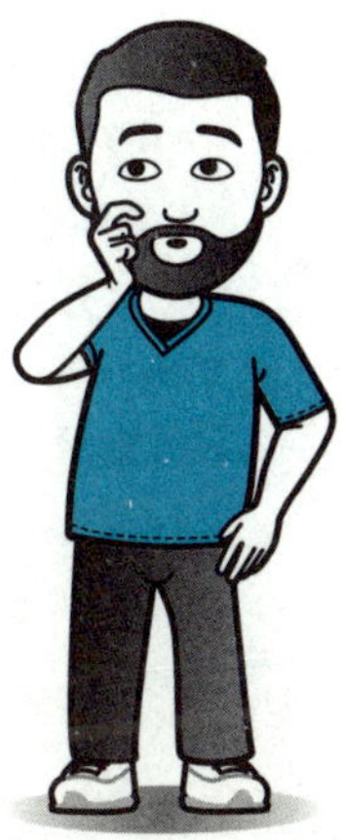

für ein besseres Gleichgewicht. Es werden nachweislich mehr Nervenbahnen in unserem Rückenmark gebildet, die die Informationen aus den Füßen an unser Gehirn schicken und umgekehrt. Viele Bahnen heißt bessere Motorik, da gerade die aufsteigenden Bahnen für das Gehirn unfassbar wichtig sind. Diese geben nicht nur Informationen über Temperatur und Schmerzen weiter, sondern vor allem über die Bahnen der Tiefensensibilität (Propriozeptionsbahnen) Rückmeldung über die Lage von Gliedmaßen und Körperteilen im Raum. Das ist eine unverzichtbare Voraussetzung, damit ich weiß, ob mein Fuß schon am Boden ist oder noch in der Luft hängt. Deswegen sollte jeder von uns, erst recht dein Kind, möglichst häufig barfuß laufen. An den Füßen sind sehr viele Nervenenden, genau wie an den Händen und an den Lippen. Kinder brauchen ihre bloßen Füße, um die Welt zu erkunden und sich zu erspüren. Durch das Laufen werden die Nerven und Muskeln gefordert und so schulen Kinder auch unbewusst die Wahrnehmung der eigenen Bewegung. Je mehr Nerven durch die sinnliche Wahrnehmung des Barfußlaufens stimuliert werden, desto mehr Bahnen werden im Rückenmark gebildet und auch die Zellen im Gehirn werden ausgebildet. Die Vernetzung wird stärker und dadurch die kindliche Entwicklung gefördert.

Wenn ein Kind anfängt, zu laufen, kann es barfuß ein viel besseres Gefühl für das Abrollen bekommen – Barfußlaufen gehört nämlich eigentlich zur Feinmotorik. Ein zu fester oder starrer Schuh macht es fast unmöglich, die eigene Bewegung zu lenken. Am Anfang brauchen die Kleinen aber möglichst viel direkten Bodenkontakt. Das Gehirn muss lernen: »Ah, so geht das. Da ist der Druck. Dann muss ich mich so ausgleichen«, das ist fast so kompliziert wie Raketenwissenschaft – aber ohne Schuhe deutlich einfacher. Also ein Hoch auf das Barfußlaufen! Und ein Hoch auf Firmen, die mittlerweile Schuhe herstellen, die vom Laufgefühl ziemlich nah dran sind!

WERDEN KINDER IMMER UNSPORTLICHER?

Das hören wir doch ständig, oder? Das Bundesministerium für Bildung und Forschung hat die Motorik-Modul-Längsschnittstudie (MoMo-Studie) in Auftrag gegeben, um herauszufinden, wie es um die körperliche Beweglichkeit der Jüngsten steht. Die gute Meldung: Die seit fast 20 Jahren laufende Studie zeigt, dass es in den letzten Jahren leichte erkennbare Verbesserungen im Bereich der motorischen Fähigkeiten von Kindern gibt.

Mein Dreijähriger wird noch gern in der Karre gefahren. Dürfen Kindergartenkinder noch in den Buggy?

Es gibt keine offizielle Altersgrenze dafür, bis wann Kinder geschoben werden können. Auch von Kinderwagen-Spätschäden habe ich noch nie gehört. Aber warum sitzt das Kind in der Karre? Weil es müde ist und nicht laufen mag? Oder weil die Eltern es eilig haben und es so für sie praktischer ist? Manche Eltern mögen den Konflikt mit dem Kind nicht austragen, geben sehr schnell nach und schieben. Aber die einfache Lösung ist keine Dauerlösung. Ein Kindergartenkind, das schon sicher laufen kann, sollte pro Tag nicht mehr als 45 Minuten im Kinderwagen sein. Kurze Strecken sind kein Thema, denn auch sonst sitzen Kinder ja auch kurz, gerade wenn sie müde sind, ob der Dreijährige kurz im Auto oder kurz im Buggy sitzt, ist im Prinzip kein Unterschied.

Wenn euer Junior aber das Laufen ständig meidet und täglich den Buggy mehr als eine Dreiviertelstunde nutzt, dann solltet ihr gegensteuern. Versucht, ihn dazu zu motivieren, sich zu bewegen! Nehmt euch für den Weg zur Kita Zeit, guckt euch Baustellen oder Nacktschnecken an. Vielleicht hat er auch Lust, Laufrad zu fahren? Spaß am Spazieren-

gehen haben Kinder oft nicht – aber wie wäre es damit, im Wald eine Hütte zu bauen oder die schönsten Stöcke zu suchen? Manchmal macht auch ein kleiner Laufwettbewerb Stimmung. Das Spiel, wer als Erster bei der Laterne ist, kürzt langweilige Strecken ab. Manche Kinder schieben oder ziehen auch gern. Zum Beispiel einen Einkaufstrolley. Auch gemeinsames Singen, Witze oder Geschichtenerzählen lenken ab und verkürzen die Zeit.

KLEINE KRABBELFINGER UND DICKE STIFTE

Bisher haben wir vor allem über die Grobmotorik gesprochen – aber nicht nur die ersten Schritte sind enorm wichtige Meilensteine. Auch das allererste bewusste Greifen oder das exakte Hinlegen eines Gegenstandes sind nicht zu unterschätzen. Die gezielte Bewegung einzelner Muskelpartien ist nämlich ebenfalls schwierig zu erlernen: Beweglichkeit, Koordination und die Kontrolle einzelner Muskeln machen das wortwörtliche Fingerspitzengefühl aus. Feinmotorik ist aber mehr als nur Fingerfertigkeit und das bewusste Greifen. Feinmotorik schließt alle gezielten Muskelabläufe ein, das sind auch Mund- und Zungen- sowie Zehenbewegungen und auch die Mimik der Gesichtsmuskeln – für das alles sind viele kleine Muskeln im Einsatz, die gezielt gesteuert werden müssen. Und jeder dieser Abläufe ist für das Kind in seiner Entwicklung enorm wichtig. So hängen Sprachentwicklung (um die geht es im nächsten Kapitel) und Feinmotorik eng zusammen, denn ohne die bewusste Koordination der Zungenmuskeln kann das Sprechenlernen schwierig werden. Mund und Zunge brauchen wir für viele Dinge, nicht nur für das Sprechen. Auch für die Nahrungsaufnahme, für das Kauen, Beißen oder Pusten. Und die Mimik? Sie hilft uns vor allem bei unserer Kommunikation und damit beim sozialen Miteinander. Sie zeigt uns die Gefühlswelt der anderen. Und auch wir können uns darüber mitteilen. Wie sehr ein Lachen dabei hilft, dass andere einen mögen, lernen Kinder schnell. Aber auch Stirnrunzeln, erstauntes Gucken oder das Augenbrauenhochziehen sind wichtig – wer also gern mit seinem Baby Grimassen schneidet, ist nicht albern. Das muss so sein. Das ist Frühforderung!

FINGERÜBUNGEN FÜR BABYS & KLEINKINDER

Zuerst bietest du am besten große, bunte, weiche Bälle an. Mit der Zeit können die einzelnen Gegenstände nach und nach kleiner und komplexer werden, damit Kinder diese durch Drehen, Halten und In-den-Mund-Stecken untersuchen können. Motorikwürfel oder Kästen, bei denen Formen in passende Löcher gesteckt werden, sind bei den Minis der Hit. Auch Fingerspiele wie »Zehn Zappelmänner« oder »Krabbelkäfer« sind beliebt. Klein- und Kindergartenkinder können mit Malen und Basteln ihre Finger besonders trainieren.

Zur Feinmotorik gehört auch die Handfertigkeit – das gezielte Greifen, das Wechseln von Gegenständen in den Händen, später der Pinzetten- und der Zangengriff. Mit den Fingern beginnen Kinder, ihre Welt zu begreifen. Sie brauchen diese sinnlichen Eindrücke und müssen genau lernen, ihre Fingerspitzen und die Kraft ihrer Arme geschickt einzusetzen. Einen dicken Stift zu halten und damit zu malen ist für Kindergartenkinder schon gar nicht mehr so schwer, doch ein Kleinkind lernt das langsam nach und nach.

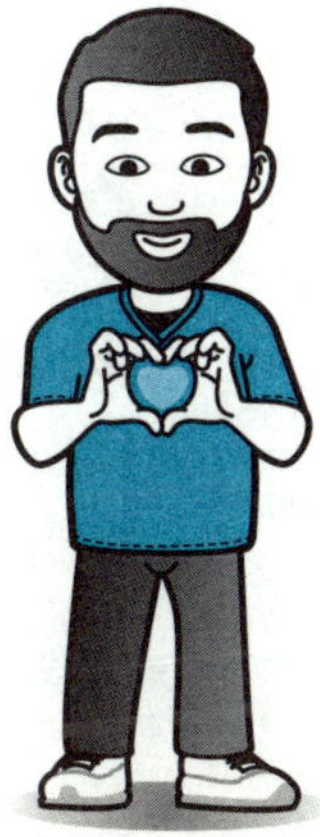

SCHREIBEN UND MALEN STATT TIPPEN UND WISCHEN

Ab etwa drei Jahren vertiefen Kinder ihre Fingerfertigkeit und bauen ihre feinmotorischen Fähigkeiten aus. Und dann? Schultüte ergreifen und schwupps schreiben lernen? Leider nicht. Denn laut Deutschem Verband für Ergotherapeuten e. V. haben etwa 10 bis 15 Prozent aller Kinder feinmotorische Schwierigkeiten. Einen Stift zu halten, ist für sie eine echte Herausforderung – und nur mit professioneller Hilfe verlieren sie den Anschluss an die Klasse nicht. Ich sehe in der Praxis eine zunehmende Stiftfaulheit. Durch neue Medien wie Smartphones oder Tablets greifen immer weniger Eltern zu Papier und Stift, um ihre Kinder zum Beispiel im Restaurant zu beschäftigen. Eltern wundern sich, dass ihre Kinder dann in der Schule verkrampfte, schnell ermüdende Stifthaltungen haben und die Schrift schwer lesbar ist.

Buchstaben zu schreiben ist hochkomplex und braucht viel Stifterfahrung. Der richtige Druck, im richtigen Moment Druck wegnehmen, damit das Handgelenk gut schwingen kann. Damit diese Bahnen zum Gehirn gut ausgebildet werden, solltet ihr von Anfang an euren Babys viele verschiedene Gegenstände anbieten: Etwas Hartes, dann was Weiches, damit es merkt, wie unterschiedlich sich Gegenstände anfühlen.

Ich empfehle Eltern auch, dass sie wenigstens einmal in der Woche Malzeit machen und den Nachwuchs ein Bild malen lassen. Dabei geht es nicht darum, dass sofort Meisterwerke entstehen, sondern mit großen Wachsmalstiften umzugehen und zu erleben, was verschiedener Druck mit der Farbe macht. Und wie immer rate ich den Eltern, also euch: selbst ein Vorbild sein. Malt mit oder schreibt Zettel. Kinder verstehen sonst nicht, warum sie mit dem Stift schreiben sollen, während Mama und Papa alles ins Handy daddeln.

Fragerunde

Ist meine Zweijährige noch zu klein zum Basteln oder soll ich lieber mit ihr zum Spielplatz, um sie zu fördern?

Super, dass du dir Gedanken machst! Wenn deine Tochter eine fröhliche, aufgeweckte Zweijährige ist, dann ist auch der Alltag eine Förderung. Denn es sind die vielen vermeintlich kleinen Dinge, bei denen sie helfen und ihre Fingerfertigkeit schulen kann. Zum Beispiel, wenn sie beim Wäscheaufhängen die Wäscheklammern anreicht. Sich die Zähne putzt oder anzieht. Auch das Teigkneten oder das eigene Brot mit einem stumpfen Messer mit Streichkäse zu beschmieren macht Spaß! Kleinkinder lieben es mitzuhelfen und schulen so nicht nur ihre Eigenständigkeit, sondern auch ihr Geschick. Auch Malen und Basteln schult natürlich – aber am Anfang sollten vor allem die Freude und das Ausprobieren im Vordergrund stehen. Einen Stift zu halten, zu erleben, wie die eigenen Finger erste Striche hinbekommen, eine Schere zu halten oder mit Knete etwas zu formen – dazu braucht ein Kind hohe Konzentration. Auf dem Spielplatz kann mit Sand wunderbar gebaut werden. So ein Platz bietet überhaupt viele Aktivitäten! Schaukeln, Rutschen oder Wippen schulen den Gleichgewichtssinn, Klettern braucht viel Kraft und ist eine koordinative Herausforderung. Dann sind da ja auch noch die anderen Kinder, mit denen es Kontakte gibt. Ein Spielplatz ist nicht besser oder schlechter als Basteln – am besten macht ihr beides! Aber sicher ist es wichtig, was ihr als Familie gern mögt, wie das Wetter ist, ob euch der Spielplatz überhaupt gefällt – und auch, wie die Laune des Tages ist. War die Tochter im Kindergarten schon sehr aktiv, möchte sie vielleicht auch einfach nur kuscheln und ein Buch vorgelesen bekommen oder anschauen.

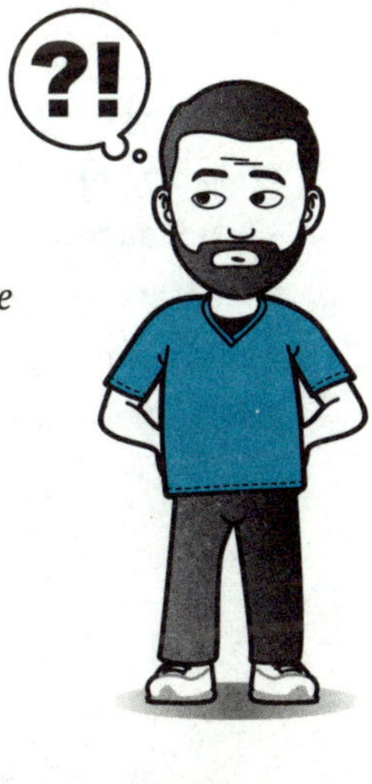

Was tun, wenn die linke Hand bevorzugt wird?

Ganz früher wurde den Kindern in der Schule die linke Hand hinter den Rücken gebunden, damit sie die rechte Hand einsetzten. Sie sollten »das gute Händchen« nutzen und wurden mit viel Druck »umerzogen«, weil man glaubte, dass Linkshänder vom Teufel besessen wären. Wer glaubt, das sind mittelalterliche Riten, der täuscht sich. Bis in die späten 1970er-Jahre war es üblich, Linkshänder umzuerziehen: Man wollte, dass sie im Alltag besser zurechtkommen. Alle Gegenstände waren auf Rechtshänder ausgerichtet (Schere, Dosenöffner ...).
Heute weiß man, dass die Händigkeit kein Zeichen der Intelligenz ist – und es gibt sämtliche Hilfsmittel auch für Linkshänder. Rund 40 Prozent der Kinder bevorzugten laut einer Elternbefragung eindeutig ihre rechte, etwa jedes zehnte Kind die linke Hand – bei rund der Hälfte gaben die Eltern keine Präferenz an. Heute geht man davon aus, dass die Händigkeit bereits im Mutterleib feststeht. Legt Malstifte in die Mitte des Tischs und bietet Dinge mal rechts, mal links an – wichtig ist, dass das Kind freie Wahl hat. Ist es wirklich Linkshänder, ist das heute kein Problem. Überlegt im Alltag, wo es für Linkshänder (zum Beispiel Lichtschalter meist rechts von Türen, Dosenöffner, Scheren) etwas schwieriger ist, und versucht, zum Beispiel die Haltung von Stift und Zahnbürste anzupassen. Im Zweifel einfach einen befreundeten erwachsenen Linkshänder um Alltagstipps bitten und beim Kauf einer Bastelschere oder bei Spielzeug ein wenig darauf achten.

Und aktive Kindergartenkinder? Reicht es, wenn die wild toben?

Klasse, dass da jemand wirklich Spaß an Bewegung hat – Toben ist immer gut und der Bewegungsdrang kann und sollte gern unterstützt werden. Gleichgewichtsübungen finden Kinder oft klasse. Dabei können Bobbycars, Laufräder oder Hüpfbälle helfen, aber auch das Balancie-

ren auf einem Baumstamm, das Hüpfen auf dem Gehwegpflaster (wer zuerst eine Fuge berührt, hat verloren) oder einfach Laufspiele. Kinder mit einem hohen Bewegungsdrang sollten viele Gelegenheiten bekommen, um sich auszupowern. So fällt es ihnen deutlich leichter, auch mal still zu sitzen und nicht permanent unter Strom zu stehen.

Im Kindergarten wird der Nachwuchs hoffentlich auch viel toben können – aber vielleicht macht ihr euch auch auf die Suche nach zusätzlichen Angeboten. Turnvereine bieten für Kinder viele Aktivitäten wie Turnen oder Ballspiele. Oft hat man daheim nicht die Möglichkeiten, die man in einem Turnverein hat mit großen, tollen Matten und Ringen, an die man sich hängen kann. Auch Wassergewöhnungskurse sind super für die motorische Entwicklung, denn der Widerstand des Wassers macht ganz andere Bewegungen möglich und powert natürlich auch ziemlich aus.

HÖR MAL, WER DA BRABBELT – DIE SPRACH-ENTWICKLUNG

» Ma! Ba! Von den ersten Lauten bis zum ersten Flubibum dauert es gar nicht so lange. Doch wie genau funktioniert das Sprechenlernen? Probleme mit der Sprache oder Sprachentwicklung sind nicht selten und müssen frühzeitig ernst genommen werden. Denn Kommunikation ist für Kinder der Schlüssel zur Welt – und sie zu begleiten kann unendlich faszinierend und ziemlich lustig sein.

AM ANFANG WAR DAS DADA DA

Da. Ein Laut – so viele Möglichkeiten. Mit ausgestrecktem Finger auf etwas zeigen, dabei laut »da« rufen und wusch – fliegen dir als Baby alle Herzen zu. Sooo zuckersüß. Dann machst du diesen Laut noch mal direkt hintereinander und der eine Elternteil, der mit der brummigen Stimme und den Haaren im Gesicht, lacht und freut sich – und das wiederholt ihr immer wieder. »Er kann Papa sagen!« Was für ein magisches Kunststück – du kannst jetzt deine Eltern zum Reagieren bringen, ohne viel Aufwand.

Viele Monate später freuen sich deine Erwachsenen nicht mehr so sehr. Du sprichst zu laut, zu leise, lernst die falschen Laute oder verdammt, du fluchst!

Sprache und Sprechenlernen sind Meilensteine in der Entwicklung und so groß die Freude am Anfang ist, so sehr sorgen sich Eltern leider auch. Spricht das Kind so, wie es sollte? Wie können wir es unterstützen und läuft da vielleicht etwas falsch?

Die häufigsten Fragen rund um das Sprechenlernen beziehen sich auf das Tempo, auf Zweisprachigkeit, Sprachfehler und später dann auf Schimpfwörter. Wann gehts los? Wann ist es zu spät? Der Kindergarten sagt aber …! Er nuschelt so. Sie lispelt. Viele Fragen, die mir im Alltag in der Praxis gestellt werden.

Jetzt könnte ich natürlich – wie bei vielen anderen Bereichen der Entwicklung – wieder einmal schreiben, dass jedes Kind sein eigenes Tempo hat. Aber das stimmt bei der Sprachentwicklung nicht so ganz. Einer der häufigsten Mythen ist, dass Kinder, die spät sprechen lernen – sogenannte Late Talker – eben andere Schwerpunkte haben und dafür schon supergut laufen oder klettern können. Das kann zwar sein, gibt aber keine »Bonuspunkte«, um bei der verspäteten

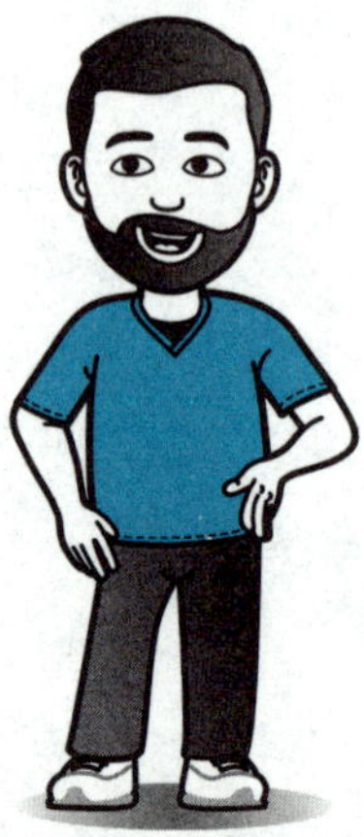

Sprachentwicklung extra wegzugucken. Da muss ich euch leider enttäuschen. Das stimmt nicht. Aber schauen wir doch erst einmal, wie das überhaupt ist mit der kindlichen Kommunikation und wie Sprachentwicklung funktioniert.

LACHEN, WEINEN & ERSTE LAUTE

Wann beginnt das Baby mit der Kommunikation? Wann fängt das Sprechenlernen an? Eindeutig schon vor der Geburt. Schon im Mutterleib kann das Ungeborene hören und die Stimmen der Eltern, die Laute ihrer Sprache sind vertraut. Von Anfang an kann so ein winziger Mensch auch schon kommunizieren. Er blickt in die Welt und die Mimik wird von den Großen schnell interpretiert. Guck mal, unser Baby guckt voll grimmig oder erstaunt. Wie viele Töne es schon von sich gibt! Kleine glucksende Geräusche, ein zartes Wimmern – und natürlich auch kräftiges Schreien. All das sind Formen der nonverbalen Kommunikation, also der Verständigung ohne Worte. Säuglinge beobachten ihre Eltern interessiert und ahmen sie nach – sie gähnen und verziehen die Mundwinkel. Absicht? Nein. Spezielle Nervenzellen im Gehirn, sogenannte Spiegelneurone, spiegeln Gesehenes und führen dadurch zur Nachahmung. Ein breites Lachen wird gespiegelt und – Tadaaaa! – das Baby lächelt zurück. So ein kleiner Mensch reagiert zwar auf Stimmen und spürt auch Angst oder Unruhe, aber die Reaktion darauf ist noch nicht bewusst. Das einzige Kommunikationsmittel, das ein Neugeborenes aktiv einsetzen kann, ist sein Weinen.

Bewusst lächeln können Babys etwa mit zwei Monaten. Sie beginnen jetzt, die Umgebung immer mehr wahrzunehmen, können besser sehen und fangen an, aktiv zu reagieren. Das erste Lächeln und dann dieses erste zahnlose richtige Lachen sind wunderbar! Eltern lächeln sofort zurück und fühlen sich wohler – das wiederum merken die Kinder und diese tolle Reaktion möchten sie gern wieder sehen. Was Babys zum Lachen bringt, ist sehr unterschiedlich. Vielleicht der komische Ton, den das Kuscheltier macht, wenn man draufdrückt, oder das Knisterbuch. Oder Mama, wenn sie immer wieder das Knisterbuch vom Fußboden aufhebt.

Fragerunde

Wenn ich mit meinem drei Monate alten Baby unterwegs bin, erzähle ich ihm meist etwas. Meine Freundin meint, das wäre peinlich und verrückt – denn antworten kann das Kind ja noch gar nicht.

Auf keinen Fall peinlich und verrückt. Ich rede sogar mit der Kaffeemaschine – okay, das klingt wirklich verrückt. Die Antwort lautet eindeutig: Wer möchte, dass das Kind eines Tages antworten kann, muss mit ihm sprechen – von Anfang an und ganz viel. Wenn der Säugling gewickelt wird, ihr gemeinsam einkauft oder du in der Küche stehst: Begleite deine Handlungen sprachlich. Das Erzählen im Alltag sollte selbstverständlich dazugehören – nicht einfach nach dem Kleidungsstück greifen und es dem Baby überziehen, sondern mit Ansage: »So, jetzt ziehen wir dir die Jacke an, erst über deinen Kopf, dann kommen die Arme – oh, da sind ja deine Hände wieder!« Kinder müssen sehen, wie die Großen die Laute formen, sie spüren deren Reaktion, wenn sie sie nachahmen. Woher sollen Kinder denn die Bedeutung von Worten kennen, wenn nicht mit ihnen gesprochen wird? Studien haben gezeigt, dass Kinder Anregung brauchen, um sich sprachlich entwickeln zu können. Häufiges Sprechen, Erzählen und Vorlesen sind dafür genau das Richtige. Hörspiele oder Fernseher können das sprachliche Miteinander nicht ersetzen, denn Kinder lernen die Sprache nur durch direkten Kontakt. Wichtig ist, dass ihr keine Babysprache benutzt. »Gugu Gaga« bringt nichts.

Übersteigerte Betonung, etwa so, als würdet ihr mit einem Hund reden, das macht Sinn! Warum? Die verstärkte Intonation, Sprachmelodie und Betonung führen nachweislich zur Besserung der Nachahmung – und das ist der Beginn von Sprache.

LACHEN IST HOCHLEISTUNGSSPORT

Vom Gesicht bis zum Bauch sind beim Lachen fast 300 verschiedene Muskeln beteiligt. Bei einem richtigen Lachanfall wird die Luft mit einer Geschwindigkeit von 100 Stundenkilometern durch die Bauchmuskeln herausgepresst. Lachen tut gut – das fühlt sich nicht nur so an, sondern kann biologisch belegt werden. Im limbischen System, einer Gehirnregion, liegt das Zentrum für Gefühle. Während des Lachens werden hier Glückshormone (Endorphine) produziert, die dann in die Blutbahn gelangen. Auch das Stresshormon Adrenalin wird beim Lachen unterdrückt.

Wann fangen Kinder an, Humor zu entwickeln?

Je älter das Baby wird, desto mehr beginnt es, die Reaktionen der Erwachsenen zu testen. Im Alter von etwa fünf Monaten fangen Babys an, Zusammenhänge zu begreifen. Und sie unterscheiden fremde von bekannten Gesichtern. Sie werfen leidenschaftlich gern Dinge um oder herunter, können sich über die eigenen Quietschgeräusche freuen oder aber einfach über Papas Gesang. Ein- und Zweijährige finden das oft auch noch sehr lustig. Sie ergötzen sich am Klang einiger Wörter und testen das auch ordentlich. Egal wo. Doch die Wortschöpfungen der Kleinen finden Mama und Papa umso lustiger. Manchmal kommen auch die verrücktesten Wörter zustande. Da ist das Flugzeug auch mal das Flubibum, die Mütze eine Bupse und eigentlich ist auch klar, was wohl ein

Luftabong sein kann. Je älter Kinder werden, desto mehr Freude haben sie an Witzen, bestimmten Wörtern, Situationen oder auch an Kinderbüchern. Im Kindergartenalter beginnen sie, auch selbst Witze zu erzählen, oder lachen Tränen über Reime oder bestimmte Worte (Polizei – Osterei! Nackidei – Kackidei!).

Unser Kind weint viel. Ich halte das Geräusch kaum aus. Ich nehme es immer hoch und bin schon so verzweifelt, weil ich es ihm nie recht machen kann. Was tun?

Es gibt Schreikinder. Aber auch das »normale« Babyweinen ist für Erwachsene oft kaum auszuhalten. Das hat die Natur sich geschickt einfallen lassen: Baby weint – Alarm! Das Kind ist in Not. Wir wissen alle, dass Säuglinge nicht nur weinen, wenn sie in Gefahr sind. Trotzdem reagiert unser Körper drauf: Ich muss es sofort abstellen, das Geräusch. Manchmal, und das ist ganz ehrlich gemeint, hilft tatsächlich ein Hörschutz. Ohropax dämpft und macht es etwas leichter, ein schreiendes Kind zu begleiten. Babys weinen nun mal – und manchmal hören sie einfach nicht damit auf. Was sollen sie auch tun, wenn sie Zähne bekommen oder sie einem den Tag erzählen wollen? Sie verstehen den Schmerz nicht oder verarbeiten den Tag und möchten ihn wegbrüllen. Manchmal nervt der Bauch oder die ganze Welt ist irgendwie doof. Kennen wir Großen ja auch, so Tage, an denen wir einfach nur meckern möchten. Auch sehr kleine Menschen haben manchmal einfach schlechte Laune oder haben zu viel erlebt, möchten sich ihre vielen Eindrücke von der Seele »reden«. Ein Baby darf und muss weinen – manchmal auch einfach vor sich hin meckern dürfen. Wichtig sind sensibles Hinhören und Einfühlen – je älter das Kleine wird, desto deutlicher sind verschiedene Formen des Weinens zu hören. Hat da jemand Hunger? Eine volle Windel? Ist unzufrieden oder möchte sich übermüdet in den Schlaf meckern? Eltern sollten immer signalisieren: »Hey, wir hören dich. Du bist nicht allein.« – Trotzdem

sollten Eltern sich immer wieder klarmachen, dass Weinen gerade für jüngere Babys die einzige Kommunikationsform ist. Wenn er weiß, dass seine Eltern bei ihm sind und signalisieren: »Hey, du bist nicht allein«, dann tut das Schreien vielleicht gut und entlastet den kleinen Wurm. So, wie wir uns manchmal etwas von der Seele reden müssen. Wir Großen kennen es doch auch, dass wir kurz vor dem Einschlafen manchmal das Bedürfnis haben, den Tag zu verarbeiten.
Eltern kennen ihr Kind besser und können schon gut hören, um welche Art von Weinen es sich handelt. Es ist ein Unterschied, ob ein Baby sich in den Schlaf wimmert oder ob es laut und verzweifelt weint. Das wimmernde Kind braucht vielleicht gerade das Gefühl, selbstwirksam Geräusche machen zu können, und kommt so in den Schlaf, wenn es die Sicherheit der Eltern spürt. Das verzweifelte braucht unbedingt Trost. Eltern müssen lernen zu unterscheiden und müssen sich klarmachen: Weinen ist Kommunikation. Es muss nicht immer sofort ausgeschaltet werden und das Kleine abgelenkt oder gestillt werden.
Babys sollten weinen dürfen, aber nicht weinen müssen!

Unsere Tochter macht mit sechs Monaten viele Laute. Aber das ist doch noch nicht sprechen?

Von Anfang an machen Babys stimmliche Töne, sie lallen, schnalzen mit der Zunge und testen die Stimmbänder. Je älter das Baby wird, desto gezielter kann es Silben einsetzen. Frühstens mit dem sechsten Lebensmonat können Töne sehr bewusst aneinandergereiht werden, denn jetzt wird die Zunge beweglicher und der Kehlkopf rutscht nach unten, sodass der Resonanzboden sich vergrößert. Auch die Denkmuster von Kindern werden immer komplexer, sie haben nun begriffen, dass Eltern weggehen können – und wiederkommen. Dass sich der Kuschelbär hinter dem Sofa versteckt, aber nicht weg ist. Mit Gesten können sie Wünsche mitteilen und sie begreifen, dass Dinge Namen haben. Auch dass mit Worten etwas bezeichnet werden kann, das gerade nicht da ist, etwa der Teddy oder die Mama. Das Kind lernt durch häufiges Hören, einzelne Laute von anderen Geräuschen zu unterscheiden. So erwirbt es die Bausteine, um mit Sprache umgehen zu können.

WIE KANN ICH DAS SPRECHEN FÖRDERN?

Du kannst deinem Kind das Sprechenlernen sehr erleichtern, wenn du auf Folgendes achtest:

» Sprich klar und deutlich, langsam und verständlich.

» Wiederhole Wörter und Sätze häufig, beriesele dein Kind mit Sprache.

» Ermahne und verunsichere dein Kind nicht. Lass es nicht nachsprechen.

» Höre geduldig zu, frage freundlich nach, wenn du etwas nicht verstehst.

» Schaffe gute Gesprächssituationen: keine Nebengeräusche, kein Blick auf TV oder Smartphone, keine Hektik, stattdessen Blickkontakt.

» Verwende altersgemäße Sprache: nicht zu schwierig, aber keine Babysprache!

» Begleite Alltagshandlungen durch Sprache. Erkläre, was du gerade machst.

» Wecke Spaß und Interesse an Sprache durch Sprachspiele, Rätsel, Reime, Rollenspiele, Lieder ... und vor allem durch Bücher.

Die häufigsten ersten Wörter von Babys sind »da«, »Ma-ma« oder »Baba«. Deutsch, Englisch, Französisch, Portugiesisch? Mama, Mom, Maman, Mamãe. Klingt fast alles gleich. Kein Zufall. Sprachforscher haben eine simple Erklärung: Die Silbe »ma« kann sehr einfach ausgesprochen werden und Säuglinge bilden diesen Laut früh. Sie ahmen ihn zunächst einfach nach. Aber dann passiert es: Über ein zufälliges »Ma ma« freut sich die Mutter so schön und Papa lacht so, wenn man »Ba ba« mit dem Mund formt. Das Baby möchte diese Freude im Gesicht öfter sehen. Es hat gelernt, dass seine Laute etwas bewirken. Das ist der Anfang vom aktiven Sprechen.

VOM AU ZUM AUTOBECHER

Und welches Wort kommt nach dem »Dada«? »Mama«, »Auddo« oder »ham«? Jeder Sprechanfänger sucht sich etwas anderes aus. Zunächst konzentrieren sich Kinder darauf, zu verstehen, Worte zu bilden und auszusprechen. Um den ersten Geburtstag herum beginnen Kinder, zu sprechen – doch bis sie einen großen Wortschatz haben, die Aussprache und die grundlegende Grammatik ihrer Muttersprache richtig kennen, dauert es meist sechs Jahre. Dem Anfang aber wohnt ein besonderer Zauber inne – wenn die Minis anfangen zu sprechen, sind Eltern glücklich. Was genau meint der wackere Einjährige, wenn er »Mi« sagt? Ah – er zeigt dann immer auf die Katze. Ziemlich schnell verstehen Eltern die Wortschöpfungen. Die sind oft auch sooo niedlich! Dann beim Besuch bei der Oma wird gefragt, was der Junge denn essen möchte. Einen Jojo? Komisch, dass die Großeltern nicht gleich verstehen, dass ein Joghurt gemeint ist. Oft werden ältere Geschwister und Eltern Dolmetscher. In der Praxis höre ich dann: »Ja, ich verstehe ja, was sie oder er meint.« Prima, dann sind das schon zwei Menschen. Aber wir müssen vielleicht noch weiter blicken.

Es geht nicht nur um die gesprochenen Wörter, die ein Kind kann. Zur Sprache gehört ein viel-

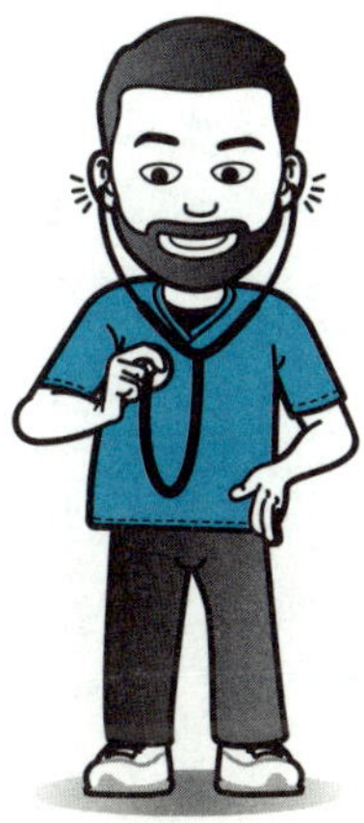

schichtiges Regelsystem, das sich Kinder nach und nach aneignen (Sprachkompetenz). So wird aus anfänglich einzelnen Wörtern langfristig ein richtiger Satz. Auch das hört sich sehr lustig an. Wenn Kinder etwa anfangen, die Vergangenheitsform von Verben zu bilden (tanzen – getanzt), so wenden sie das natürlich so lange an (singen – gesingt), bis sie eine neue Regel begreifen. Ihr merkt: Sprache, Spracherwerb und Sprachentwicklung sind ziemlich komplex!

MENSCHLICHE SPRACHENTWICKLUNG – GANZ SCHÖN KOMPLEX

Sprache entwickelt sich in vier Bereichen: Aussprache (Artikulation), Wortschatz, Grammatik und Sprachverständnis.

Am Wortschatz und am Sprachverständnis arbeitet man sein Leben lang. Mit etwa sechs bis sieben Jahren sollten Kinder Aussprache und Grammatik ihrer Muttersprache korrekt beherrschen. Die verschiedenen Sprachbereiche bedingen einander nicht unbedingt. Hat ein Kind beispielsweise Probleme mit der Aussprache, kann es trotzdem in anderen Bereichen, etwa dem Wortschatz, vollkommen altersgemäß entwickelt sein.

Aus dem Lallen des Babys formen sich gezielt Silben – eben das »Dada« –, die schließlich zu Worten und rasch zu kleinen Zwei-Wort-Sätzen werden. Dann zeigt die Einjährige auf einen Keks und sagt: »Da ham.« Bald kommt ein drittes Wort dazu – und schon spricht dieser kleine Mensch in ganzen Sätzen. Zeigt auf die Dachbox des Autos und sagt: »Da Auto Hut.« Und dann heißt es plötzlich: »Nein, nicht den blauen Becher, Dinosaurierbecher ham!«

DIE WICHTIGEN 50 WÖRTER

Ab wann ist die Sprachentwicklung auffällig? Für den Kinderarzt ist die U7 um den zweiten Geburtstag herum besonders wichtig. Dort wird erwartet, dass Kinder 50 Wörter kennen. Viele Eltern kriegen jetzt Panik und sagen: »Oh Gott, meiner ist 23 Monate und der kann auf keinen Fall 50 Wörter!« Nicht aufregen. Es ist wichtig, zu definieren, was denn überhaupt »Wörter« sind, die man mitzählen kann. Gezählt werden alle Laute, die gezielt und wiederkehrend benutzt werden. Sagt das Kind zum Schnuller immer »Dudu« und ist das Wort »Dudu« auch immer nur der Schnuller, dann wird dieses »Wort« gezählt. Jetzt atmen die meisten Eltern durch und merken, dass ihr Kind doch deutlich mehr kann. Auch Tierlaute oder der Name der Tante und des Bruders, ja sogar Gebärden werden als »Worte« gezählt.
Übrigens: Bei Kindern, die mehrsprachig aufgezogen werden, zählt jedes Wort in jeder Sprache einzeln. Sagt das Kind Hund und Dog, dann sind das zwei Wörter. Das ist dann doch allerhand, was ihr zu den 50 »Wörtern« zählen könnt! Kinderärzte können standardisierte Fragebögen benutzen, um frühzeitig sprachliche Verzögerungen aufzudecken.

Fragerunde

Mein Sohn ist 18 Monate alt und spricht noch nicht sehr viel. Alle Kinder bezeichnet er als »Baby«, alle Tiere mit »Wau«. Kann er den Unterschied zwischen einem Pferd und einem Hund nicht sehen?

In der Schule lernen wir Fremdsprachen mit einzelnen Vokabeln – Wörter, die gesagt werden beim Kennenlernen, wenn man nach dem Weg fragt … und für viele andere Situationen. Kleine Kinder erarbeiten sich

Sprache in solchen Wortfeldern. Alle Fortbewegungsmittel werden als »Auto« bezeichnet, dein Sohn sieht unterschiedliche Tiere – aber er kennt die dazugehörigen Bezeichnungen noch nicht. Also spricht er das Wort aus, das er kennt. Oft werden auch alle Männer als »Papa« bezeichnet, alle weißhaarigen Frauen als »Oma«. Das gibt wahrscheinlich genauso böse Blicke wie bei Fünfjährigen, die sich sicher nicht als Baby fühlen. Kinder entwickeln ihren Wortschatz im Alltag! Je mehr Tiere dein Sohn sieht, je mehr ihr erklärt: »Ah, da ist ein Pferd. Und auf dieser Wiese steht eine Kuh!«, desto eher wird er die verschiedenen Begriffe lernen. Gemeinsam die Welt zu erkunden, beim Spaziergang im Wald oder im Tierpark, das Angucken einer Baustelle (»Oh, ein Bagger!«), aber auch das Anschauen und gemeinsame Sprechen über die Motive in Bilderbüchern helfen dabei, den Wortschatz aufzubauen. Wie gut sich der Wortschatz entwickelt, hängt von der Umgebung des Kindes ab. Je stärker Kinder die Wirksamkeit von Sprache erleben, desto mehr lernen sie. Kinder sind wie Schwämme – sie saugen neue Wörter nahezu auf. Um das zu verdeutlichen: Ein Zweijähriger kann im Schnitt 50 Wörter – ein Sechsjähriger etwa 1400. Das heißt also, dass das Kind in vier Jahren fast täglich ein neues Wort gelernt hat. Ab dem Alter von etwa zwei Jahren explodiert das Wortwissen nahezu. Kinder lernen, von sich selbst in der Ich-Form zu sprechen, lernen Drei-Wort-Sätze (»Mama auch Keks!«). Mit drei Jahren verstehen Kinder die Personalpronomen (du, ihr, wir …) und benutzen sie. Mit etwa vier Jahren folgen Präpositionen (vor, bei, neben, unter) und auch Adjektive (kalt, heiß, weich, hart) werden verstanden und sicher angewandt. Mit sechs Jahren ist der größte Teil der eigentlichen Sprachentwicklung abgeschlossen und Kinder verstehen und sprechen ihre Muttersprache – auch abstrakte Begriffe (Mut, Angst) oder Zahlen. Wir lernen unser Leben lang Wörter dazu.

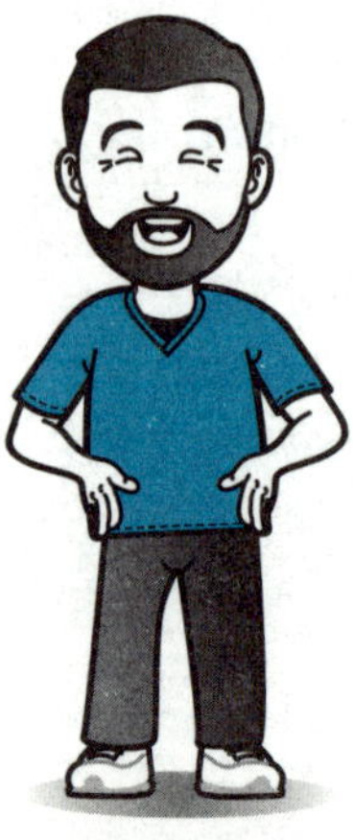

Wie bringe ich denn meinem Kind die richtige Satzstellung bei? Ich finde es schwer, verschiedene Verbformen abzufragen!

Spracherwerb bei Kindern funktioniert ganz anders als in der Schule. Doch selbst da sind Lehrer mittlerweile – hoffentlich jedenfalls – längst über das pure Pauken und Auswendiglernen einer Fremdsprache weg. Sprache lernen Kinder durch intuitive Anwendung. Sie hören, wie ihre Eltern Sätze bilden, hören die Klangmelodie und ahmen sie nach. Nicht nur ihr Wissen über die Bedeutung der einzelnen Wörter, auch über Satzstrukturen wächst. Nach den Drei-Wort-Sätzen fangen Kinder an, Nebensätze zu sprechen, fügen Zeitformen zusammen. Zunächst sagen sie: »Nana ham«, daraus wird später: »Ich Banane gegesst.« Und ein Vorschulkind sagt schon: »Wenn ich nach Hause komme, esse ich eine Banane.« Grammatik ist die Fähigkeit, die Wörter so zusammenzufügen, dass sie richtige Sätze in verschiedenen Zeitformen ergeben. Grammatik muss nicht erklärt werden, Kinder lernen durch Zuhören und durch Vorbilder.

Meine Zweijährige spricht oft sehr undeutlich und vertauscht auch Buchstaben. Grund zur Sorge?

Für Zwei- bis Dreijährige ist es noch vollkommen normal, einige Laute zu vergessen oder zu verschlucken (Nuffeltuch statt Schnuffeltuch, Nulli statt Schnulli) oder Laute zu vertauschen (Tinder statt Kinder). Manche Kinder möchten auch so schnell so viel erzählen, dass sie sich dadurch verhaspeln.

Bleiben die Ausspracheprobleme, ist es wichtig, genau hinzugucken. Dazu komme ich gleich noch. Kinder, die noch mit vier Jahren etwa das »K« wie ein »T« aussprechen, haben oft eine zu schwache Muskulatur im Bereich von Mund und Gesicht. Das erschwert ihnen die Bildung des richtigen Lautes – hier hilft eine Logopädiepraxis, in der spielerisch geübt und gelernt wird.

DIE EIGENEN WORTE BEDENKEN

Worte wirken! Deswegen solltest du gerade bei deinen Kindern überlegen, wie du mit ihnen sprichst: Sie sind keine kleinen Erwachsenen, sondern nehmen unser Gesprochenes immer wortwörtlich:

- »Du sollst nicht schlagen«, »Du sollst den Teller nicht fallen lassen!« Kleinkinder verstehen Sätze mit dem Wort »nicht« nicht. Sie brauchen eine bejahende Aussage: »Schlagen tut dem Kind weh«, »Der Platz vom Teller ist auf dem Tisch.«
- »Hast du Tomaten auf den Augen?« Kleine Kinder verstehen Redewendungen nicht. Sie brauchen es konkret.
- »Du fragst mir ja ein Loch in den Bauch«, »Ich habe dich zum Fressen gern« – das sind Sätze, die Sprechanfänger wörtlich nehmen. Und Angst bekommen!
- Ironie ist tabu: »Ach, ist das so?« Erwachsene machen gern ironische Bemerkungen. Kinder unter fünf Jahren können aber nicht verstehen, dass damit das Gegenteil gemeint ist.
- »Wie oft muss ich das noch sagen?« Ein Elternklassiker. Aber was soll das Kind darauf antworten?
- Kleinmachen: Worte können verletzen. »Das verstehst du noch nicht«, »Das kannst du eh nicht.« Sätze, die genau das Gegenteil von Lob sind, machen Kinder traurig und entmutigen sie.
- Auch wenn die Fragerei manchmal nervt oder die Beantwortung schwierig ist: Hört ein Kind immer »Darum!« als Antwort auf seine Fragen, wird es bald keine Antworten mehr einfordern.

Ich glaube, mein Neffe hat ein Sprachproblem! Er verschluckt die Wortenden und nuschelt. Auch sein »i« klingt eher wie ein »ö«.

Hier muss ich grinsen. Ist eines der Elternteile aus dem Nordwesten des Landes? Ich bin ja Hesse und wir sprechen hier glasklares Hochdeutsch, ähäm ... Als Kinderarzt merke ich natürlich, wenn die Eltern einen leichten Dialekt haben: Ein Kind, das nur »Körsche« hört, wird nicht »Kirche« sagen. Auch nicht »Kirsche«, falls du beim Lesen vielleicht daran gedacht hast.

Manchmal ist eine unklare Aussprache aber auch körperlich bedingt: Sprach- und Hörorgane müssen funktionieren, damit ein Kind den Unterschied zwischen »Tasse« und »Tasche« hören kann – und nur wenn es die unterschiedlichen Worte oft hört, kann es die unterschiedliche Bedeutung begreifen. Dazu ist auch eine gewisse geistige Entwicklung nötig, denn Lautunterschiede bewirken ja Bedeutungsunterschiede (Tasche oder Tasse). Auch wenn das Kind beide Wörter gleich ausspricht, muss klar werden: Es versteht den Unterschied. Als Erwachsene können wir hier helfen, indem wir nachfragen. »Möchtest du etwas aus einer Tasse trinken?«

Wie kann ich denn mein Kind in der sprachlichen Entwicklung fördern?

Reden, reden, reden. Sprich mit deinem Kind von Anfang an. Mit Worten den Alltag begleiten, das Kind in eine wärmende und stärkende Hülle von Wörtern packen. Kleine Menschen müssen Sprache erst hören, damit sie sie lernen und dann verstehen können. Nur wenn sie die Wörter und ihre Bedeutung verstehen, können Kinder sie auch aktiv benutzen und richtig einsetzen.

Der Klang von Sprache und die Kommunikation miteinander kann und soll Spaß machen – wer Sprache beherrscht, kann Welten erobern.

Freude am Sprechen, am Klang und an der Melodie von Wörtern lernen Kinder durch Reime, Lieder und dadurch, dass ihr gemeinsam die Welt bestaunt und Dinge benennt. Welche Laute macht ein Tier? Das kann Alexa zwar zeigen (wobei – was für einen Laut macht eigentlich ein Fuchs?) – aber mit einem Lautsprecher kann ein Kind nicht zusammen lachen. Das Lustige für ein Kleinkind ist doch, wenn Papa albern wie ein Schaf meckert. Oder Katze und Hund verwechselt!
Wichtig ist es, das Kind positiv zu stärken. Ja, Wörter können falsch ausgesprochen werden. Aber nicht immer verbessern oder zum Nachsprechen zwingen. Besser in der richtigen Version antworten. Beispiel: »Ich Püppi holt«, Mama: »Ja, super – du hast die Püppi geholt!«
Guckt gemeinsam Bücher, stell deinem Kind Fragen und lass es das Buch kommentieren. Es kommt nicht auf den Wortlaut des Buches an, sondern auf das gemeinsame Sprechen und den Spaß am Austausch. Lade das Kleine ein, Fragen zu stellen (ok, das wird später im Kita-Alter anstrengend, denn die hören echt nicht auf!) – aber der Spruch »Wer nicht fragt, bleibt dumm!« enthält verdammt viel Wahrheit.

SPÄTZÜNDER, WORTERFINDER UND NUSCHLER

Nicht jedes Kind lernt einfach sprechen. Oft sehe ich Kinder, die sich aus unterschiedlichen Gründen schwertun. Manche Kinder möchten so viel so schnell mitteilen, dass sie sich verhaspeln. Einige sprechen undeutlich. Andere sagen nur wenige Worte, die nächsten denken sich kreativ immer neue Worte aus oder kombinieren Sprachen. Ich kann nicht auf alle Varianten hier eingehen. Aber kurz gefasst: Nicht jedes Problem mit der Sprache ist eine Sprachentwicklungsstörung.
Die kreativen Worterfindungen sind sogar oft wahre Schätze. Schreibt die auf und sammelt sie. Aber sprecht sie nicht nach, auch wenn die Versuchung groß ist. Woher soll ein Kind sonst wissen,

dass es nicht »aufgetrungen« heißt, wenn ihr die Wortschöpfung so lustig findet, dass ihr sie auch ständig nutzt?
Fällt einem Kind das Sprechenlernen sehr schwer, spricht es verwaschen oder nuschelig, dann können das Warnzeichen sein. Ein geringer Wortschatz und eine schlechte Grammatik können ein Zeichen dafür sein, dass bei dem Kind eine Sprachentwicklungsstörung (SES) vorliegt.

Fragerunde

Was genau ist eine Sprachentwicklungsstörung?

Kinder lernen Sprache in unterschiedlichem Tempo. Trotzdem gibt es bestimmte Entwicklungen, die für alle gelten. Ein Zweijähriger sollte einen bestimmten Wortschatz haben, ein dreijähriges Kind Sätze bilden und Wörter aus dem Alltag kennen. Mit vier Jahren sollten auch Zeitformen und Nebensätze beherrscht werden.
Eine Sprachentwicklungsstörung liegt vor, wenn die sprachlichen Fähigkeiten eines Kindes deutlich hinter denen von Gleichaltrigen zurückliegen. Es gibt Kinder, bei denen die SES ein Zeichen einer allgemeinen Entwicklungsverzögerung ist.
Manchmal kann auch eine Hörbeeinträchtigung dazu führen, dass ein Kind schwer sprechen lernt. Andere Kinder entwickeln sich in den Bereichen Motorik, Spielen, Denken … genauso wie andere Kinder – aber nicht beim Sprechen. Das wird als isolierte Sprachentwicklungsstörung bezeichnet.
Von 100 Kindern haben 5 bis 8 Kinder eine SES – bei ansonsten altersgerechter Entwicklung. Einem Teil der Kinder fällt neben dem aktiven Sprechen auch das Verstehen von Sprache schwer. Ist dies der Fall, spricht man von einer Sprachverständnisstörung.

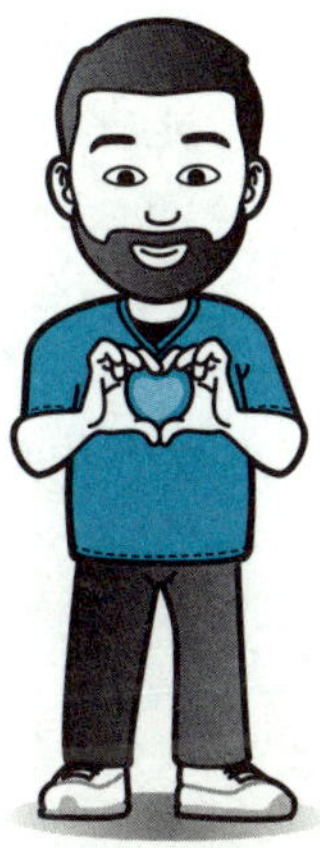

URSACHEN EINER SPRACHSTÖRUNG

Es gibt unterschiedliche medizinische Gründe, die zu einer Sprachentwicklungsstörung führen können:

- » Immer wiederkehrende Mittelohrentzündungen
- » Chronischer Mittelohrerguss, etwa durch eine Belüftungsstörung bedingt durch vergrößerte Rachenmandeln (der Laie sagt oft »Polypen«, obwohl es medizinisch betrachtet keine Polypen sind)
- » Kinder, die andere Erkrankungen hatten, zum Beispiel Hirnhautentzündung, Hirnblutung …
- » Kinder, die von Geburt an eine Schallleitungsstörung oder Schwerhörigkeit haben (ein Hörscreening in der Klinik in den ersten Tagen soll genau das herausfinden)

Neben den medizinischen Gründen gibt es auch soziale Ursachen – zu viel Fernsehen, zu wenig Gespräche oder Sprachanregungen in der Familie – und psychische wie Streit in der Familie.

Warum ist es so wichtig, dass mein Sohn mit zwei Jahren schon sprechen kann? Vielleicht ist er ein Spätzünder?

Wenn mit zwei Jahren die erwähnten 50 Wörter nicht erreicht werden, muss ich als Kinderarzt aufmerksam werden. Das Argument »Och, er braucht eben einfach Zeit« stimmt nämlich leider nicht immer. Ich höre das oft. Genauso wie den alten Witz: »Warum sollte er sprechen, gibt bisher noch keinen Grund zur Beschwerde.«

Von den Kindern, die mit zwei Jahren noch sehr wenig sprechen, sind etwa die Hälfte wirklich spät dran. Das sind die Spätzünder, die Late Talker. Aber die andere Hälfte der Kinder braucht tatsächlich professionelle Hilfe. Ja, es kann sein, dass dein Sohn Zeit braucht und erst noch ein

Knoten platzen muss. Stelle ich fest, dass ein Kind eventuell eine Sprachstörung hat, möchte ich es unbedingt sechs Monate später wieder sehen. Hat es sich dann dem Altersstandard angepasst? Bei einem schlecht sprechenden Zweieinhalbjährigen muss dann zunächst ausgeschlossen werden, ob es organische Probleme gibt. Kann er richtig hören? Richtig wahrnehmen? Liegt eventuell eine Entwicklungsstörung vor? Hier überweisen Kinderärzte zur Diagnose an spezialisierte Fachärzte (siehe unten).

WER KANN HELFEN?

Die **Pädaudiologie** ist die Wissenschaft des Hörens und der sogenannten auditiven Wahrnehmung im Kindesalter oder ganz einfach gesagt: ein HNO-Arzt, der sich zusätzlich auf Kinder spezialisiert hat.
Die **Neuropädiatrie** hat sich auf die Entwicklung und Erkrankungen des Nervensystems im Kindes- und Jugendalter spezialisiert.
Die **Logopädie** beschäftigt sich mit der Diagnose und Behandlung von Sprach-, Sprech-, Stimm-, Schluck- und Hörstörungen.

Unser Kinderarzt sagt, dass unsere Tochter eine sprachliche Entwicklungsverzögerung hat. Was machen wir falsch?

Sollte der Verdacht bestehen, dass es eine sprachliche Entwicklungsverzögerung hat, ärgert euch nicht. Ihr macht nur etwas falsch, wenn ihr jetzt nicht handelt. Niemand meint es böse mit euch oder eurem Kind. Freut euch, dass jemand erkannt hat, dass hier vielleicht etwas im Argen ist, und wir die Chance haben, es frühzeitig zu behandeln. Je früher wir handeln, die Diagnostik vorliegt und das Mädchen zur Logopädie gehen kann – desto besser. Wird erst nach der Einschulungsuntersuchung festgestellt, dass sie Hilfe braucht, kommt es nachher noch zu Wartezeiten in der Diagnostik und bis eine Therapie beginnt, vergeht wertvolle Zeit.

Meine Kleine, fast vier Jahre alt, stottert mal mehr, mal weniger. Ist das normal in dem Alter?

Stottern sollte, wenn es länger bleibt oder das Kind unabhängig von der Dauer darunter leidet, immer logopädisch abgeklärt werden. Auch eine Verschlechterung eines bisher nur gelegentlichen Stotterns sollte abgeklärt werden. Manche Kinder wollen schneller reden, als ihr Mund es schafft, und geraten dann vorübergehend ins Stottern. Das sollte beobachtet werden.

Die Erzieherin in der Kita sieht bei unserem Dreijährigen ein Sprachproblem. Der Kinderarzt sagt, wir hätten noch Zeit. Wer hat recht?

Ja, es gibt leider Kollegen, die zu spät reagieren. Wie gut, dass ihr eine aufmerksame Erzieherin habt. Gerade in der Kita werden Sprachentwicklungsverzögerungen viel besser beobachtet. Denn so ein Wechsel der Umgebung bewirkt oft Wunder. Bei euch zu Hause sagt das Kind nur »Mö« und schon bekommt es ein Glas Milch. Das funktioniert in einer anderen Umgebung so nicht mehr – um das Gewünschte zu bekommen, muss euer Sohn korrekt fragen. Ein Zweijähriger kann schon »Milch ham?« aussprechen. Erst durch das Nachahmen des Wortes bekommt er, was er möchte. Bei euch muss er das nicht und hat daher auch keinen inneren Druck, das zu ändern.

Sollte der Kinderarzt sich einer weiteren Diagnostik verweigern, noch ein Geheimtipp: Verordnungen für Logopädie können vom Kinderarzt, Hausarzt, Hals-Nasen-Ohrenarzt, Kieferorthopäden sowie Kinder- und Jugendpsychologen ausgestellt werden.

PAPA, I THINK I NEED TO KOTZ

Mehrsprachigkeit und Bilingualität sind angesagt. In Kitas lernen Kinder extra von Muttersprachlern »Early English«. Einige Eltern machen extra Sprachkurse. Mehrsprachig erziehen? Wie cool! Ganz klare Ansage dazu: Natürlich könnt ihr euer Kind für andere Sprachen sensibilisieren, mal ein Lied auf Englisch singen, ein Buch auf Englisch vorlesen. Wollen Eltern ihre Kinder in einer Sprache erziehen, die nicht ihre Muttersprache ist, wird es aber kritisch, denn viele Feinheiten einer Sprache lassen sich nicht einfach vermitteln.

TIPPS ZUM SPRACHERWERB

Probier mal diese Tipps aus, aber – ganz wichtig! – sei nicht der Lehrer, der dauernd auf die Fehler hinweist und korrigiert. Dann traut sich dein Kind vermutlich einfach nicht mehr, zu sprechen, weil es Angst hat, immer etwas falsch zu machen.

» Stell dich dumm. Wenn dein Kind etwas haben möchte, dann kannst du sagen: »Möchtest du die Gabel oder den Löffel haben?« Frag immer so, damit das Kind eins aussuchen kann und es vielleicht ausspricht. Keine Fragen stellen, wo es nicken kann.

» Oder sag: »Ich kann dich leider so schlecht verstehen mit dem Schnuller im Mund. Kannst du ihn bitte rausnehmen und das noch mal wiederholen?«

» Wiederhol den Satz deines Kindes einfach richtig.

» Immer mit Sprache berieseln, alles kommentieren, alles erzählen, jeden Schritt im Alltag.

Aber viele Familien haben tatsächlich die Chance, ihrem Kind von Anfang an mehrere Sprachen beizubringen – denn sie sind selbst mit einer anderen Sprache als Deutsch aufgewachsen. Mehrere Sprachen gehören zum Alltag vieler Menschen in Deutschland. Mehrsprachigkeit ist weltweit gesehen häufiger als die Einsprachigkeit. Manchmal ergibt es sich fast von selbst, dem Baby die eigene Muttersprache zu vermitteln: Weil einem eben diese schönen Lieder und Gedichte einfallen, die liebevollen Spitznamen.

Auch meine Frau und ich standen vor der Wahl: Sollen wir nur deutsch sprechen? Oder auch die Sprachen unserer Eltern weitergeben? Spricht jeder in einer anderen Sprache oder gibt es eine Familiensprache? Da wir beide miteinander deutsch sprechen, wurde das unsere Familiensprache – bisher sprechen unsere Kinder die Sprache ihrer Großeltern nur ein wenig.

Mehrsprachigkeit in der Familie ist ja einerseits ein Geschenk – dem Kind kann eine andere Sprache leicht vermittelt werden und damit auch der Zugang zu einer anderen Kultur. Und klar, als Mutter oder Vater wünscht man sich auch, dass das Kind die eigene Herkunftssprache lernt, um die elterlichen Wurzeln zu verstehen und vor allem die eigene Verwandtschaft.

Fragerunde

Mein Mann kommt aus Spanien, ich bin in der Türkei geboren. Wenn wir nun mit unserer Tochter deutsch und unsere Muttersprachen sprechen – verwirrt das die Kleine nicht?

Sprechen beide Elternteile dieselbe Sprache, ist es einfach – dann wird zu Hause eben auch oder nur Spanisch gesprochen. Was aber, wenn drei Sprachen im Spiel sind? Wenn die Mutter französisch spricht, der Vater arabisch, und wenn Mama und Papa miteinander sprechen, reden sie deutsch. Ist dann das Chaos vorprogrammiert? Von der biologischen Ausstattung her gibt es keine Begrenzung für die Anzahl der Sprachen, die ein Mensch lernen kann.

Wichtig ist, dass ihr euch möglichst vorher überlegt, wie ihr die Sprache vermittelt. Sprecht ihr beide die Muttersprache des anderen? Dann ist es deutlich einfacher. Jedes Elternteil spricht immer die Sprache mit seinem Kind, die es am besten beherrscht. Das ist das sogenannte »Eine Person, eine Sprache«-Prinzip (englisch: one person, one language – OPOL). Die Idee dabei: Beide Eltern sprechen mit ihrem Kind in der Muttersprache und das Kind lernt so beide Sprachen gleichzeitig (simultan). Alternativ könntet ihr eurer Tochter auch erst später, am besten im Kindergartenalter, die zweite Sprache nahebringen, das wäre dann die sukzessive Zweisprachigkeit. Auf diese Art lernt das Kind die beiden Sprachen nicht simultan, sondern sukzessive.

Habt ihr beide eine gemeinsame Muttersprache und entscheidet euch, mit eurem Kind zunächst nur beispielsweise englisch zu sprechen und ihr lebt in Deutschland, so wird es die Umgebungssprache erst später durch andere – und im Kindergarten – lernen. Auch das nennt sich sukzessive Mehrsprachigkeit. Generell gilt, je früher ein Kind eine zweite Sprache lernt, je öfter es diese in einer guten Qualität (möglichst von Muttersprachlern) hört, je attraktiver die Sprache für das Kind gestaltet wird (für die höhere Sprachlernmotivation) und je mehr die Zweisprachigkeit von den Bezugspersonen des Kindes (Familie und Erzieherinnen) geschätzt wird, desto besser lernt das Kind die Zweitsprache. Aktuelle Studien zeigen, dass man bereits in der Schwangerschaft mit der Beschallung des Bauchs in den späteren Wunschsprachen anfangen sollte. Der Embryo speichert die Sprachmelodie ab und kann nach der

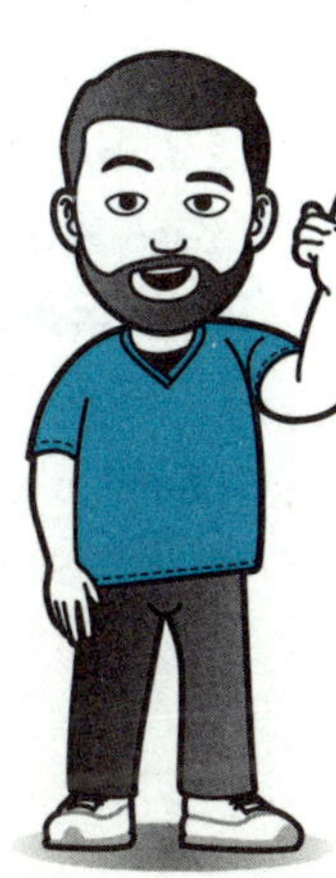

Geburt diese abgespeicherte Sprache leichter, ja sogar als zweite Muttersprache lernen. Also gern in der Schwangerschaft die Lieblingsserie auch mal in einer anderen Sprache anschauen. Studien zeigen auch eindeutig, dass jede weitere erlernte Sprache die Verknüpfungen im Gehirn so fördert, dass diese Sprache leichter erlernt wird.

Ich weiß nicht, ob ich immer konsequent genug bin. Ich spreche doch auch oft deutsch und nicht nur meine Muttersprache.

Wenn euer Umfeld deutsch spricht und dadurch der Alltag entsprechend geprägt ist, ist es gar nicht möglich, nur die eigene Muttersprache zu sprechen. Ich kenne Familien, in denen der Vater nur englisch, die Mutter nur deutsch spricht und die Familie in Frankreich lebt. Die drei Kinder haben eigentlich alle drei Sprachen erlernt – das älteste ist wirklich mehrsprachig, das mittlere spricht deutsch mit englischem Akzent und das jüngste will nur französisch sprechen. Das ist auch in Ordnung – trotzdem haben die Kinder einen anderen und schnelleren Zugang zur Sprache. Und manchmal überraschen sie ihre Eltern auch. Der heutige Teenager, der mit den Eltern nur französisch spricht, redet mit mir nämlich in perfektem Deutsch – er kann also, er will nur nicht. Die zweisprachige Kompetenz eines Kindes bleibt aber nur so lange erhalten, wie es beide Sprachen auch tatsächlich oft im Alltag benutzt. Sobald eine Sprache nicht mehr häufig mit dem Kind gesprochen wird, kann es diese verlernen.

Besteht die Gefahr, dass ein mehrsprachiges Kind gar keine Sprache richtig spricht und ständig durcheinanderkommt?

Kinder, die mehrere Sprachen sprechen, lernen genauso schnell – oder langsam – wie Kinder, die mit nur einer Sprache aufwachsen. Ihr erinnert euch an die 50 Wörter bei der U7? Das können auch 50 Wörter aus meh-

reren Sprachen sein. Aber hey – es geht um den aktiven Wortschatz. Oft höre ich: »Er spricht halt noch nicht, weil er ja zwei Sprachen hört.« Äh. Nein. Bilinguale Kinder lernen das Sprechen genauso wie die Kinder, die einsprachig aufwachsen. Also um den ersten Geburtstag herum erste Silbenverdopplungen, dann Zwei-Wort-Sätze und mit etwa drei Jahren richtige Sätze. Es gibt allerdings Besonderheiten bei bilingualen Kindern, die völlig normal sind. Sprachverständnis, Grammatik und Aussprache erwirbt das Kind in beiden Sprachen parallel – wenngleich der Wortschatz in der einzelnen Sprache zunächst kleiner ist. Das Kind spricht beispielsweise etwa 50 Wörter insgesamt – aber eben nicht in beiden Sprachen gleich viele Wörter. Der Gesamtwortschatz des Kindes ist gleich, aber der in der jeweiligen Sprache kleiner. Die Sprachen beeinflussen sich auch gegenseitig bei der Aussprache: So kann es passieren, dass ein deutsch-polnisches Kind das rollende R auch übernimmt, wenn es deutsch spricht. Und ein deutsch-englisches Kind das TH – so falsch wie die Mama ausspricht. Mehrsprachig aufwachsende Kinder mischen oft beide Sprachen. Manchmal werden einzelne Wörter ersetzt (»I want to go to the Spielplatz!«, »I think I need to kotz!«) oder aber die Grammatik wird vertauscht (»I have geplayed with Lego«). Früher glaubte man, dass solche Sprachmischungen ein Zeichen dafür sind, dass Kinder keine der Sprachen richtig lernen werden – man sprach von Halbsprachlichkeit. Heute ist bekannt, dass Kinder kreativ Sprache nutzen, neue Wörter schaffen und Begriffe aus der anderen Sprache nehmen, wenn sie sie in der einen Sprache nicht kennen. Meist entwickelt es sich von allein, dass das Kind die Sprachen immer sicherer beherrscht – oder aber eben auch die zweite Sprache irgendwann verweigert.

Eines allerdings kann ich aus kinderärztlicher Sicht eindeutig sagen: Mehrsprachigkeit ist kein Grund für eine Sprachentwicklungsstörung! Wenn ein Kind schlecht oder gar nicht spricht, sollte auch bei bilingualen Familien rasch gehandelt werden. Etwa sechs bis zehn Prozent der mehrsprachigen Kinder sind von einer Sprachentwicklungsstörung betroffen.

KIDS.DOC-WISSEN

» Kleine kranke Menschen sehe ich täglich. Aber für Eltern ist Krankheit Anlass zur Sorge und auch zur Panik. Ganz ruhig. Hier ist das Kids.Doc-Wissen für euch kurz zusammengefasst! Wie finde ich einen Kinderarzt? Was muss ich beim Praxisbesuch wissen? Ich erkläre euch, wie Eltern ihre kleinen Patienten am besten zu Hause versorgen, und gebe euch Tipps zu den häufigsten Kinderkrankheiten wie Drei-Tage-Fieber oder Magen-Darm-Infekt. Im Notfall muss es schnell gehen – darum ist es wichtig, gefährliche Alarmzeichen zu kennen.

HILFE! MEIN KIND IST KRANK!

Soll ich euch etwas verraten? Ich trage gar keinen weißen Kittel. Schlimm? Wie stellt ihr euch denn einen Kinderarzt vor? Die meisten von euch kennen natürlich einen meiner Kollegen oder eine Kollegin. Wir sind wirklich keine Götter in Weiß. Wollen wir auch gar nicht sein – denn wir alle haben uns ja aus einem guten Grund für den Schwerpunkt Pädiatrie entschieden – so heißt die Kinderheilkunde wissenschaftlich. Die meisten (leider nicht alle, muss ich zugeben) von uns mögen Kinder. Aber nicht alle Kinder mögen uns. Das ist zwar schade, aber auch vollkommen in Ordnung!

Genau darum möchte ich ganz zum Schluss in diesem Buch auf Allgemeines zum Besuch in der Kinderarztpraxis, zu den häufigsten Kinderkrankheiten, zum Umgang mit kranken kleinen Menschen und über Medikamente und Hausmittel schreiben. Einiges in Listenform, das ist für euch schneller zu lesen.

Für mich ist das, ehrlich gesagt, gar nicht einfach: Glaubt irgendwer, dass es möglich ist, ein jahrelanges Studium und viel Praxiserfahrung in wenige Buchseiten zu quetschen? Geht gar nicht. Darum ist ganz vieles nur kurz erklärt.

ALARMZEICHEN UND WICHTIGES RUND UM DEN ARZTBESUCH

Wann geht ihr zum Arzt? Also, ihr Erwachsenen? Meist dann, wenn ihr euch wirklich krank fühlt und euch der Körper deutlich signalisiert: Hier stimmt was nicht. Zur regelmäßigen Vorsorge solltet ihr auch gehen. Fühlt ihr euch in der Hausarztpraxis wohl? Warum habt ihr den oder die gewählt? Nun, als Eltern seid ihr nicht nur für euch, sondern auch noch für einen kleinen Menschen verantwortlich. Darum sind die gerade gestellten Fragen wichtig: Was für ein Verhältnis habt ihr selbst zum Thema Arztpraxis? Wie war das bei euch, als Kind? Unsere eigenen Erfahrungen prägen uns natürlich – und da ihr als Eltern auch zu zweit einiges erlebt habt, spielt das sicher eine große Rolle.

WIE FINDET IHR DEN FÜR EUCH PASSENDEN KINDERARZT?

Das werde ich immer wieder gefragt. Viele von euch haben tatsächlich keine große Wahl – ihr habt nur eine Praxis, die – oft auch noch überfüllt – bei euch in der Nähe ist. So sieht es sowohl in Städten als auch auf dem Land aus. Idealerweise sollte es so sein, dass ihr schon vor der Geburt erste Termine für die U-Untersuchungen in den ersten Lebenswochen macht und euch vorher die Praxis kurz anguckt. Einen Kinderarzt in eurer Nähe findet ihr im Internet. Sehr gut sind oft auch Empfehlungen von anderen Eltern vor Ort. Aber letztlich müsst ihr euch auf euer Bauchgefühl und auf die örtlichen Gegebenheiten verlassen.

Passt die Praxis zu euch? Wie gut ist sie für euch zu erreichen? Vor allem aber: Habt ihr das Gefühl, dass der Kollege, die Kollegin auf das Kind eingeht und euch – und dem Kind – erklärt, was er oder sie gerade macht? Habt ihr das Gefühl, dass Sorgen ernst genommen werden und das Kind mit Respekt behandelt wird? Wie ihr vielleicht beim Lesen gemerkt habt: Ich bin Schulmediziner. Ja, ich finde durchaus auch Naturheilmittel wichtig – reine Homöopathika sehe ich eher kritisch. Hier sollte eure generelle Einstellung und die des Kinderarztes eures Vertrauens zusammenpassen.

Nun noch mal zu meinen ersten Fragen. Was habt ihr selbst beim Arzt so erlebt? Besprecht das mit dem anderen Elternteil. Denn eigene Ängste oder schlechte Erfahrungen solltet ihr nicht auf euer Kind übertragen. Es hat sich viel geändert – auch in meinem Beruf. Die ersten Arztbesuche machen oft Müt-

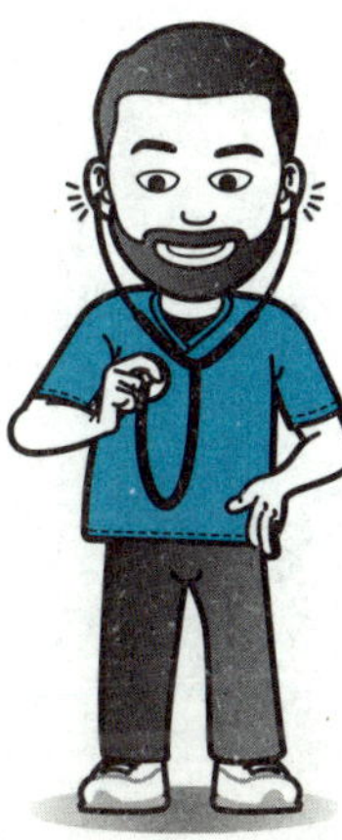

ter und Väter gemeinsam – ich finde das gut, denn so können wir uns gegenseitig kennenlernen.

WANN GEHT ES IN DIE KINDERARZTPRAXIS?

Im Normalfall sehe ich Babys in ihrem ersten Lebensjahr bei den fünf U-Untersuchungen, die in den ersten zwölf Lebensmonaten anstehen. Wie oft sonst noch? Sehr unterschiedlich: Manche Kinder haben schon früh relativ viele Infekte, manche Eltern sind besorgter als andere. Babys, Kleinkinder und – ganz klar! – auch noch Kindergartenkinder können nicht sagen: »Hey, mir geht es gerade so richtig dreckig, ich muss unbedingt zum Arzt.« Manche Kinder sind weinerlich, wenn sie sich nicht gut fühlen, andere ziehen sich zurück. Ich rate immer als Faustregel: Lieber einmal zu viel, als einmal zu wenig zum Arzt gehen. Denn wenn ihr das Gefühl habt, dass etwas nicht stimmt, dann verlasst euch bitte, bitte nicht auf Dr. Google und Co. – auch nicht auf die Tipps von Oma. Geht zum Kinderarzt! Wenn ein Baby, das jünger als sechs Monate ist, fiebert, solltet ihr sofort zum Arzt (Ausnahme ist eine gerade durchgeführte Impfung). Je älter das Kind wird, desto eher kennt man sein krankes Kind und lernt, es besser einzuschätzen.

Achtung: Für uns Ärzte ist es wichtig, dass wir nicht nur die Temperatur, sondern auch das Wohlbefinden des Kindes kennen. Ist es sehr schlapp? Trinkt und isst es? Hat es noch andere Symptome wie starken Husten oder Durchfall?

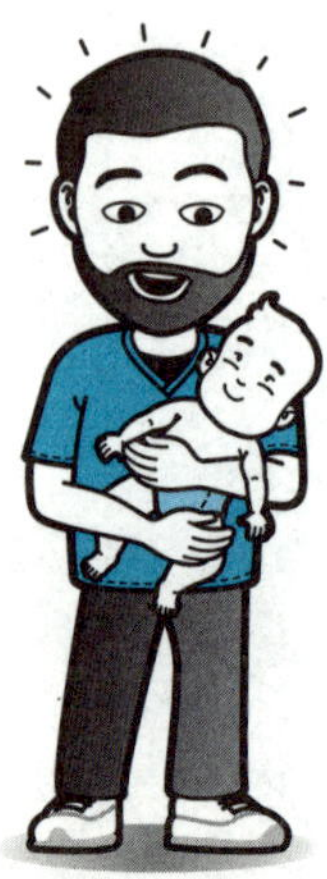

Die erste Krankheit des Winzlings ist für Eltern immer am schlimmsten. Aber, so unschön es ist, ihr gewöhnt euch ein wenig daran und wachst gemeinsam mit der zunehmenden Erfahrung. Im Kleinkindalter sind zwölf Infekte im Jahr normal, das heißt, ein fieberhafter Infekt pro Monat ist noch total im Rahmen.

SOS: IN DIE KINDERARZTPRAXIS ODER IN DIE KLINIK?

Notfall: Bei diesen Zeichen nicht lange abwarten, sondern sofort zum Kinderarzt gehen:

» Dein Säugling trinkt nicht ausreichend oder schlecht.
» Dein Säugling unter sechs Monaten hat über 38 Grad Temperatur.
» Das Baby erbricht mehr als sonst.
» Bei entzündeter, geröteter Haut oder Quaddeln.
» Bei hartnäckigem Schnupfen oder Husten.
» Dein Kind ist ungewöhnlich weinerlich.
» Dein Kind ist matt, erschöpft und teilnahmslos.
» Bei auffällig wenig nassen Windeln und/oder Durchfall.

Dringender Notfall: Bei diesen Zeichen Krankenwagen unter 112 rufen oder unbedingt ins Krankenhaus:

» Das Baby weint schrill, panisch und scheint in Not. Es lässt sich nicht beruhigen.
» Das Baby trinkt gar nicht, die Fontanelle sieht eingefallen aus.
» Das Kind ist gestürzt oder gefallen, war bewusstlos oder hat danach erbrochen.
» Es wirkt apathisch oder hat hohes Fieber.
» Es besteht der Verdacht, dass es etwas Giftiges (zum Beispiel Tabak) geschluckt hat.
» Das Baby atmet sichtbar angestrengt oder mit hörbaren Geräuschen.
» Ein Insekt hat das Baby in den Mund, Rachenraum oder die Zunge gestochen.

WICHTIGES FÜR DEN ARZTBESUCH

Redet mit euren Kindern. Kein Kind kann sich an die ersten Besuche in der Kinderarztpraxis erinnern. Je selbstverständlicher und mit weniger Angst kleine Mädchen und Jungen zu mir kommen, desto besser. Am besten erzählt ihr den Kindern vor einer regulären Untersuchung, was passiert. Dem Neugeborenen sowie dem Kleinkind kann man erklären, was heute so ansteht und was beim Arzt gemacht wird. Sprachliche Begleitung ist auch hier das A und O. Dabei gibt es auch Abstufungen: Wenn ich weiß, mein Kind reagiert panisch auf Impfungen, muss ich ihm nicht eine Woche vorher davon erzählen. Das kann im Zweifel das Kind die ganze Woche lang so aus der Bahn werfen, dass der Alltag kaum möglich ist. Dann lieber dosiert und kindgerecht.

Lügen solltet ihr aber nicht! Das ist ein großer Vertrauensbruch für eurer Kind. Sagt: »Heute gehen wir zum Arzt und dann machen wir eine Impfung, da wird es auch einen Piks geben. Damit dein Körper dann eine tolle Polizei hat, um die Krankheiten zu bekämpfen.«

Zur Vorbereitung gibt es Kinderbücher über den Arztbesuch. Es hilft auch, wenn das Kind einen kleinen Arztkoffer hat und mit dem Stethoskop seinen Teddy untersuchen und der Puppe Pflaster verpassen darf. Das Üben zu Hause in einer sicheren Umgebung schafft Routine und Mut, in der Praxis dann das Gelernte anzuwenden.

Das Kuscheltier darf auch mit in die Praxis, manchen Kindern hilft es, wenn wir das erst einmal gemeinsam untersuchen. Ich erzähle dem Kind auch genau, was ich mache – »ich hebe jetzt dein T-Shirt hoch, ich höre deinen Bauch ab, ob der Geräusche macht.« Ich spreche vor allem mit dem Kind und nicht über das Kind. Wenn eure Kinderärztin das nicht tut, dann seid ihr dran: Beschreibt eurem Kind, was der Arzt macht oder machen wird. Dann weiß das Kind, was es zu erwarten hat.

Wie könnt ihr euch und dem Kind den Besuch noch erleichtern? Bereitet alles vor. Habt die Krankenkassenkarte, den Impfausweis und das Vorsorgeheft dabei. Und guckt, dass das Kind Kleidung anhat, die auch unkompliziert an- und ausgezogen werden kann. Seid selbst entspannt und ruhig: Es gibt keinen Grund für Nervosität – die überträgt sich sonst auf euer Kind.

DIE HÄUFIGSTEN KINDERKRANKHEITEN

Kinderkrankheiten sind Infektionskrankheiten, die besonders häufig bei Babys und Kindern auftreten. Sie heißen nicht so, weil sie harmlos sind, sondern weil sie meist im Kinder- und Jugendalter auftreten. Auf Krankheiten wie Masern, Mumps, Röteln und Windpocken möchte ich nicht eingehen – ich bin unendlich froh, dass wir gegen diese Erkrankungen, die oft mit schweren Verläufen und Langzeitwirkungen einhergehen, gute und wirksame Impfungen haben. Die folgenden Krankheiten sehe ich am häufigsten in meiner Praxis:

DREI-TAGE-FIEBER

Art der Infektion: hochansteckende Virusinfektion
Symptome: Fieber (bis zu 40 Grad), Hautausschlag, Erbrechen, Durchfall, Fieberkrämpfe
Verlauf: meist harmlos
Ansteckung: Auslöser des Drei-Tage-Fiebers ist das menschliche Herpesvirus, genauer gesagt das Herpesvirus HHV6, seltener auch HHV7. Die Viren werden über eine Tröpfcheninfektion (Husten, Niesen, Speichel) übertragen. Wie bei jeder Infektion mit Herpesviren bleiben die Viren ein Leben lang im Körper. Das nennt man dann eine latente Infektion.
Impfung: Derzeit gibt es gegen den Erreger keinen Impfstoff.

Behandlung: Die Behandlung des Drei-Tage-Fiebers beschränkt sich lediglich darauf, das Fieber zu senken und Zäpfchen zu geben. Da Kinder während des Fiebers besonders viel Feuchtigkeit verlieren, ist es wichtig, dass sie viel trinken.

HAND-MUND-FUSS-KRANKHEIT

Diese Kinderkrankheit betrifft vorwiegend Kinder unter zehn Jahren. Da die Hand-Mund-Fuß-Krankheit in Deutschland nicht meldepflichtig ist, lässt sich nicht genau sagen, wie häufig sie ist. 80 Prozent der Kinder haben selbst keine Symptome, sind aber Überträger.
Art der Infektion: hochansteckende Viruserkrankung mit verschiedenen Virusstämmen
Symptome: Erkältungssymptome (Fieber, Halsschmerzen, Gliederschmerzen, Übelkeit, Appetitlosigkeit), mit Flüssigkeit gefüllte Bläschen und kleine, schmerzhafte Geschwüre im Mund sowie rötliche Knötchen, Flecken und Bläschen an Handflächen und Fußsohlen
Verlauf: Trotz der hohen Ansteckungsgefahr verläuft diese Kinderkrankheit meist harmlos.
Impfung: Derzeit gibt es gegen den Erreger keinen Impfstoff.
Behandlung: Wenn nötig, Linderung der Beschwerden mit Schmerz- und Fiebermitteln. Ansonsten Wadenwickel, ausreichend Schlaf und viel trinken. Gegen die Hautausschläge helfen Wund- und Heilsalben.

SCHARLACH

Art der Infektion: hochansteckende Infektionskrankheit
Symptome: Halsschmerzen und Schluckbeschwerden, vergrößerte Mandeln, geschwollene Lymphknoten am Hals, fleckiger Ausschlag am ganzen Körper, Himbeer- oder Erdbeerzunge

Verlauf: Bei einer frühzeitigen Antibiotikatherapie klingen die Scharlachsymptome meist nach wenigen Tagen wieder ab. In selteneren Fällen zieht die Kinderkrankheit Spätfolgen nach sich (Nierenentzündung, rheumatisches Fieber).
Impfung: Derzeit gibt es gegen den Erreger keinen Impfstoff.
Behandlung: Antibiotika, Schmerz- und Fiebermittel
Wichtig: Im Gegensatz zu vielen anderen Kinderkrankheiten kann dein Kind mehrmals an Scharlach erkranken.

RSV-INFEKTION

Das Respiratorische Synzytial-Virus (RSV) ist ein Erkältungsvirus, kann aber bei Babys eine schwere Erkrankung der Atemwege auslösen. Das Virus ist bei Säuglingen und Kleinkindern der weltweit häufigste Erreger von Atemwegserkrankungen.
Art der Infektion: hochansteckende Viruserkrankung, die durch Tröpfcheninfektion übertragen wird
Symptome: unspezifische Beschwerden wie Schnupfen und Appetitlosigkeit. Nach etwa ein bis drei Tagen stärkster Husten mit Atemnot, Keuchen, bläulicher Verfärbung von Lippen und Nägeln
Verlauf: Oft bleibt es bei harmlosen Erkältungssymptomen, die nach einigen Tagen wieder abklingen. Jedoch kann es auch zu einer Bronchiolitis (eine Virusinfektion der unteren Atemwege, von der vor allem Säuglinge und kleine Kinder unter 24 Monaten betroffen sind) kommen – vor allem bei Neugeborenen oder Säuglingen unter einem Jahr.
Impfung: Ja, aber nur für Hochrisikopatienten (u. a. extrem Frühgeborene, Kinder mit angeborenen schweren Herz- und/oder Lungenproblematiken)
Behandlung: Es gibt keine wirksame ursächliche Therapie gegen das RS-Virus. Mit ausreichend

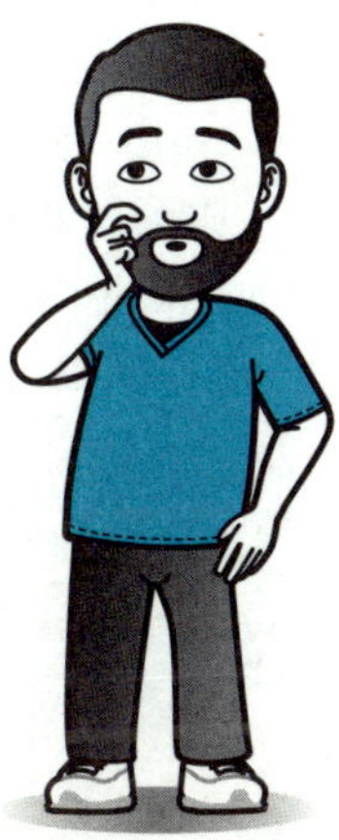

Flüssigkeit, fiebersenkenden Medikamenten können die Symptome der Kinderkrankheit gelindert werden. Manchmal, bei starker Beeinträchtigung der Atmung, müssen Kinder auf der Intensivstation beatmet werden, bis der Infekt von allein besser wird.

MAGEN-DARM-INFEKTION

Magen-Darm in der Kita ist der Endgegner. Jeder kennt den Magen-Darm-Infekt: Plötzlich fängt das Kind an zu brechen und hat starke Durchfälle, zusätzlich noch krampfhafte Bauchschmerzen und/oder Fieber. Säuglinge und junge Kinder sind besonders durch den Flüssigkeitsverlust und die Nahrungsverweigerung gefährdet. Der Wassermangel führt zu einer Austrocknung (Dehydratation).

Impfung: Ja, bei Rotaviren

Behandlung: Nach einigen Tagen hat der virale Infekt die Runde in der Familie gemacht. Wann muss ich aber mit meinem Kind zum Arzt? Eine Grundregel heißt: Je jünger, desto früher. Wenn das Kind nicht mehr ausreichend trinkt, lethargisch oder schlapp wirkt und noch hohes Fieber hat, wird es allerhöchste Zeit, den Arzt oder die Ärztin aufzusuchen.

Wichtig zu wissen: Leider werden in Deutschland entgegen eindeutiger Empfehlungen weiterhin von Ärzten und Apothekerinnen Medikamente gegen das Erbrechen gegeben. Bei Magen-Darm-Infekten oder einem fieberhaften Infekt mit Erbrechen darf kein Medikament mit dem Wirkstoff Dimenhydrinat oder Diphenhydramin gegeben werden, weil es zu schweren Komplikationen führen kann – bis zum Tod! Studien haben gezeigt, dass die Gabe dieser Wirkstoffe bei Säuglingen und Kleinkindern zur Behandlung eines banalen Magen-Darm-Infekts keinen Vorteil im Vergleich zum alleinigen Ersatz mit Flüssigkeit und Elektrolyten bringt.

KOMM, ICH MACH DICH GESUND – KRANKE KINDER BETREUEN

Wer ist schon gern krank? Eigentlich möchten auch wir Großen gern umsorgt werden. Und ein krankes Kind? Das fühlt sich müde und schlapp, hat Schmerzen und – je jünger es ist – versteht einfach nicht, warum es sich so schlecht fühlt. Einige kleine Menschen ziehen sich eher zurück, sind hochsensibel und mögen nicht berührt werden. Andere sind sehr anhänglich, kleben scheinbar an ihren Eltern und haben ein enormes Bedürfnis nach Nähe. Manche sind sehr weinerlich, wieder andere einfach sehr schmusig. So unterschiedlich Menschen sind, so unterschiedlich auch ihr Umgang mit Krankheit.

Wichtig ist für Kinder meist: Sie möchten umsorgt sein und »dabei« sein. Also nicht allein im Kinderzimmer liegen, sondern die Eltern um sich wissen. Wenn keine Ansteckungsgefahr besteht, spricht nichts dagegen, ein »Krankenlager« auch im Wohnzimmer einzurichten, sodass ihr das Kind im Blick habt und es merkt, dass es nicht allein ist. Der Raum sollte nicht zu warm sein und gelüftet werden können.

Manche Kinder sind bei Infekten oder anderen Krankheiten sehr licht- und geräuschempfindlich. Dann sind Ruhe und ein abgedunkelter Raum wichtig.

TIPP

Damit das Kind weiß, dass ihr in der Nähe seid, die Türen auflassen. So kann es euch hören, das beruhigt.

Sobald das Kind wieder fitter ist und sich besser fühlt, möchte es meist beschäftigt werden – das ist immer ein gutes Zeichen. Hier ist es wichtig, auch wilde Tobekinder etwas zu bremsen, dafür auf ruhige Aktivitäten zu setzen wie Malen, Basteln – und im Ausnahmefall auch durchaus mal einen Kinderfilm (je nach Alter des Kindes) im TV gucken lassen.
Der Zweck heiligt die Mittel – am besten fragst du dich einfach selbst, was dir hilft, wenn du dich nicht gut fühlst, und wie du gern umsorgt werden würdest.

Fragerunde

Was gebe ich einem kranken Kind zu essen und zu trinken?

Meist haben Kinder kaum Appetit, wenn sie krank sind, und möchten nur wenig oder gar nichts essen. Oft hilft das Lieblingsessen, komischerweise motiviert das enorm. Wenn du merkst, dass dein Kind gar keinen Appetit hat und sogar seine Leibspeisen verweigert – auf keinen Fall zwingen oder überreden! Meist verlangen Kinder von selbst nach Nahrung, wenn es ihnen wieder besser geht und der Hunger zurückkommt.
***Wichtiger ist das Trinken:** Fast alle Erkrankungen im Kindesalter sind von Fieber begleitet und dadurch verlieren Kinder viel Flüssigkeit. Säuglingen deswegen unbedingt immer wieder die Brust oder das Fläschchen anbieten. Größere Kinder bekommen verdünnte Obstsäfte oder Tee, zum Beispiel Fenchel-, Kamillen- oder Pfefferminztee. Bei Durchfall und Erbrechen muss zusätzlich der Verlust an Mineralsalzen rasch wieder ausgeglichen werden. Hier empfehlen sich spezielle Elektrolyt-Glucose-Pulver aus der Apotheke.*

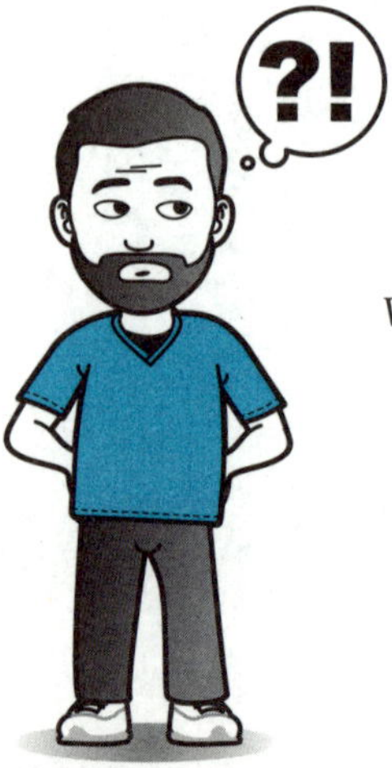

NOTFALLMEDIKAMENTE UND HAUSMITTEL

Ein paar Dinge solltet ihr immer für den Notfall dahaben. Mein Profitipp: Lasst euch eine Grundausstattung in der Apotheke zusammenstellen. Einmal im Jahr dann immer wieder auf das Verfallsdatum gucken und austauschen. Einen Verbandskasten habt ihr im Haus? Ja? Ist der auch wirklich auf dem neuesten Stand. Wenn es schnell gehen muss, solltet ihr alles zur Hand haben. Dass Kinder keinesfalls an die Medikamente herankommen können sollten, ist klar. Also: Kindersicher aufbewahren!

HAUSMITTEL

Hausmittel sind durchaus bewährt. Das Praktische: Eltern können für ihr Kind etwas tun und Kinder merken: Ja, Mama und Papa pflegen mich. Tees, Wickel und viele andere erprobte und bewährte kleine Hilfen haben den Vorteil, dass sie meist zur Hand sind und kaum Nebenwirkungen haben. Wer als Kind lernt, dass immer sofort ein Kügelchen oder eine Tablette einzuwerfen ist, greift meist als Erwachsener viel zu schnell zu Medikamenten. Das freut natürlich die Pharmaindustrie. Aber ihr wisst ja: Eine Erkältung dauert mit vielen Produkten aus der Apotheke nur sieben Tage. Sonst eine Woche.

WICHTIG: SONDERFALL SÄUGLING

Bei Säuglingen sollte bei Beschwerden immer ein Arzt gucken! Im akuten Krankheitsfall oder bei häufig wiederkehrenden Symptomen unbedingt untersuchen lassen.

Hier also ein paar bewährte Tricks. Nur ganz wenige, aber fragt auch gern eure Kinderärztin nach den besten Tipps:

- **Bauchweh, Blähungen:** Bauchmassage im Uhrzeigersinn um den Nabel herum, bei älteren Kindern Kirschkernkissen
- **Fieber:** lauwarme Wadenwickel, wenn die Füße auch warm sind. Bei kalten Füßen bringt es nichts.
- **Halsschmerzen:** mit lauwarmem Kamille- oder Salbeitee gurgeln, kalte oder warme Halswickel (je nachdem, was das Kind als angenehm empfindet)
- **Husten:** bei größeren Kindern: Zwiebelsirup mit Honig
- **Kopfschmerzen:** Bewegung an der frischen Luft, Entspannungsübungen, kühles Tuch auf die Stirn
- **Ohrenschmerzen:** Wärmewickel (Zwiebelwickel oder Kohlwickel) zur akuten Schmerzlinderung

VORSICHT MIT ÄTHERISCHEN ÖLEN!

Bei Erkältungskrankheiten finden häufig ätherische Öle wie Kampfer, Menthol oder Eukalyptus Verwendung. Als Bestandteil von Einreibepräparaten, Badezusätzen oder Inhalationsmitteln versprechen sie vor allem bei Husten und Schnupfen Erleichterung zu verschaffen. Aber Achtung: Bei Säuglingen und Kindern unter drei Jahren sollten Mittel mit ätherischen Ölen **gar nicht** angewendet werden. Durch das Einatmen der Öldämpfe besteht vor allem bei Säuglingen die Gefahr eines sogenannten Stimmritzenkrampfs (Verkrampfung der Stimmritze des Kehlkopfs) mit akuter Atemnot, bei der das Kind blau anläuft. In so einem Fall sollte sofort der Notarzt verständigt werden. Geh also mit ätherischen Ölen, ganz gleich in welcher Form und Konzentration, immer sehr sorgsam um. Das gilt für die Anwendung – auch bei dir selbst oder in Duftlampen und -kerzen – wie auch für die Aufbewahrung: Bewahre ätherische Öle und Präparate mit solchen Wirkstoffen immer außer Reichweite von Kindern auf.

DIE HAUSAPOTHEKE

- Pflaster in verschiedenen Größen und Pflasterrolle
- sterile Wundschnellverbände in verschiedenen Größen
- Verbandsschere
- Einmalhandschuhe
- digitales Fieberthermometer
- Pinzette
- Desinfektionsmittel zum Säubern von Wunden
- Mullbinden, Brandwundauflage und Dreieckstuch
- Kühlkompresse (im Tiefkühlfach)
- Kirschkernkissen
- Zahn-Rettungsbox (zur Aufbewahrung abgebrochener oder ausgeschlagener Zähne)

Medikamente:

- fiebersenkende und schmerzstillende Zäpfchen oder Saft
- abschwellende Nasentropfen (nur für den kurzzeitigen Gebrauch) oder Meersalzlösung
- Wund- und Heilsalbe für kleinere Verletzungen
- Zinkoxid-Salbe gegen einen wunden Po
- Antihistamin-Gel gegen Sonnenbrand und Insektenstiche
- Zeckenkarte
- kühlende Salbe oder Gel gegen Prellungen, Verstauchungen
- Neigt das Kind zu Nesselsucht, Fieberkrämpfen oder Asthma: entsprechende Medizin

ERSTE HILFE LEISTEN

Statistisch gesehen passieren 50 Prozent aller Unfälle im privaten Haushalt. Ersthelfer sind fast immer die Eltern!
Deswegen empfehle ich allen Eltern einen Erste-Hilfe-Kurs, egal ob ein Online-Kurs, den ihr immer und immer wieder anschauen könnt, oder lieber ein Präsenzkurs. Ihr müsst entscheiden, was besser für euch passt. Hauptsache, ihr macht einen: Je informierter ihr seid, desto schneller könnt ihr handeln. Im Notfall bleiben euch für die Reaktion nur wenige Sekunden. Natürlich ist in der Notfallsituation die Panik da und gefühlt hat man alles vergessen. Aber wer noch nie gehört hat, was man in einer bestimmten Notfallsituation machen sollte, der kann es nicht anwenden.
Grundsätzlich gilt in der Notfallversorgung immer: Einfach machen. Nichts machen ist das Schlimmste. Beispiel? Eine Mutter fragte mich, ob sie bei einem Säugling bei einer Herz-Druck-Massage nicht Rippen brechen könne. Ja, aber: Rippenbrüche wachsen zusammen, ein Herz hingegen, das zu lange stillsteht, arbeitet nie wieder! Wie eine Reanimation funktioniert, kann ich hier nicht genau schildern. Lasst es euch zeigen! Übt am Modell! Auch wenn ihr damals für den Führerschein einen Erste-Hilfe-Kurs besucht habt – frischt euer Wissen als Eltern immer wieder auf!

WAS TUN IN NOTFALLSITUATIONEN?

Am besten man ist auf jeden Notfall vorbereitet. Und hat alle Lösungen parat. Realistisch ist das aber nicht, selbst für mich als Arzt. Als Elternteil, der als Ersthelfer eingreifen muss, kommt zur Sorge um das Kind die Angst, etwas falsch machen zu können. Deswegen ist es wichtig, dass ihr als Eltern regelmäßig Erste-Hilfe-Kurse besucht, Notfallnummern kennt und im Krisenfall rasch und ohne Nachdenken handeln könnt. Das erreicht man nur durch regelmäßiges Wiederholen der Notfallsituation und der Handlungsempfehlungen. Deswegen, finde ich, sollte zum Beispiel mein Kids.Doc-Erste-Hilfe-Kurs alle acht bis zwölf Wochen als Ritual abends geschaut werden. So ruft man sich die wichtigsten Punkte wieder ins Gedächtnis.

GIFTALARM: PFLANZEN UND BEEREN

Die Sonne scheint, ein schöner Spaziergang – und zack! – passiert es: Dein Kind hat eine Pflanze in den Mund genommen und heruntergeschluckt. Oder rote Beeren von einem unbekannten Strauch. Was ist nun zu tun?

Als Erstes solltet ihr verhindern, dass euer Kind weiter von den Beeren oder Blättern isst. Logisch, und dann? Wer kann mir jetzt aber helfen? Immer wenn euer Kind etwas geschluckt hat, solltet ihr den Giftnotruf anrufen. In Deutschland gibt es mehrere Nummern. Welche ist egal, Hauptsache ihr habt mindestens zwei gespeichert. Am Telefon werdet ihr immer das Gleiche gefragt:

- Wie alt ist das Kind?
- Was wiegt das Kind?
- Was hat es geschluckt? Wie viel?
- Wie lange ist es her und was hat es für Symptome?

Eigentlich könnt ihr alles beantworten. Aber wie heißt die Beere? Welcher Strauch ist das? Da wird es schwierig. Mein Tipp: Es gibt für das Handy Pflanzen-Erkennungsapps. Ein Foto vom Blatt, ein Foto von der Beere, und sofort spuckt die App etwas aus und ihr könnt direkt vergleichen, ob es wirklich dieser Strauch ist. Mit dieser superwichtigen Information könnt ihr jetzt sofort den Giftnotruf anrufen und das weitere Vorgehen besprechen.

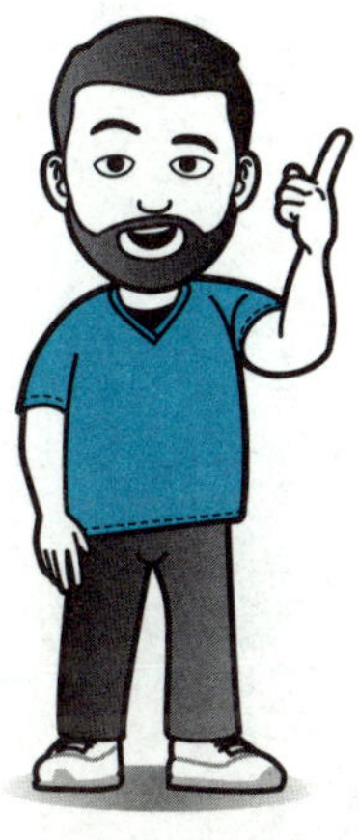

DA TRIFFT DER SCHLAG: STROMUNFÄLLE

Kleine Finger sind so süß und winzig, aber leider passen sie auch in die kleinsten Löcher. Einmal das Handy aus der Steckdose genommen und schon unbeabsichtigt den Steckdosenschutz entfernt. In einer unbeobachteten Sekunde stecken die Kleinsten dann gern ihren Finger rein. Die Größeren eher Stifte oder andere spitze Gegenstände. Je nach Bundesland und dessen Landesgesetzen gibt es leider immer noch Altbauten, die keine spezielle Sicherung haben, um im Notfall den Stromfluss zu unterbrechen. Informiert euch und rüstet bei Bedarf nach. Das kann Leben retten. Auch wenn fast alle Neubauten diese speziellen Sicherungen haben, kommt es doch fast immer zu einem kurzen Stromschlag.

Was ist passiert? Unser Herz hat einen natürlichen elektrischen Schrittmacher, der sehr präzise den Rhythmus des Herzens vorgibt. Ein zusätzlicher Stromfluss, der durch den Körper zuckt, kann dieses präzise Uhrwerk von Zellen, die aufeinander abgestimmt sind, schnell durcheinanderbringen. Im schlimmsten Fall führt es zum vollkommenen Erliegen der Herzmuskelaktivität. Deswegen ist es wichtig, alle Vorkehrungen zu treffen, damit es gar nicht dazu kommt: Kauf Steckdosensicherungen!

Steckt das Kind doch etwas in eine ungesicherte Steckdose – vielleicht bei Oma oder im Urlaub –, sofort wegziehen. Wichtig ist, dabei den Stromkreis zu unterbrechen: Das Kind mit nichtleitenden Hilfsmitteln (zum Beispiel Decke, Holzstiel) von der Stromquelle wegholen. Ansonsten wird der Strom auf den Retter weitergeleitet, wenn er das Kind anfasst. Wenn kein Strom fließt, geh zum Kind. Ist es bei Bewusstsein? Sollte es bewusstlos sein und atmen, dann musst du es in die stabile Seitenlage bringen. (Lernst du im Erste-Hilfe-Kurs: also unbedingt machen!)

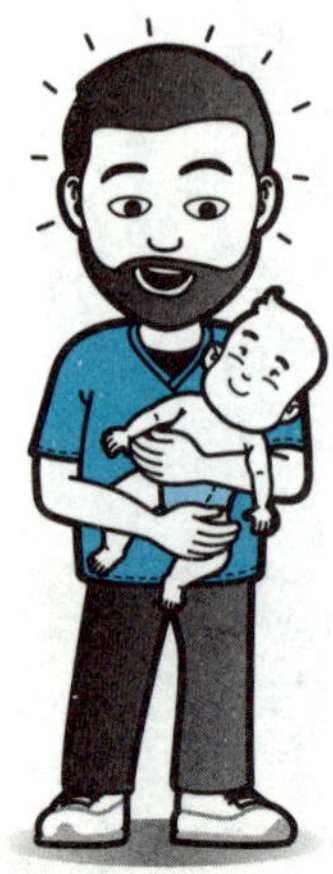

Bei einem Kind, das bewusstlos ist und nicht atmet, muss reanimiert (Herz-Druck-Massage) und der Notarzt gerufen werden. Ihr solltet jedoch auch sonst nach einem Stromunfall immer den Notarzt rufen.

VON WEGEN DICKSCHÄDEL: GEHIRNERSCHÜTTERUNG

Kinder fallen. Das ist normal. Aber wann müssen sie zum Arzt? Auch Säuglinge können sich plötzlich vom Wickeltisch, von der Couch, vom Bett rollen, selbst wenn sie es noch nie vorher gemacht haben. Ich verrate euch was: Sie können es irgendwann und kündigen es vorher nicht an. Egal, wie viele Kissen im Elternbett herumliegen, egal, ob es nur eine Sekunde war, die du dich weggedreht hast: Sie kullern runter! Jeden Tag sehe ich das in meiner Praxis. Hier gilt immer der Grundsatz: eine Hand am Säugling! Oder ich lege ihn auf den Boden, dann kann er nicht runterfallen. Blaue Flecken oder Beulen am Kopf solltet ihr kühlen. Achtet darauf, dass ihr das Kühlpack nicht direkt auf die Haut legt. Wickelt immer ein Geschirrtuch oder ein Stück Küchenpapier drum, damit die empfindliche Haut keine Erfrierungen bekommt.

Natürlich stürzen Kinder, gerade wenn sie anfangen, zu laufen. Viele Kinder verlieren das Gleichgewicht und stürzen aus dem Stand ohne Beschleunigung (also nicht auf dem Dreirad oder Roller) auf den Boden. Diese Stürze sind meistens harmlos, solange die Kinder keine typischen Symptome einer Gehirnerschütterung zeigen.

Es gibt Hinweise, wann ihr zum Arzt gehen solltet. Sollte es unmittelbar nach dem Sturz oder innerhalb von 24 Stunden (manche sagen sogar 48 Stunden) zu folgenden Symptomen kommen, muss eine Ärztin aufgesucht werden.

Symptome: sofortige Bewusstlosigkeit, Erbrechen, Erinnerungslücken, Wesensveränderungen, Kind spricht irgendwie verwaschen, schielt plötzlich, weint andauernd. Wie schon gesagt: Diese Symptome können auch innerhalb der ersten 24 Stunden nach dem Sturz auftreten. Bei Kindern unter 2 Jahren gilt auch starke Schläfrigkeit ohne Bewusstlosigkeit nach einem Sturz schon als Auffälligkeit. Diese Symptome einzeln oder mehrere zusammen sind Zeichen einer Gehirnerschütterung.

Ob ich einen Krankenwagen rufe oder mich ins eigene Auto setze, hängt vom Zustand des Kindes ab. Im Zweifel lieber den Krankenwagen rufen. Was wird aber in der Klinik gemacht, wenn ihr da seid? Häufig wird das Kind 24 bis 48 Stunden stationär beobachtet, um zu schauen, ob die Symptome schlechter werden. Die Angst ist nämlich, dass es durch einen Sturz zu einer Hirnblutung kommt. Ein äußerst seltenes Ereignis, das aber behoben werden kann, wenn es frühzeitig erkannt wird.

GEHIRNERSCHÜTTERUNG SCHNELLER HEILEN

Eine Studie von Theodore Macnow und Team an der Massachusetts Medical School in Worcester (USA) hat gezeigt, dass die Dauer der Symptome einer Gehirnerschütterung (Kopfschmerzen, Übelkeit, Konzentrationsprobleme ...) bei Kindern und Jugendlichen von im Mittel 8 Tagen auf 3 ½ (!) Tage verkürzt werden kann, wenn sie auf Medien (also kein Fernsehen, kein Handy!) in den ersten 48 Stunden verzichten.

DANK

Wenn ihr es bis hierher geschafft habt, habt ihr meinen vollsten Respekt. So viel geballter medizinischer Input prasselte auf euch ein. Ich hoffe, dass meine Mission erfolgreich war, euch als Eltern dabei zu helfen, euren Instinkt wiederzufinden. Den natürlichen Instinkt, auf das Bauchgefühl zu hören, ohne die schrecklichen Ratschläge im Hinterkopf zu haben, die permanent auf uns einprasseln und uns hindern, das zu tun, was natürlich ist.

Danke, dass ihr euch auf diesen Galopp durch die Kinderheilkunde mit mir eingelassen habt. Danke, dass ihr mir hier und auf Social Media vertraut und mir jeden Tag mit euren Fragen und Anmerkungen zeigt, dass euch meine Meinung wichtig ist. Kinder lernen am Modell – also freut euch, dass ihr mit gutem Beispiel vorangeht und euch zum Wohle eures Kindes weiterbildet. Verliert nie diese Neugier und die Bereitschaft, Neues lernen zu wollen.

Ein großer Dank geht auch an Leonie S., die mich bei der Vorarbeit unterstützt hat. Sie durchforstete die eine Million Fragen aus den Fragerunden auf Instagram und hat damit eine wichtige Grundlage für das Buch gelegt.

Ich danke dem Verlag Gräfe und Unzer, dass er immer an der Idee festgehalten und mich so unterstützt hat. Social Media, Podcast, Buch und Fulltime-Job in der Praxis nehmen viel Zeit in Anspruch. Zeit, die ich ohne die Hilfe eines wichtigen Menschen in meinem Leben nie hätte: meiner Ehefrau. Danke, dass du mir den Rücken immer freihältst. Danke, dass du mich motiviert und aufgemuntert hast, wenn es mal nicht so lief. Danke für das Immer-wieder-Lesen meiner Texte. Danke für deine Liebe und Unterstützung.

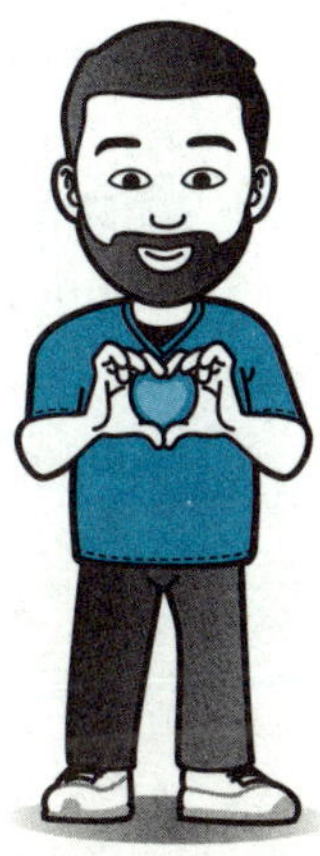

QUELLEN

MUTTERMILCH, BREI UND ALLERLEI

Kopp Matthias V. et al.: 53 Guideline Allergy Prevention Allergologie Select. 2022 March 4; 6: 61–97. DOl 10.5414/ALX02303E

Koletzko B. et al.: Ernährung und Bewegung von Säuglingen und stillenden Frauen. Monatsschrift Kinderheilkunde 2016; 164(9): 765–789.

Alexy, Ute; Keller, Markus, Straub, Simon: Vegetarische oder vegane Ernährung in der Kindheit – Was ist zu beachten? In: Kinder- und Jugendarzt, Nr. 5/19.

www.allergieinformationsdienst.de/krankheitsbilder/nahrungsmittelallergie/forschungsansaetze.

Fischer, Peter: Nahrungsmittelallergien. In: Pädiatrische Allergologie. Erstveröffentlichung 03/2015, aktualisiert 01/2021.

KINDERKACKE UND BAUCH-AUA – DIE VERDAUUNG

Bufler, Philip; Groß, Martina; Uhlig, Holm H.: Chronische Bauchschmerzen bei Kindern und Jugendlichen. In: Deutsches Ärzteblatt, 2011; 108(17): 295–304.

Bundesinstitut für Risikobewertung: Pyrrolizidinalkaloide in Kräutertees und Tees. Stellungnahme 018/2013 des BfR vom 5. Juli 2013.

Salzer, H.: Nächtliches Einnässen (primäre Enuresis nocturna) – ein Überblick. Paediatr. Paedolog. Austria 46, 8–11 (2011)

SCHLAF- UND SCHLUMMERKUMMER

Leitlinie der Deutschen Gesellschaft für Schlafforschung und Schlafmedizin zur Prävention des plötzlichen Säuglingstods, 30.09.2017, www.awmf.org/leitlinien/detail/ll/063-002.html

Scheers, Nj., Dayton, C., Batcher, Mary, Thach, Bradley: Reports of Injury Risks and Reasons for Choice of Sleep Environments for Infants and Toddlers, Maternal and Child. Health Journal, 6/2019.

PORENTIEF REIN – FEINE PFLEGE

Leitlinie der Deutschen Dermatologischen Gesellschaft (DDG) zu Neurodermitis, aktualisiert 2020, www.awmf.org/leitlinien/detail/ll/013-027.html

Krause, L., Kuntz, B., Schenk, L., Knopf, H.: Mundgesundheitsverhalten von Kindern und Jugendlichen in Deutschland – Querschnittergebnisse aus KiGGS Welle 2 und Trends. Journal of Health Monitoring 3(4): 3–21, 2018.

Ratgeber der Bundeszahnärztekammer zur Prävention von frühkindlicher Karies. www.kzbv.de/fruehkindliche-karies-vermeiden.1030.de.html

KLEINE MENSCHEN, GROSSE GEFÜHLE

Imlau, Nora: So viel Freude, so viel Wut: Gefühlsstarke Kinder verstehen und begleiten. Kösel, München 2018.

Mirau, Susanne: Geborgen wachsen: Wie Kinder glücklich groß werden und Eltern entspannt bleiben. Kösel, München 2016.

Oskar, Jenni: Die kindliche Entwicklung verstehen. Praxiswissen über Phasen und Störungen. Springer, München 2021.

Göbel, Gundula: Trost: Wie Kinder lernen, Traurigkeit zu überwinden. Beltz, Weinheim 2015.

WIE LÄUFT ES MIT DER BEWEGUNG?

Schlack, Hans G.: Motorische Entwicklung im frühen Kindesalter, 2012. www.kita-fachtexte.de/fileadmin/Redaktion/Publikationen/KiTaFT_SchlackIII_MotEntw_2012.pdf.

Braun, Volker, DeBock, Freia, Renz-Polster, Herbert: Deformational plagiocephaly in normal infants: a systematic review of causes and hypotheses. ArchDisChild2016.

Papadatou-Pastou, M., Ntolka, E., Schmitz, J., Martin, M., Munafò, M. R., Ocklenburg, S., & Paracchini, S.: Human handedness: A meta-analysis. Psychological Bulletin, 146(6), 481–524, 2020.

HÖR MAL, WER DA BRABBELT – DIE SPRACHENTWICKLUNG

Bühler, D., Ernst, B. & Jenni, O.: Sprachentwicklung des jungen Kindes. Monatsschrift Kinderheilkunde 168, 208–214 (2020). https://doi.org/10.1007/s00112-020-00842-x

Kröllken, Nina: Kindliche Sprachförderung im Alltag: Starke und selbstbewusste Kinder durch hohe Sprachkompetenz. Dingi Verlag, Dresden 2021.

BÜCHER, DIE WEITERHELFEN

Bartig-Prang, Tatje: Picky Eaters – Was Sie tun können, wenn Ihr Kind nicht essen will. GU, München 2020.

Beste, Béa: Erziehen ist ein Kinderspiel: 8 geniale Strategien für ein Familienleben voller Humor und Leichtigkeit. Trias, Stuttgart 2020.

Bongertz, Christiane Stella, Retz, Eliane: Wild Child: Entwicklung verstehen, Kleinkinder gelassen erziehen, Konflikte liebevoll lösen. Piper, München 2021.

Carl, Verena: Eltern sein, Paar bleiben. Besserer Austausch, mehr Selbstfürsorge, weniger Stress. Dorling Kindersley 2021.

Göbel, Gundula: Schrei nach Geborgenheit. Emotionale Begleitung bis in die Pubertät. Briefgestöber 2013.

Fant, Katharina, Litschko, Julia: Dein Kind isst besser, als du denkst! Kösel, München 2021.

Graf, Danielle, Seide, Katja: Das gewünschteste Wunschkind aller Zeiten treibt mich in den Wahnsinn. Weinheim, Beltz 2016.

Grimm, Nina: Hätte, müsste, sollte: Bedürfnisorientierung im Familienalltag wirklich leben. Kösel, München 2021.

Hummel, Inke: Nicht zu streng, nicht zu eng: Dein sicherer Weg zwischen Schimpfen und falschem Verwöhnen. So wird dein Kind glücklich und befreit groß. Humboldt, Hannover 2022.

Klüver, Nathalie: Das Kind wächst nicht schneller, wenn man daran zieht. Erziehung einfach unperfekt. Trias, Stuttgart 2021.

Largo, Remo: Babyjahre. Entwicklung und Erziehung in den ersten vier Jahren. Piper, München, 2019.

Plagge, Silke R.: Mami to go. Checklisten für die ersten drei Jahre. Gräfe & Unzer, München 2018.

Plagge, Silke R.: Schlaf, mein Baby, schlaf: Entspannte Wege zu ruhigen Nächten. Dorling Kindersley, München 2020.

Renz-Polster, Herbert: Kinder verstehen. Born to be wild: Wie die Evolution unsere Kinder prägt. Kösel, München 2022.

Richter, Robert, Schäfer, Eberhard: Das Papa-Handbuch – Alles, was Sie wissen müssen zu Schwangerschaft, Geburt und dem ersten Jahr mit Baby. Gräfe & Unzer, München 2020.

Theunert, Marei: Mein sensibles kleines Wunder: Wie Eltern von High Need- und Schrei-Babys gut für ihr Kind und sich selbst sorgen. Gräfe & Unzer, München 2022.

Virit, Hilal: Miteinander sprechen – miteinander wachsen: Liebevolle Kommunikation mit deinem Kind. Beziehung stärken, Konflikte lösen. Humboldt, Hannover 2022.

Winkler, Sandra: Kinderentwicklung. So gelingt der Alltag in jeder Lebensphase. GU, München 2022.

LINKS, DIE WEITERHELFEN

www.allum.de

Internetportal zu Allergien, Umwelt und Gesundheit

www.aak.de

Arbeitsgemeinschaft Allergiekrankes Kind. Hilfen für Kinder mit Asthma, Ekzem oder Heuschnupfen – (AAK) e.V.

www.bke-elternberatung.de

Beratung via Chat und Telefon des Fachverbandes der Erziehungs- und Familienberatung und Beratungsstellensuche

www.emotionelle-erste-hilfe.org

Informationen zu Beratungen vor Ort

www.familienhandbuch.de

Themen der Kindererziehung, Partnerschaft und Familienbildung, herausgegeben vom Staatsinstitut für Frühpädagogik.

www.fruehehilfen.de

Unterstützung für werdende und junge Eltern in schwierigen Situationen

www.gesund-ins-leben.de

Netzwerk zur Förderung der frühkindlichen Gesundheit – von der Schwangerschaft bis ins Kleinkindalter. Hrsg. vom Bundeszentrum für Ernährung.

www.kindergesundheit-info.de

Informationen der Bundeszentrale für gesundheitliche Aufklärung (BZgA) rund um die Themen Gesundheit und Entwicklung von Kindern und Jugendlichen.

www.kindersicherheit.de

Internetportal der Bundesarbeitsgemeinschaft (BAG) Mehr Sicherheit für Kinder e. V.

www.schau-hin.info

Hilft Familien bei der Medienerziehung

www.trostreich.de
Überblick über bundesweite Hilfsangebote
www.wellcome-online.de
Unterstützung für junge Familien von Ehrenamtlichen an über 230 Orten bundesweit.

MEHR VOM KIDS.DOC

Podcast:
Der Kids.Doc – Mehr Gesundheit für dein Kind auf Podimo
Instagram: Kids.doc.de
Erste-Hilfe-Kurs: www.richtigwissen.de/erste-hilfe-kurs
TikTok: kids.doc

REGISTER

IMPRESSUM

Postfach 860366, 81630 München

GRÄFE
UND
UNZER

Gräfe und Unzer ist eine eingetragene Marke der
GRÄFE UND UNZER VERLAG GmbH, www.gu.de

ISBN 978-3-8338-8363-7
3. Auflage 2022

Projektleitung: Petra Bradatsch
Co-Autorin: Silke R. Plagge
Lektorat: Ulrike Schöber, Dortmund
Bildredaktion: Nele Schneidewind
Umschlaggestaltung und Layout: ki 36 Editorial Design, Karina Wimmer
Herstellung: Gloria Schlayer
Satz: Uhl & Massopust GmbH
Reproduktion: Medienprinzen GmbH, München
Druck und Bindung: CPI Books, Ulm

Bildnachweis

Cover: GU/Sarah Kastner, Shutterstock;
Illustrationen Innenteil: GU/Michael Vestner
Syndication: www.seasons.agency

GRÄFE
UND
UNZER

Ein Unternehmen der
GANSKE VERLAGSGRUPPE